U0683038

针灸证道

◎袁卫华 主编

——袁卫华教学与临床辑要

时代出版传媒股份有限公司
安徽科学技术出版社

图书在版编目(CIP)数据

针灸证道:袁卫华教学与临床辑要 / 袁卫华主编.
--合肥:安徽科学技术出版社,2025.3
ISBN 978-7-5337-9004-2

Ⅰ.①针⋯　Ⅱ.①袁⋯　Ⅲ.①针灸疗法
Ⅳ.①R245

中国国家版本馆 CIP 数据核字(2024)第 081941 号

ZHENJIU ZHENGDAO　YUANWEIHUA JIAOXUE YU LINCHUANG JIYAO

针 灸 证 道 —— 袁 卫 华 教 学 与 临 床 辑 要　　　　袁卫华　主编

出 版 人:王筱文　　　选题策划:王　宜　　　责任编辑:王　宜
责任校对:程　苗　　　责任印制:梁东兵　　　装帧设计:冯　劲
出版发行:安徽科学技术出版社　　　http://www.ahstp.net
　　　　(合肥市政务文化新区翡翠路 1118 号出版传媒广场,邮编:230071)
　　　　电话:(0551)63533382
印　　制:合肥创新印务有限公司　　　电话:(0551)64321190
(如发现印装质量问题,影响阅读,请与印刷厂商联系调换)

开本:710×1010　1/16　　　印张:16.75　　　字数:400 千
版次:2025 年 3 月第 1 版　　　印次:2025 年 3 月第 1 次印刷

ISBN 978-7-5337-9004-2　　　　　　　　　　　定价:78.00 元

版权所有,侵权必究

编 委 会

主编

袁卫华(安徽中医药大学)

副主编

彭传玉(安徽中医药大学)

张　慧(安徽中医药大学)

何　璐(安徽中医药大学)

马艳艳(复旦大学上海医学院古美社区卫生服务中心)

杜惠清(启东市中医院)

吴雯静(海盐县中医院)

编委

张倩羽	吴生兵	高鹤仁	高　纺	伍　芳	倪　聪
史学强	王　靖	贾　凯	李　玲	刘阳天	陈必奇
王天城	刘静玉	郑保主	黄　云	张云丽	袁小荃
李锦泽	汪宇昊	杨张澔	王琳蕤	杨金凤	陈颖琪
王　珂	薛珺瑜	黄焕婷	李文楠	罗晓悦	江鸿举
周涵静	陈继明	陈莹莹	魏奕彤		

自　序

2017年1月18日，习近平主席向世界卫生组织赠送针灸铜人雕塑并指出，我们要继承好、发展好、利用好传统医学，用开放包容的心态促进传统医学和现代医学更好融合。在习近平主席的推动下，针灸这个已经传承千年的中华瑰宝更好地走向了世界，更好地为人类健康服务。

随着学生就业压力的增加和提升学历的需求，考研热在持续升温中。《针灸学》是医学研究生入学考试的主要课程之一，其分值位列第二。在历年考研真题中，有的题干出自本科教材，但答案与教材内容并不一致。如2022年第68、第69题的答案与本科《针灸学》教材（中国中医药出版社，2021年6月第5版）中相关内容不相符合，这是由《针灸学》的学科特点决定的。很多同学复习时，形而上学以本为本，不知道举一反三，融会贯通，其效果往往是事倍功半，考不到理想的成绩。市场上也有不少考研教辅，其答案解析停留在表面，不同教辅的答案有的甚至不尽相同，同学们雾里看花，难以分辨。只有拥有一本能够让学生掌握本学科特点，将整体内容融会贯通，在考试时以不变应万变的参考书，才能大大提升学习效率。

随着人们生活水平的提高，绿色疗法及保健热度在持续升高。针灸以流传千年的文化底蕴以及操作简单、疗效确切、相对安全的特点，吸引越来越多的人涉猎和学习。但针灸易学难精，是一门集中医基础理论、经络腧穴理论和实践操作于一体的临床学科。该学科体系严密、知识繁多、学习难度大，中医的整体观与辨证论治也是针灸学的精髓，它属于传统医学的一个分支。很多人学习针灸，空有一腔热情，却无从下手；部分从业者也仅停留在机械操作，不能随证加以变通。

古人云："学医三年，自谓天下无不治之症；行医三年，始信世间无可用之方。"这是学医者的通病，究其根本原因是理论与临床的脱离。把握住学科特点，理论学习、临床应用及应试并不相悖。针灸学有以中医理论为指导，研究经络腧穴及刺灸方法，探讨运用针灸防治疾病规律的学科特点。围绕针灸学的学科特点，本书的特色如下：

1. 以传统文化解析腧穴名称。只有无限接近古人的思维方式，才能顾名知用、由表知里、举一反三、灵活运用到考试和临床中去。

2.对每一腧穴主治,都运用中医理论,从源头"探求阴阳盈缩机关",真正做到理明、法合、方对、穴当。

3.强调趣味性,用趣味记忆方法和歌诀的形式将枯燥无味的学习,变成简明易懂、易记的内容。通过图表的形式,将易记混、易用错的内容清晰地描述出来,夯实针灸理论基础。

4.一点串一线、一线带一面的网状知识点串讲。使读者在学习某一具体知识点的同时,既能够复习已学内容,又能加深对其他知识点的理解。

5.解析针灸处方,特别是对配穴理论的解析,该内容在其他同类书包括本科教材中,鲜有涉及。

6.指出重点、突出难点、解析疑点,将理论学习与临床实践相结合,使读者在两者之间,能够实现轻松的联系和转化。

7.真题解析,以练代学;深挖考点,培养考生"会读题,读懂题",找到题眼,用中医理论将题目翻译出来,正确作答,并能应用于临床。

8.着重临床,部分腧穴后有"宋人献曝",该内容为我经常使用的临床验穴或对某一理论的解析,读者临床时可复制应用。

9.注重针灸学的灵活性,每一处方都适应一定的病机,而每一病机都可导致多种病证,一方多症(证),一症(证)多方;从"以症(证)论方"和"以方论症(证)"两个方面引导读者,提高综合运用"理、法、方、穴、术"针灸辨证论治的临床能力。

10.本书以五年制医学本科教育教材为蓝本,基本涉及教学大纲需要掌握的内容,适用于医学生考研、执业中医师考试及需要提高针灸临床水平的从业者。

最后,感谢安徽科学技术出版社的大力支持,使得本书能在较短时间内出版;感谢吴生兵教授,彭传玉、张慧、何璐、高鹤仁、高纺五位副教授的支持与鼓励;感谢我的徒弟们的帮忙,特别是王靖,王靖秀外慧中,悟性极佳,我口述她打字,能把我的意思准确表达出来;感谢我的学生江鸿举、周涵静帮忙收集整理课堂教学内容;感谢陈继明同学为本书充当模特拍摄照片,但因本人技术问题,图片未达到理想的效果,只能忍痛割爱。正是有了这些人的帮助,才能使我在短时间内顺利完成本书的写作,我仿佛又回到了从前的状态,"长风破浪会有时,直挂云帆济沧海",我相信将来一定会做得更好!

袁卫华识于淝上隐雨轩

2024年8月

目　　录

绪　　论

一、概念

针灸学是以中医理论为指导,研究经络、腧穴及刺灸方法,探讨运用针灸防治疾病规律的一门学科。

理论基础:中医理论。

研究内容:经络理论、腧穴理论、刺灸方法。

目的:探讨运用针灸防治疾病规律。

二、特点

针灸疗法具有适应证广、疗效显著、操作简单、应用方便、经济安全等优点,即广、效、简、便、廉、安全。

三、发展简史

(一)针灸学的起源

砭石实物的发现,证明了针刺在新石器时代,起源于我国东部沿海地区。

灸法在新石器时代,起源于我国北方。

拔罐,起源于原始社会,古称"角法"。

(二)针灸学理论体系的形成——战国至秦汉时期

1.《足臂十一脉灸经》和《阴阳十一脉灸经》,于 1973 年长沙马王堆三号墓出土

(1)最早记载经脉理论的书籍。

(2)反映了针灸学核心理论——经络学说的早期面貌。

2.《黄帝内经》——标志着针灸学理论体系的形成

(1)针灸学历史上的第一次总结。

(2)分为《素问》和《灵枢》,《灵枢》又称《针经》。

(3)包括以下内容。

理:阴阳、五行、脏腑、经络、腧穴、气血、津液等理论;

法:盛则泻之、虚则补之、陷下则灸之等治法;

方:俞募配穴法、近部选穴、远部选穴等方法;

穴:载有 160 个左右常用穴位的名称;

术:迎随补泻、徐疾补泻、呼吸补泻、开阖补泻等以单式为主的操作手法。

3.《难经》

(1)补充了《黄帝内经》关于奇经八脉与原穴论述的不足。

(2)提出了八会穴。

(3)对五输穴按五行学说做了详细解释。

4.《明堂孔穴针灸治要》(《黄帝明堂经》)

腧穴学经典专著。

(三)针灸学理论体系的发展

1.魏晋隋唐时期

(1)《针灸甲乙经》——第一部比较系统的针灸学专著(西晋·皇甫谧著)

①针灸学历史上的第二次总结。

②由《素问》《灵枢》《明堂孔穴针灸治要》三书汇编而成。

③载有经穴 349 个。

(2)孙思邈

①编著了《备急千金要方》《千金翼方》。

②首载阿是穴、指寸法。

③绘制的五色《明堂三人图》是历史上最早的彩色经络腧穴图。

(3)其他医家及著作

①王焘《外台秘要》——包含灸法内容。

②崔知悌《骨蒸病灸方》——第一部针灸专病专著。

③《新集备急灸经》——最早使用雕版印刷术的医书,专论急症用灸。

④唐太医署掌管医药教育——开创针灸学学校教育先河。

2.宋金元时期

(1)王惟一

①撰《铜人腧穴针灸图经》。

②铸铜人模型,加快了针灸学的传播。

③厘正354个腧穴及归经。

(2)滑寿

①著《十四经发挥》。

②首次把任脉、督脉和十二经脉并称为"十四经"。

(3)其他代表性医家及著作

①席弘《席弘赋》——以刺法为主。

②窦材《扁鹊心书》——推崇烧灼灸法。

③窦默《标幽赋》——推崇子午流注。

3.明清时期

(1)明代针灸学特点

①对前代针灸文献广泛搜集整理。

②在单式手法基础上形成二十多种复式手法。

③灸法从艾炷的烧灼灸法向艾卷的温和灸法发展。

④在腧穴里列出"奇穴"这个类别。

(2)杨继洲《针灸大成》(明代)

①针灸学历史上的第三次总结。

②载有359个腧穴。

③基于家传著作《卫生针灸玄机秘要》增辑而成。

(3)李学川《针灸逢源》(清代)

增加中枢穴(归督脉)、急脉穴(归肝经)两穴,至此共361个腧穴。

4.近现代

2006年12月修订的《腧穴名称与定位》将印堂穴确定为十四经穴,归于督脉,腧穴总数达362个。

注:腧穴个数演变的趣味记忆——160个,349个,349+5=354个,354+5=359个,359+2=361个,361+1=362个。

5.针灸学的对外传播

(1)公元6世纪:针灸已传到朝鲜、日本。

(2)公元17世纪:针灸传入欧洲,法国为主要传入国家。

第一章 经络总论

经络是人体气血运行的通道,包括经脉和络脉。经脉是经络系统的主干,"经"有路径之意,故经脉贯通上下、沟通内外。络脉是经脉的分支,"络"有网络的意思,纵横交错,遍布全身,包括浮络和孙络。浮络浮而在表,难以计数,是唯一肉眼可见的络脉,并指导刺血;孙络是络脉最小的分支,肉眼不可见。《灵枢·脉度》指出:"经脉为里,支而横者为络,络之别者为孙。"

经络学说是阐述人体经络系统的循行分布、生理功能、病理变化及其与脏腑相互联系的一门学说,是中医理论体系不可或缺的组成部分,指导针灸、中医各科的临床实践。

第一节 经络学说的形成

经络学说的形成是我国历代医家的长期经验的积累,主要体现在以下 5 个方面:

(1)对针灸等刺激产生酸、麻、胀、重等针感感应传导现象的观察总结。

(2)对腧穴主治功效相似穴位归纳分类,从而形成今天的经和络。

(3)古代气功行气感的反复出现,有利于经络的发现。

(4)通过对体表病理现象反复观察与总结,发现其规律性,且与经络有密切关系。

(5)受古代解剖生理学知识的启发。

第二节 经络系统的组成

经络系统包括经脉和络脉。经脉包括十二正经、奇经八脉及附属于十二正经的十二经别、十二经筋、十二皮部。络脉包括十五络脉和难以计数的孙络、浮络。

一、十二经脉

（一）十二经脉的名称

1.十二经脉的命名规律

十二经脉是根据手足、阴阳、脏腑来命名的,以下为简略记忆方法:

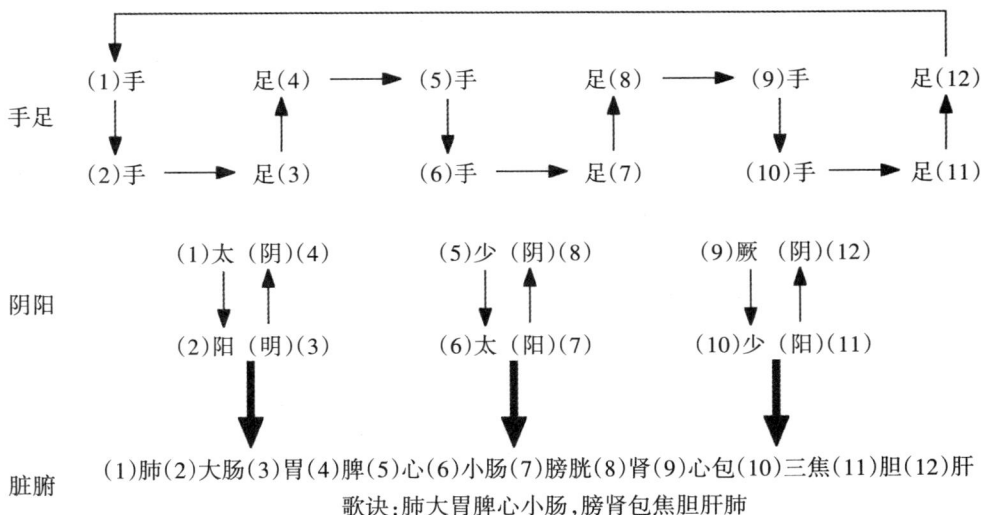

手足

(1)手 → 足(4) → (5)手 → 足(8) → (9)手 → 足(12)

(2)手 → 足(3) (6)手 → 足(7) (10)手 → 足(11)

阴阳

(1)太 （阴）(4) (5)少 （阴）(8) (9)厥 （阴）(12)

(2)阳 （明）(3) (6)太 （阳）(7) (10)少 （阳）(11)

脏腑

(1)肺(2)大肠(3)胃(4)脾(5)心(6)小肠(7)膀胱(8)肾(9)心包(10)三焦(11)胆(12)肝

歌诀:肺大胃脾心小肠,膀肾包焦胆肝肺

举例:如上图中(7),手足中对应足,阴阳中对应太阳,脏腑中对应膀胱,合起来(7)就是足太阳膀胱经;又如(12),手足中对应足,阴阳中对应厥阴,脏腑中对应肝,合起来(12)就是足厥阴肝经。

2."开阖枢"理论与三阴三阳经脉的命名规律

《素问·阴阳离合论》曰:"太阳为开,阳明为阖,少阳为枢……太阴为开,厥阴为阖,少阴为枢。"清代名医徐灵胎进一步阐述为"敷布阳气谓之开,受持阳气谓之阖,转输阳气谓之枢;敷布元阴谓之开,受纳阴气谓之阖,转输阴气谓之枢"。

	脏	腑
开 (敷布)	肺:宣发肃降(太阴)	小肠:泌别清浊(太阳)
	脾:升清运化(太阴)	膀胱:州都气化(太阳)
枢 (转输)	心:变化而赤(少阴)	三焦:通行原气(少阳)
	肾:肾精化血(少阴)	胆:主春升之气(少阳)

	脏	腑
阖 （受纳）	心包：代心行令，注血于脉（厥阴）	大肠：受纳传导糟粕（阳明）
	肝：主藏血（厥阴）	胃：受纳腐熟水谷（阳明）

手足阴经的"开阖枢"就是血的生成敷布、转输、潜藏受纳的过程。肺主气，吸入自然界的清气，与脾运化之水谷精微合为气血之源，共同组成了气血的物质基础。心为"君主之官"，奉心阳"化赤"成血，此为血之主化；肾为"先天之本"，肾精化血，原气生发以激发脏腑气化，此为血之根柢。因此，心与肾是化生血的重要枢纽。血成之后，肝主藏血以调其量，心包代心行令，注血于脉，以行其用。

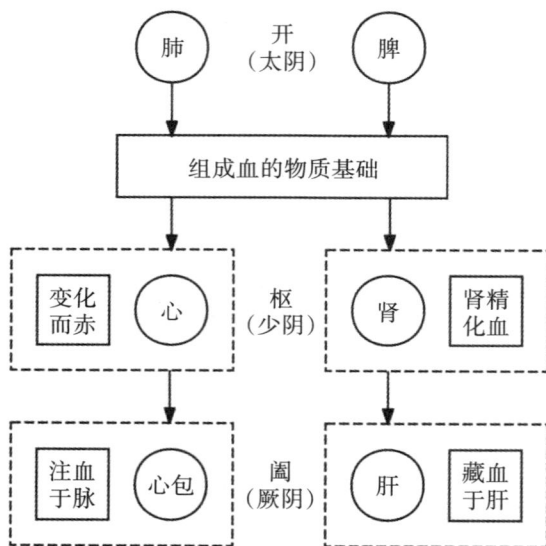

手足阳经的"开阖枢"就是水谷津液的输布通降、转输、受纳排泄的过程。小肠为"受盛之官，化物出焉"，主泌别清浊；膀胱为"州都之官，津液藏焉，气化则能出矣"，膀胱气化则津液各归其道。三焦有通调水道、兼行原气、贯通上下的功效，"三焦者，决渎之官，水道出焉"，"原气之别使也，主通行三气，经历于五脏六腑"；胆主少阳春升之气，疏泄助运。大肠为"传导之官，变化出焉"，主糟粕传导；胃"受纳水谷"而腐熟，浊阴下传。故水谷津液在小肠、大肠"化物""气化"的作用之下，泌别清浊，布散津液。以三焦为通道，在胆气疏泄功能的辅助下，助胃受纳腐熟水谷津液，其糟粕下输大肠，以"通降"为顺。

根据中医对阴阳的认识，上为阳，下为阴；外为阳，内为阴；手为阳，足为阴。

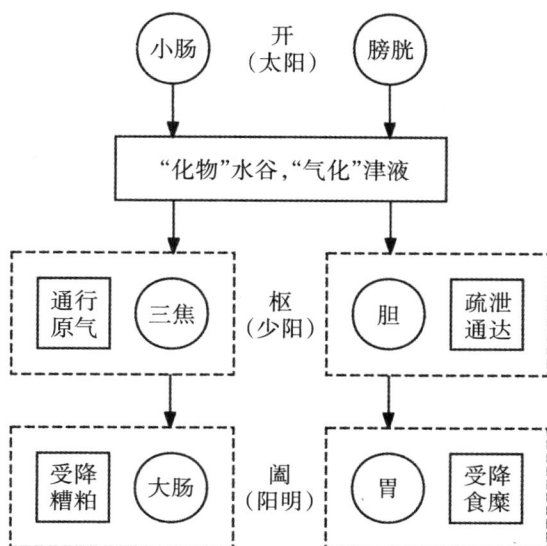

肺、心、心包位于膈肌之上,故为阳脏,循行经手;脾、肾、肝位于膈肌之下,故为阴脏,循行经足。《灵枢·本脏》明确"肺合大肠""心合小肠""肝合胆""脾合胃""肾合膀胱"。此外,心包代心受邪,附属于心而不在五脏六腑之列。而三焦为"决渎之官,水道出焉,是孤之府",故心包合三焦。

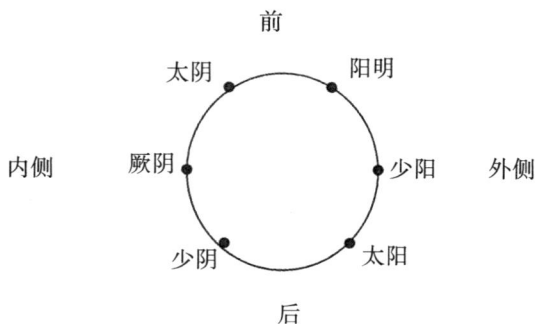

综上所述,按手足、阴阳、脏腑来划分,则分别为手太阴肺经,手阳明大肠经;手厥阴心包经,手少阳三焦经;手少阴心经,手太阳小肠经;足太阴脾经,足阳明胃经;足厥阴肝经,足少阳胆经;足少阴肾经,足太阳膀胱经。

(二)十二经脉在体表的分布规律

我国传统医学取穴姿势:面南背北,自然直立,两手下垂,掌心向内,拇指向前。

经络左右对称地分布在人体头面、躯干、四肢。

分布规律：

(1)部位：阳经在四肢外侧，阴经在四肢内侧。

①阳经在四肢的分布规律是阳明在前，少阳在中，太阳在后。

②阴经在四肢的分布规律是太阴在前，厥阴在中，少阴在后。足三阴经在小腿内侧 8 寸以下，厥阴在前，太阴在中，少阴在后。

(2)走向：当人两手上举，手三阴从胸走(升)手，手三阳从手走(降)头，足三阳从头走(降)足，足三阴从足走(升)胸腹。

注：阴升阳降。

```
                                              ┌ 手太阴肺经
                                  手三阴经 ┤ 手厥阴心包经
                                              └ 手少阴心经
                                              ┌ 手阳明大肠经
                                  手三阳经 ┤ 手少阳三焦经
                                              └ 手太阳小肠经
                   十二正经 ┤
                                              ┌ 足阳明胃经
                                  足三阳经 ┤ 足少阳胆经
                                              └ 足太阳膀胱经
                                              ┌ 足太阴脾经
                                  足三阴经 ┤ 足厥阴肝经
                                              └ 足少阴肾经
         经脉 ┤
                                              ┌ 督脉
                                              │ 任脉
                                              │ 冲脉
                                  奇经八脉 ┤ 带脉
                                              │ 阴维脉
                                              │ 阳维脉
                                              │ 阴跷脉
经络系统 ┤                             └ 阳跷脉
                                  ┌ 十二经别
                                  │ 十二经筋 ── 十二经脉的附属部分
                                  └ 十二皮部
         络脉 ┤ ┌ 十五络脉
                 │ 浮络
                 └ 孙络
```

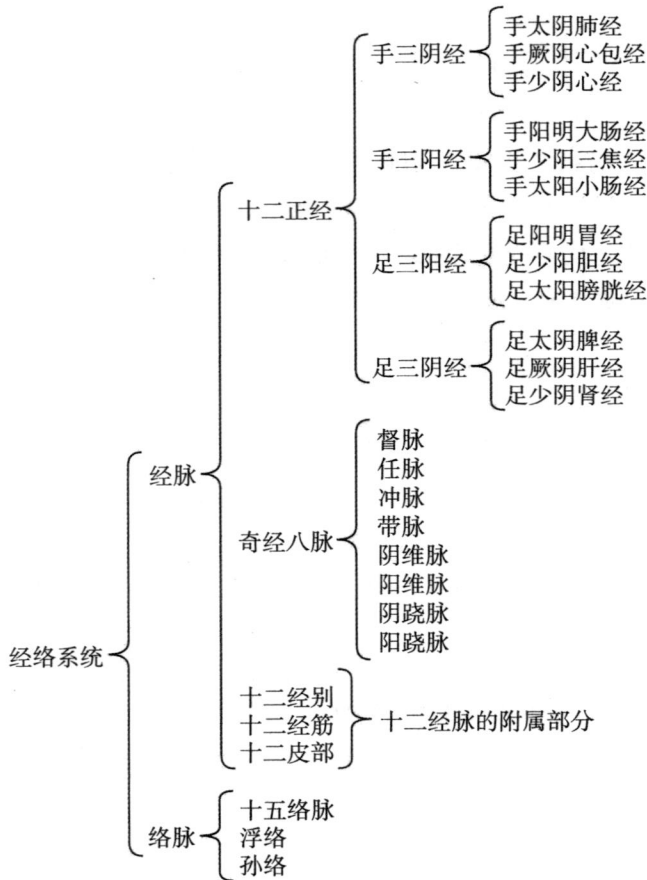

记忆歌诀：上肢内，肺包心；大焦小，在阳经；下肢外，胃胆胱；脾肝肾内八寸记，

八寸以下肝脾肾;督顶骨,仔细数,胱一胆三头侧主;胸前旁开六四二,腹前旁开四二半,督膀旁开寸半三寸是(寸半即 1.5 寸)

注:督脉与顶骨间,有一条膀胱经,胆经在头侧折了三折;胸前旁开六寸是肺脾经(第 1 肋间隙以上是肺经,往下是脾经),旁开四寸是胃经,旁开二寸是肾经。(废皮不卫生——肺脾、胃、肾)

腹前经脉循行是胸前经脉的内收延伸,四寸是脾经,二寸是胃经,半寸是肾经。

（三）十二经脉表里属络关系

阴经属(主)脏络腑主里,阳经属(主)腑络脏主表。

		互为表里		互为表里		互为表里	
		太阴	阳明	少阴	太阳	厥阴	少阳
手	属	肺	大肠	心	小肠	心包	三焦
	络	大肠	肺	小肠	心	三焦	心包
足	属	脾	胃	肾	膀胱	肝	胆
	络	胃	脾	膀胱	肾	胆	肝

（四）十二经脉循行走向与交接规律

1. 十二经脉循行走向趣味记法及临床应用

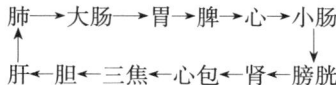

肺——大肠——胃→脾→心→小肠

肝←胆←三焦←心包←肾←膀胱

循行规律及记忆方法:首先,手之阴经与手之阳经在手指末端交接,手之阳经与足之阳经在头面交接;其次,足之阳经与足之阴经在足趾末端交接,足之阴经与手之阴经在胸中交接。

（1）手之阴与手之阳,手之阳与足之阳的交接部位可以通过三个动作记忆。

①食指指鼻翼;②小指指目内眦;③无名指指目外眦。

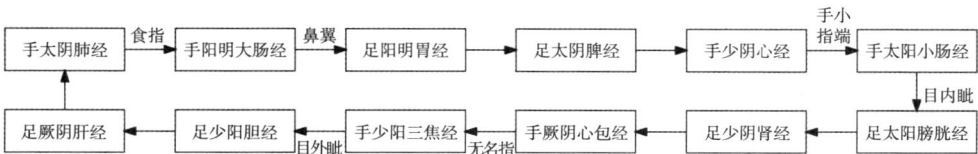

| 手太阴肺经 | 食指 → | 手阳明大肠经 | 鼻翼 → | 足阳明胃经 | → | 足太阴脾经 | → | 手少阴心经 | 手小指端 → | 手太阳小肠经 |

足厥阴肝经 ← 足少阳胆经 ← 手少阳三焦经 ← 手厥阴心包经 ← 足少阴肾经 ← 足太阳膀胱经

目外眦 无名指 目内眦

（2）足之阳与足之阴，足之阴与手之阴的交接部位记住两句话。

①大（内）小大（外）；②心胸肺（靠后原则）。大小大是指足趾上足阴经与足阳经交接的部位，心胸肺是指足阴经与手阴经交接的部位。

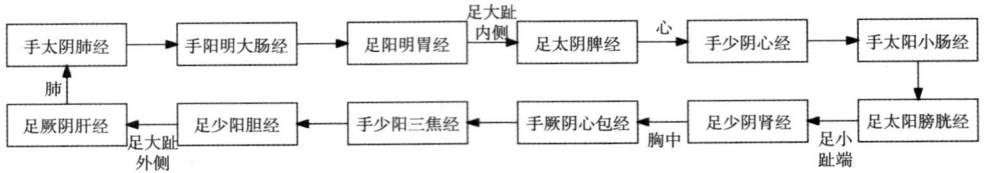

```
┌─────────┐    ┌──────────┐    ┌─────────┐ 足大趾 ┌─────────┐ 心 ┌─────────┐    ┌──────────┐
│ 手太阴肺经│──→│手阳明大肠经│──→│足阳明胃经│内侧→│足太阴脾经│──→│手少阴心经│──→│手太阳小肠经│
└─────────┘    └──────────┘    └─────────┘    └─────────┘    └─────────┘    └──────────┘
      │肺                                                                              │
┌─────────┐    ┌──────────┐    ┌──────────┐    ┌──────────┐    ┌─────────┐    ┌──────────┐
│足厥阴肝经│←──│足少阳胆经│←──│手少阳三焦经│←──│手厥阴心包经│←──│足少阴肾经│←──│足太阳膀胱经│
└─────────┘    └──────────┘    └──────────┘    └──────────┘    └─────────┘    └──────────┘
 足大趾外侧                                          胸中                      足小趾端
```

（3）完整版如下：

```
┌─────────┐食指┌──────────┐鼻翼┌─────────┐足大趾┌─────────┐心 ┌─────────┐手小指端┌──────────┐
│ 手太阴肺经│──→│手阳明大肠经│──→│足阳明胃经│内侧→│足太阴脾经│──→│手少阴心经│──────→│手太阳小肠经│
└─────────┘    └──────────┘    └─────────┘    └─────────┘    └─────────┘         └──────────┘
      │肺                                                                      目内眦│
┌─────────┐    ┌──────────┐    ┌──────────┐    ┌──────────┐    ┌─────────┐    ┌──────────┐
│足厥阴肝经│←──│足少阳胆经│←──│手少阳三焦经│←──│手厥阴心包经│←──│足少阴肾经│←──│足太阳膀胱经│
└─────────┘    └──────────┘    └──────────┘    └──────────┘    └─────────┘    └──────────┘
 足大趾外侧       目外眦            无名指            胸中                      足小趾端
```

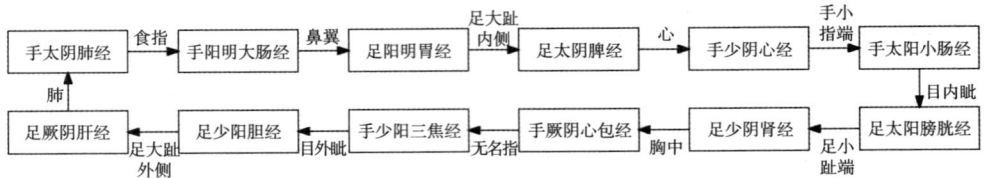

（4）十二经脉循行交接结合十二时辰治病小技巧。

①十二时辰与十二经脉的关系

寅时（肺经）3 至 5 点，卯时（大肠经）5 至 7 点，辰时（胃经）7 至 9 点，巳时（脾经）9 至 11 点，午时（心经）11 至 13 点，未时（小肠经）13 至 15 点，申时（膀胱经）15 至 17 点，酉时（肾经）17 至 19 点，戌时（心包经）19 至 21 点，亥时（三焦经）21 至 23 点，子时（胆经）23 至 1 点，丑时（肝经）1 至 3 点。

②十二经脉对应十二时辰在四肢末端交接的具体部位

3 至 5 点：手拇指　　　5 至 7 点：食指　　　　7 至 9 点：足次趾（紧临足大趾）

9 至 11 点：足大趾　　11 至 13 点：手小指　　13 至 15 点：手小指

15 至 17 点：足小趾　　17 至 19 点：足中趾　　19 至 21 点：手中指

21 至 23 点：无名指　　23 至 1 点：足四趾　　1 至 3 点：足大趾

③左升右降

每一时辰皆分阴阳，前一小时应于左，后一小时应于右。如寅时，3 至 4 点应于左手拇指，4 至 5 点应于右手拇指。

④治疗范围

不限病种，只要主观感觉不适，即可按照发病时间，选择相应的部位进行操作。（本法只是小技巧，如重大疾患或运用本法治疗不能缓解者，应及时去医院就诊。）

⑤具体操作

轻轻按压拔伸具体指（趾），听到骨节弹响声即可。如凌晨 2 点痛经发作，可在右侧足大趾进行操作。

2.十二经脉交接规律

①相表里的阴经与阳经在手足末端交接；②同名的阳经与阳经在头面部交接；③相互衔接的阴经与阴经在胸中交接。

（五）十二经脉气血流注规律

十二经脉气血流注顺序有一定的规律，《素问》曰："饮入于胃，游溢精气，上输于脾。脾气散精，上归于肺。"

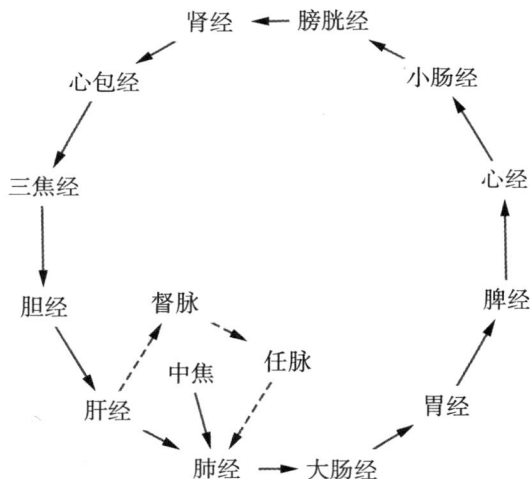

记忆口诀：肺大胃脾心小肠，膀肾包焦胆肝肺。

（六）十二经脉与脏腑器官的联系

研究生入学考试常考经脉循行所经过的脏腑器官，这种题型对十四经循行的掌握度要求较高，且考试的时候要把一条经脉循行完整地背诵下来，不仅耗时且正确率不高，针对这种情况，我们编写了经脉所经脏腑器官歌诀：

肺大胃气循喉咙，大肺下齿口挟鼻；

胃眼口齿鼻喉乳，脾连舌本心胃咽；

心系目系小咽肺，小心鼻咽眼耳胃；

胱肾内眦脑眼会，肾脊喉舌心肝肺；

心包仅与三焦连,三焦包耳锐眦牵;

胆肝锐眦入耳位,肝生目唇喉肺胃;

任喉面目阴器胞,唇喉胞脊心肾脑。

注:①咽指食管,喉指咽喉;②每一句话第一个字为经脉名称,后面为循行经过的主要脏腑器官,但有的经络脏腑因字数原因未能写出,如胃经络脾,肾经络膀胱,肝经络胆,均未在文中体现;③最后一句话,是督脉循行所经过的脏腑器官;④"肝生目唇喉肺胃"中的"生"为生殖器。

二、奇经八脉

(一)奇经八脉的概念与特点

1.概念

奇经八脉,指别道奇行的经脉,包括督脉、任脉、冲脉、带脉、阴维脉、阳维脉、阴跷脉、阳跷脉共8条。

2.特点

(1)有"异"之意,即奇特、奇异。奇经八脉与十二正经不同,不直接隶属于脏腑。

(2)有"奇"之意,即单数,因无表里配合关系(任、督脉非表里配合关系)。

(3)除任督二脉,无专属腧穴。

(二)奇经八脉循行分布和功能

督脉:行于腰背正中,上至头面,总督六阳经,称阳脉之海。

任脉:行于胸腹正中,上抵颏部,其妊养六阴经,调节全身阴经经气,称阴脉之海。

冲脉:与足少阴肾经并行,环绕口唇,其含蓄十二经气血,称十二经之海或血海。

带脉:起于胁下,绕行腰间一周,状如束带,约束纵行躯干的诸条经脉。

阴维脉:起于小腿内侧,并足太阴、厥阴上行,至咽喉合于任脉,维系全身阴经,维系一身之里。内关通阴维脉,胁肋部往内组织病变皆可取内关治疗。

阳维脉:起于足附外侧,伴足少阳经上行,至项后会于督脉,维系全身阳经,维系一身之表。外关通阳维脉,胁肋部往外组织病变皆可取外关治疗。

阴跷脉:起于足跟内侧,伴足少阴等经上行,至目内眦与阳跷脉会合。　}　司眼睑之开合

阳跷脉:起于足跟外侧,伴足太阳等经上行,至目内眦与阴跷脉会合。　}　主左右之阴阳　主下肢之运动

司眼睑之开合,意为可治疗失眠,嗜睡,眼睑下垂、闭合不全等。

主左右之阴阳,意为可治疗身体两侧感觉、运动不对称,可用于中风偏瘫等。

主下肢之运动,意为治疗下肢运动异常。左属阳,右属阴,如直行时向左侧斜行,为阳强阴弱,泻申脉、补照海;如直行时向右侧斜行,为阴强阳弱,补申脉、泻照海。若小脑发生病变,走路时进一退三,为阴强阳弱,补申脉、泻照海;进三退一,为阳强阴弱,泻申脉、补照海。

（三）奇经八脉的作用

1.统帅、主导作用

奇经八脉将部位相近、功能相似的经脉联系起来,达到统率有关经脉气血,协调阴阳的作用。如督脉为阳脉之海,任脉为阴脉之海。

2.沟通、联络作用

奇经八脉在循行分布过程中,与其他各经相互交会沟通,加强了十二经脉之间的相互联系。

3.蓄积、渗灌的调节作用

奇经八脉纵横交错循行于十二经脉之间,当十二经脉和脏腑之气血旺盛时,奇经加以蓄积,当十二经脉和脏腑之气血虚弱时,奇经加以渗灌。

三、十五络脉

1.概念

十二经脉和任脉、督脉各自别出一络,加上脾之大络,总计 15 条,称为十五络脉;加上胃之大络,名曰虚里,称为十六络。

注:脾之大络,为脾脏的络脉;胃之大络,为胃腑的络脉。

2.分布

(1)十二络脉分别从本经四肢肘膝关节以下的络穴分出后,走向其相表里的

经脉。

(2)任脉的络脉从剑突下鸠尾穴分出后,散布于胸腹部。

(3)督脉的络脉从尾骨下长强穴分出后,散布于背部两侧的足太阳膀胱经。

(4)脾之大络从大包穴分出后,散布于胸胁。

(5)胃之大络从虚里穴分出后,联络肺、心、胃,是宗气所聚集的部位。

3.作用

(1)利关节,即营养关节。(《灵枢·本脏》曰:"经脉者,所以行气血而营阴阳,濡筋骨,利关节也。")

(2)加强表里两经的联系。

(3)有一定的诊断价值。(《灵枢·本脏》曰:"十五络者,实则必见,虚则必下。")

四、十二经别

1.概念

十二经别是十二正经别行深入体腔的支脉;由于经别均由十二经脉分出,故其名称也依十二经脉而定,即手三阴、手三阳经别和足三阴、足三阳经别。

2.分布特点

离:从四肢肘膝关节附近正经别出;

入:经过躯干深入体腔,与相关脏腑联系;

出:浅出体表,上行于头项部;

合:在头项部,阳经的经别合于本经的经脉,阴经的经别合于其相表里的阳经经脉。

十二经别,按阴阳表里关系会合成六组,称为六合。如手太阴肺经经别这一合包含手太阴肺经经别、手阳明大肠经经别、手阳明大肠经。

3.作用与意义

(1)加强表里两经的联系。(阴经经别合于其相表里的阳经经脉)

(2)加强经脉与脏腑的联系。(经过躯干深入体腔,与相关脏腑联系,阴经经别多走向阳经经脉,阳经经别全部联系到与其本经有关的脏或腑)

(3)加强十二经别与头部的联系。(经别浅出体表,上行于头项部,为阴经腧穴治疗头面部的疾病提供了理论依据)

（4）弥补了十二经脉分布的不足,并加强了各经与心的联系。（足三阳经经别皆经过心脏）

五、十二经筋

1.概念

十二经筋是十二经脉之气结聚散络于筋肉关节的体系,是附属于十二经脉的筋肉系统。

2.分布特点

（1）结聚:于关节及肌肉丰厚处。

足三阳经筋结于面部（颃）;

足三阴经筋结于腹部（阴器）;

手三阴经筋结于胸部（贲）;

手三阳经筋结于头部（角）。

前阴是足三阴经筋与足阳明经筋所聚之处,阳痿等前阴病可以此为理论基础从胃治。

（2）散:主要散在胸腹部。

（3）络:足厥阴肝经除结于阴器外,还能总络诸经。

3.作用与意义

《素问·痿论》曰:"宗筋主束骨而利机关也。"即约束骨骼,利于关节屈伸活动,以保持人体正常的运动功能。利机关,即利于关节屈伸活动功能的正常运动。

4.临床应用

《灵枢·经筋》曰:"治在燔针劫刺,以知为数,以痛为输。"燔针为火针,劫刺为疾进疾出。即经筋为病,多用火针,以痛为腧,以痊愈为度,疾进疾出。

六、十二皮部

1.概念

十二皮部是十二经脉功能活动反映于体表的部位,也是经络之气在皮肤所散布的部位。

2.分布概况

十二皮部的分布区域是以十二经脉体表的分布范围为依据的,是十二经脉在皮肤上分属的部位。

3.作用与意义

十二皮部有保卫机体、防御外邪和反映病证的作用。

第三节　标本、根结、气街与四海

一、标本与根结

（一）概念

1.标本

"本"指四肢下端，"标"指人体头面胸背部。

2.根结

"根"指四肢末端的井穴，"结"指头胸腹部。

可以这样理解：以一棵树来示例，树枝以上都为标，树枝以下都为本；树枝以上离树中轴最远的一个点为结，树枝以下离树中轴最远的一个点为根。

注："根之上有本，结之外有标"，即"标本"的范围大于"根结"。

（二）联系与区别

标本：以头面胸背部的下缘为一个横切面，横切面上部为标，横切面下部为本，反映的是面与面的关系。

根结：横切面上部中，最远的一个点为结；横切面下部中，最远的一个点为根，反映的是点与点的关系，即两极之间的关系。

$$\left.\begin{matrix}根、本\\结、标\end{matrix}\right\}经气所起与所归\left\{\begin{matrix}根之上有本\\结之外有标\end{matrix}\right.$$

（三）作用

（1）强调了经气循行的多样性和弥散性。面与面、点与点的关系说明了人体四肢与头身的密切联系，而且更强调四肢为经气的根与本。

（2）为四肢肘膝关节以下的腧穴治疗远隔部位的脏腑及头面五官疾病,提供了理论依据。

二、气街

（一）概念

气街:经气聚集运行的共同通路。《灵枢·卫气》曰:"请言气街,胸气有街,腹气有街,头气有街,胫气有街","故气在头者,止之于脑。气在胸者,止之于膺与背腧。气在腹者,止之背腧,与冲脉于脐左右之动脉者。气在胫者,止之于气街,于承山踝上以下。"

注解:在头部有经气运行的共同通路,其中经气输注于脑;在胸部有经气运行的共同通路,其中经气输注于胸膺部,向后止于背部第 11 胸椎往上的背俞穴;在腹部共同运行的经气,从冲脉与肚脐周围经脉的交会穴肓俞及天枢等,向后输注于背部第 11 胸椎往下的背俞穴;在腿部运行的经气,输注于足阳明胃经的气冲穴、承山穴及足踝的上下处。

（二）经气运行特点

横向为主、上下分布,紧邻脏腑、前后连接。（见上注解,加强理解）

（三）气街与标本根结的关系

"头、胸、腹"是"标"和"结"的所在。

"根"和"本"位于四肢,与气街的"胫"部分相重合。

（四）理论意义

（1）从另一个角度阐述了经气的运行规律（见经气运行特点）,为临床配穴处方提供了理论依据（背俞穴与腹募穴的前后配穴法就是以气街理论为基础的）。

（2）"夫四末阴阳之会者,此气之大络也;四街者,气之径路也。故络绝则径通,四末解则气从合,相输如环。"讲的就是当十二正经循行交接出现问题时,四街的经气可以作为替代而维持正常的生命活动,直至经脉循行恢复。

三、四海

（一）概念

四海是髓海、气海、水谷之海、血海的总称，是人体气血精髓等精微物质汇聚之所。

（二）部位及经气的来源与组成

脑（头部）——髓海——神气之所主

胸（胸部）——气海——宗气之所居

胃（上腹部）——水谷之海——营气、卫气之所生

冲脉（下腹部）——血海——原气之所出

（三）理论意义

(1)进一步明确了经气的来源与组成。

(2)四海的病变分有余和不足，对临床的辨证论治提供了指导。

"气海有余者，气满胸中，悗息面赤；气海不足，则气少不足以言。血海有余，则常想其身大，怫然不知其所病；血海不足，亦常想其身小，狭然不知其所病。水谷之海有余，则腹满；水谷之海不足，则饥不受谷食。髓海有余，则轻劲多力，自过其度；髓海不足，则脑转耳鸣，胫酸眩冒，目无所见，懈怠安卧。"

"胃者水谷之海，其输上在气街（冲），下至（足）三里；冲脉者，为十二经之海，其输上在于大杼（穴），下出于（上、下）巨虚之上下廉；膻中者，为（宗）气之海，其输上在于柱骨之上（哑门穴）下（大椎穴），前在于人迎（穴），脑为髓之海，其输上在于其盖（百会穴），下在风府（穴）。"

以上两段话出自《灵枢·海论》，在临床上选取相应的腧穴，有余者泻之，不足者补之。

（四）气街与四海的关系

脑为髓海（头部），膻中为气海（胸部），胃为水谷之海（上腹部），冲脉为血海（下腹部）。

第二章 腧穴总论

腧穴是人体脏腑、经络、气血输注出入的特殊部位。"腧"通"输"，有输注之义，如水流输转、灌注。"穴"有孔隙、空隙之义，喻脉气之所居。

腧——孔穴的统称。

输——特指五输穴中的"输穴"。

俞（音 shū）——特指膀胱经在背部的背俞穴。

第一节 腧穴的分类和命名

一、腧穴的分类

（1）十四经穴：滑寿著《十四经发挥》，首次把任脉、督脉和十二经脉并称为"十四经"。

（2）奇穴：孙思邈首载。

（3）阿是穴：孙思邈首载。

二、腧穴的命名

上观天文，下察地理，中通人事，远取诸物，近取诸身，每一穴名，徒不虚设。

第二节 腧穴的主治规律和特点

一、腧穴的主治规律

1.分经主治

分经主治指经脉上的所属经穴均可治疗该经循行部位及其相应脏腑的病证。

手三阴经经穴主治规律表

经名	本经特点	二经相同	三经相同
手太阴经	肺、喉病	—	胸部病
手厥阴经	心、胃病	神志病	
手少阴经	心病		

手三阳经经穴主治规律表

经名	本经特点	二经相同	三经相同
手阳明经	前头、鼻、口、齿病	—	目病、咽喉病、热病
手少阳经	侧头、胁肋病	耳病	
手太阳经	后头、肩胛、神志病		

足三阳经经穴主治规律表

经名	本经特点	二经相同	三经相同
足阳明经	前头、口齿、咽喉、胃肠病	—	神志病、热病
足少阳经	侧头、耳、胁肋病	眼病	
足太阳经	后头、背腰病（背俞并治脏腑病）		

足三阴经经穴主治规律表

经名	本经特点	二经相同	三经相同
足太阴经	脾胃病	—	妇科病、腹部病
足厥阴经	肝病	前阴病	
足少阴经	肾病、肺病、咽喉病		

任脉、督脉经穴主治规律表

经名	本经特点	二经相同
任脉	回阳、固脱，有强壮的作用	神志病、脏腑病、妇科病
督脉	中风、昏迷、热病、头面病	

注：上表非常重要，历年研究生考试已经多次出现相关题目。

2.分部主治

分部主治是指处于身体某一部位的腧穴均可治疗该部位病变，即腧穴的分部主治与腧穴的位置特点相关。

二、主治特点

1. 近治作用(所有腧穴共同规律)

理论依据:腧穴所在,主治所在。

范畴:所有腧穴。

2. 远治作用(部分腧穴共同规律)

理论依据:经脉所过,主治所在。

范畴:集中在四肢肘膝关节以下经穴,特别是特定穴主治作用的基本规律。

3. 特殊作用(少数腧穴共同规律)

(1)双向良性调节作用,如天枢穴既可止泻又可以通便等。

(2)相对特异性的作用,如至阴穴可矫正胎位、隐白穴止崩漏等。

第三节 特 定 穴

一、五输穴

(一)总论

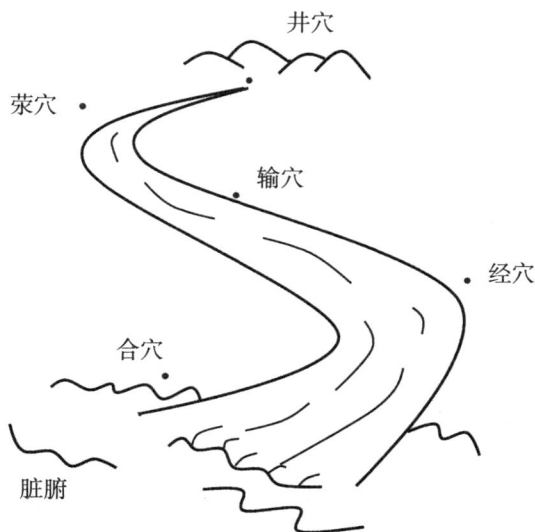

经络类比自然界之水流图

1.概念

如上图所示,由山谷之泉涌出的涓涓细流,逐渐汇聚成小溪、江河,成千上万条江河再流注入大海。该图示意经气从小到大的过程,所以古人把经络比喻成河流,其中集中在肘膝关节以下有五个特殊的腧穴,分别叫作井、荥、输、经、合,并称为"五输穴"。古人对其进行了生动的比喻:流水"所出为井,所溜为荥,所注为输,所行为经,所入为合",是五输穴经气流注从小到大、由浅入深的特点和规律。

2.五输穴的五行属性

五输穴不仅有经脉归属,同时有各自的五行属性。《素问·天元纪大论》云:"金木者,生成之始终也。"在中医理论中,五行的木和金分别代表生成事物的开始和结束,周而复始,象征着自然界生生不息的规律。春属木,是万物生发的季节,即生成的开始,为阳;秋属金,是万物成熟收获的季节,即生成的结束,为阴。四肢末又是阴阳经的终始点和交接点,所以金和木就成了五输穴的起点。如下图所示,阳经五输穴由代表着阴的金来起穴,阴经五输穴由代表着阳的木来起穴,即"阳井金""阴井木",而后依次按照五行相生的规律进行排列。

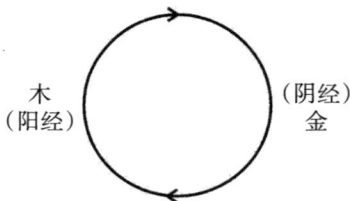

木
(阳经)　　　　(阴经)
　　　　　　　金

3.五输穴的理论基础

五输穴的理论基础是标本根结,"所出所起为根为本""所归所聚为标为结",五输穴的内容与标本根结的定义密不可分。

4.五输穴的分布规律

五输穴集中于肘膝关节以下,从四肢末端开始,呈向心性运行的分布规律。井穴位于四肢末端,荥穴集中在掌指或跖趾关节前缘,输穴通常分布在掌指或跖趾关节后缘,经穴位于腕踝关节处,合穴则存在于肘膝关节附近。

5.五输穴的历代经典文献及现代临床应用

(1)《灵枢·顺气一日分为四时》曰:"病在脏者,取之井;病变于色者,取之荥;病时间时甚者,取之输;病变于音者,取之经;经满而血,病在胃及饮食不节得病者,取之合。"

(2)《难经·六十八难》曰:"井主心下满,荥主身热,输主体重节痛,经主咳喘寒热,合主逆气而泄。"

(3)《灵枢·邪气脏腑辨证》曰:"荥输治外经,合治内腑。"

(4)井穴多用于急救,荥穴主要用于治疗热证,阳经输穴多主身体倦怠、肌肉关节疼痛的病证,阴经输穴又为原穴,常用于脏病的治疗,经穴多主经脉循行部位筋骨的痛证,合穴多主腑病。

	井 (出)	荥 (溜)	输 (注)	经 (行)	合 (入)
阴经属性	木	火	土	金	水
阳经属性	金	水	木	火	土
《灵枢》	病在脏	病变于色	病时间时甚	病变于音	经满而血,病在胃及饮食不节得病者
《难经》	心下满	身热	体重节痛	喘咳寒热	逆气而泄
现代临床应用	急救	热证	阴经输穴主脏病,阳经输穴主肌肉、关节重着疼痛	经脉循行部位的痛证(筋骨疼痛)	腑病(腑病为主,脏病亦可)、皮肤病

(二)五输穴各论

1. 井穴

(1)井者,汲养而不穷,为经气萌芽的状态,形容为水的源头。

(2)阴井木,阳井金。

①阴经井穴属木,应于肝,与其升发疏泄相应,针之则理气除满。

②阳经井穴属金,应于肺,与其清肃沉降相应,针之则降气除满。

③从五行生克来看,心下满为土实之病,土生金,实则泻其子,阳井金,泻之则满除;木克土,木为土之所不胜,针之能制土去满。

(3)井穴的三个主治(其他井穴主治可以直接套用)。

①醒脑开窍:"病在脏者取之井","在脏"意味着病邪深陷在里,一定同时伴有意识的改变,如昏迷等。井穴在四肢末梢终端,能交通阴阳,通行气血,可作为急救的用穴,在临床中用于癫痫、昏迷等紧急情况。也可以用于神智的改变,如梦魇取隐白、厉兑等。

②直通脏腑：井穴就是人体的"绿色通道"，而"心下满"中的"心下"并不指心脏，由于古人限于解剖知识匮乏，"心下满"实际上是在描述胃脘部痞闷胀满的症候。如肝气不疏引起的心下满，可以直接针刺肝经井穴大敦穴；脾的运化不能引起的心下满，刺隐白；大肠腑气不通引起的心下满，刺少商。

③泄热：十二井穴用三棱针刺血，可以针对性很强地泄某一脏某一腑的热邪。

2. 荥穴

（1）荥者，迂回之小水，如缠绕状；又通荣，欣欣向荣状。

（2）文献整理。

《灵枢·邪气脏腑病形》曰："荥主身热"，"荥输治外经。"即荥穴可治疗外经病变，与迂回之小水，如缠绕状相应，所以治疗外经热。外经受邪，以风寒、风热为主，外感病可伴有体温的升高。

《灵枢·夭寿刚柔篇》曰："病在阴之阴者，刺阴之荥输。"这里"阴之阴"指的是五脏，又"荥主身热"，由此可知荥穴主治五脏热（内热），五脏热多为脏腑阴阳失衡，阴虚则阳证。内热多无体温的升高，但内热偶可见火有余之实热证，"乱世多热，盛世多寒"，实热证多与情绪波动大、精神受到过度刺激导致脏腑功能失调有关，现如今太平盛世，实热证实属罕见。

综上所述，"荥主身热"，既治外热又治内热，既治实热又治虚热，既治风寒（恶寒重发热轻）又治风热（发热重恶寒轻）所致热证。内热一般是一种主观的热证，患者体温无明显改变，但自觉燥热、五心潮热、盗汗等。外热一般是一种客观热证，皮肤表面热烫，体温升高。内热还分虚热与实热，虚热是阴虚，阳相对有余，在针灸学里也就称之为"阳病治阴"，以滋阴为法，《景岳全书》有云"壮水之主，以制阳光"，故阴虚之虚热用阴经上的荥穴补之。而实热是阳的绝对有余，常用相表里的阳经上的荥穴泄之（如心经实热，可泄小肠经荥穴）；既虚热取阴经上的荥穴，实热取阳经上的荥穴。而阴经上的荥穴属火可治风寒表证，阳经上的荥穴属水可治风热表证。现在有人把三焦经的荥穴液门命名为感冒穴，其实就是新瓶装旧酒。

阴荥（火）：内热、虚热、风寒。

阳荥（水）：外热、实热、风热。

注：临床上无须过度区分是什么证型的热，只需根据脏腑归经来选取相应的荥穴。

（3）病变于色者，取之荥。

这里的色不是仅仅指红色,而是指所有因病所致皮肤颜色的各种改变都属于荥穴的治疗范畴。例如皮炎湿疹、雷诺症、白癜风等导致皮肤颜色的改变,都可把病变区域归经,再针刺相对应的经脉荥穴,以达到治疗效果。

(4)荥穴主治。

①荥主身热:各种热证。

②病变于色:各经脉循行所过处,皮肤颜色的各种改变。

注:《灵枢·夭寿刚柔篇》曰:"病在阴之阴者,刺阴之荥输;病在阳之阳者,刺阳之合;病在阳之阴者,刺阴之经;病在阴之阳者,刺络脉。"

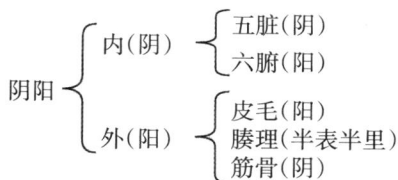

$$
阴阳
\begin{cases}
内(阴)
\begin{cases}
五脏(阴)\\
六腑(阳)
\end{cases}\\
外(阳)
\begin{cases}
皮毛(阳)\\
腠理(半表半里)\\
筋骨(阴)
\end{cases}
\end{cases}
$$

3.输穴

(1)输者,输注、灌注也。经气由小而大,至此已有联势之意,输注、灌注的部位,当然是孔隙处,如五官(孔窍)、关节及肌肉腠理间。另外,输穴可以治疗少阳证,腧穴各论中,治疗疟疾多取输穴。

(2)文献整理。

①《灵枢·顺气一日分为四时》曰:"病时间时甚者,取之输。""病时间时甚者"即疾病定时缓解或痊愈,定时加重或发作。十二经脉对应十二时辰,当疾病在某一时辰加重或发作时,我们可以在疾病发作前,取与这一时辰相应经脉的输穴进行治疗。凌晨1时至3时为足厥阴肝经当道的时辰,如患者经常在凌晨1时至3时醒来,醒后不能再入睡,可以取肝经的输穴太冲穴,但凌晨针刺不方便,我们可以根据道家对冲的理论,在下午1时前,取太冲穴治疗。

②《难经·六十八难》曰:"输主体重节痛。""体重节痛"即肌肉、关节重着疼痛不适。这一类的治疗一定要根据经脉在体表的循行分布规律,辨经选取对应经脉的输穴。其次,还要根据脏腑主治来选取输穴,如肝主筋,膝为筋之府,故膝关节疼痛可以选取太冲穴治疗;腰为肾之府,故腰骶部疼痛,可以选肾经的输穴太溪穴治疗。

(3)病时间时甚的治疗要点。

①要在发病前针刺。

②最好留针贯穿发病始终。

③夜间发作的病证,可以用道家对冲的观点,如下图所示,夜半23时即对应上午11时。

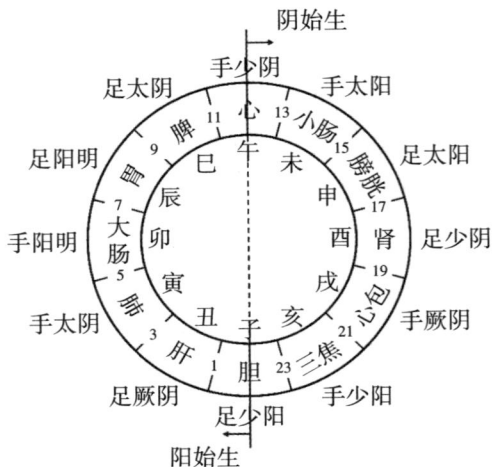

(4)输穴主治。

①体重节痛:身体重着,关节疼痛。治疗时根据经脉体表分布规律,选择相应经脉的输穴。

②五官孔窍病:五官及前后二阴的病变,常用输穴治疗。治疗时要根据脏腑与孔窍的关系,以及经脉循行所过的五官孔窍,选择相应经脉的输穴。如肝开窍于目,肝经输穴太冲可以治疗眼病,少阳经"从耳后,入耳中,出走耳前",故中渚穴可治疗耳病。

③少阳病证:很多输穴可以治疗疟疾,疟疾为少阳病证。(见腧穴解析)

4. 经穴

(1)经者,如宽广的江河,畅行无阻。(皮毛是经气最畅行无阻的组织。)

(2)文献整理。

①《灵枢·夭寿刚柔篇》曰:"病在阳之阴者,刺阴之经。"病阳之阴,即筋骨的病变。经穴所治的疼痛较输穴主治的疼痛位置更深,在筋骨。

②《灵枢·顺气一日分为四时》曰:"病变于音者,取之经。"不同脏腑病变引起声音的改变,皆可选取相应脏腑经脉的经穴进行治疗。

③《难经·六十八难》曰:"经主喘咳寒热。"《素问·咳论篇》云:"五脏六腑皆令

人咳,非独肺也。"如肝火犯肺引起的咳嗽,可以通过针刺肝经上的经穴中封治疗;肾不纳气引起的咳喘,取肾经经穴复溜穴治疗;脾为生痰之源,脾失运化,水湿内停,湿聚成痰,痰湿咳嗽取脾经经穴商丘穴治疗等。

(3)经穴主治

①喘咳寒热及声音的改变,这里的"寒热"指的是外经表证恶寒发热,而非脏腑病的寒热往来。输穴主治的少阳证,即寒热往来。寒热往来是发热与恶寒交替出现的一种热型,其热时自觉热而不觉寒,其寒时自觉寒而不觉热,与恶寒发热的寒热同时并作不同。

②筋骨疼痛。

5.合穴

(1)合者,如百川归大海。该处经气比较充沛,可作为疾病诊断用。

合者,阖也,全也。阴合水,阳合土。肾属水,脾属土,先后天之本在合穴处,达到了高度的统一,合穴可同时兼治脏病与腑病都体现了"全"的概念。

合者,和也,有调和之意。"逆气而泄",即正常的生理功能失常,该升的不升,泄于下;该降的不降,逆气于上,都可用合穴治疗。

(2)文献整理

①《灵枢·四时气》曰:"邪在腑,取之合。"《内经·咳论》曰:"治腑者治其合。"都在强调合穴治疗腑病,六腑以通为用,以降为顺,凡六腑之气逆,皆可选合穴治疗。如胆气上逆之口苦,可选胆经合穴阳陵泉;胃气上逆之呕吐,可选胃经合穴足三里,等等。推而广之,五脏之气,升举乏力,陷于下,亦可取合穴治疗。如肾虚遗精,选阴谷;肺气宣降失司之咳喘,选尺泽;脾虚便溏,选阴陵泉等。另外,要与"合治内腑"相区别,后者指的是下合穴。

②《灵枢·夭寿刚柔篇》曰:"病在阳之阳者,刺阳之合。"即皮肤病可以在合穴处,用刺血法进行治疗。

(3)合穴主治

①逆气而泄:脏腑功能失常,应升者不升,应降者不降。

②病在胃及饮食不节得病者等六腑病:如急性胃肠炎,可以在尺泽刺血,也可针刺足三里。

③皮肤病:身半以上,尺泽刺血;身半以下,委中刺血。

④久病者:久病必虚,久病必瘀。(合者全也,阴合水,阳合土,脏腑病皆可治。)

27

（三）五输穴补泻法

1.理论依据

《难经·六十九难》中记载有"虚者补其母,实者泻其子""生我者为母,我生者为子"。

2.异经补泻

（1）原则

①脏对脏,腑对腑。

②母经本穴,子经本穴。（如母经五行属土,则本穴要五行属土;子经五行属木,则本穴要五行属木。）

③以君火为代表。

④补井当补合,泻井当泻荥。

（2）实操

案例1 脾实证

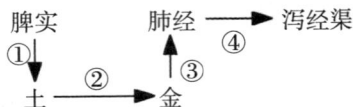

①找支点,即需要找治疗某一脏腑的五行属性。脾实证,其支点的五行属土。

②实则泻其子,根据相生的排列,土生金,五行属金的经脉为其子经。

③肺与大肠都属金,根据"脏对脏、腑对腑"的原则,脾为五脏之一,故取肺经。

④"母经本穴,子经本穴",即选取腧穴的性质要与其母经或子经五行属性相同,本案例其子经五行属金,故取肺经五行属金的五输穴经渠,针用泻法。

案例2 胃虚证

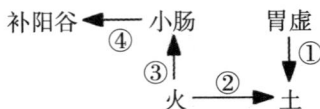

①找支点,需要找治疗某一脏腑的五行属性。胃虚证,即支点的五行属土。

②虚者补其母,根据相生的排列,火生土,五行属火的经脉为其母经。

③心与小肠、心包与三焦都属火,根据"脏对脏、腑对腑"的原则,胃属六腑之一,排除心与心包。小肠与三焦中,因心与小肠相表里,心为君火,故取与心相表里

的小肠经。

④"母经本穴,子经本穴",即选取腧穴的性质要与其母经或子经相同,本案例其母经五行属火,故取小肠经五行属火的五输穴阳谷,针用补法。

注:①补井当补合,泻井当泻荥,因井穴肌肉层较浅,补泻手法不易操作,且对疼痛较为敏感,依据五行相生的理论,补井当补井穴的母穴,也就是这条经的合穴,泻井当泻井穴的子穴,也就是这条经的荥穴。②心与小肠、心包与三焦,如作为支点皆属火。③本经补泻参照异经补泻,比较简单,不再赘述。

(四)按季节选用五输穴

《难经·七十四难》中记载:"春刺井,夏刺荥,季夏刺输,秋刺经,冬刺合。"正与中医整体观念中天人相应的观点契合,经脉的气血运行流注与季节和每日时辰的不同有密切关系。根据手足三阴经的五输穴以井木为始,与一年的季节顺序相应而提出的季节选穴法。

《灵枢·顺气一日分为四时》曰:"春刺荥,夏刺输,季夏刺经,秋刺合,冬刺井。"

注:答题时一定要看是哪本书的内容,如未明确说明,则按《难经·七十四难》中记载答题。

附:《针灸大成》井荥输(原)经合穴歌

少商鱼际与太渊,经渠尺泽肺相连,
商阳二三间合谷,阳溪曲池大肠牵;
隐白大都太白脾,商丘阴陵泉要知,
厉兑内庭陷谷胃,冲阳解溪三里随;
少冲少府属于心,神门灵道少海寻,
少泽前谷后溪腕,阳谷小海小肠经;
涌泉然谷与太溪,复溜阴谷肾所宜,
至阴通谷束京骨,昆仑委中膀胱知;
中冲劳宫心包络,大陵间使传曲泽,
关冲液门中渚焦,阳池支沟天井索;
大敦行间太冲看,中封曲泉属于肝,
窍阴侠溪临泣胆,丘墟阳辅阳陵泉。

二、原穴、络穴

（一）原穴

1.概念

脏腑原气经过、留止、输注的部位。

2.分布

位于腕踝关节附近。

3.作用

①"五脏有疾，当取十二原"，原气为十二经脉维持正常生理功能的根本，原穴用于治疗相关脏腑的疾病。故五脏有疾，首选原穴，次选背俞穴治疗。

②"五脏六腑之有病者，皆取其原也"，经气比较充沛，可用于临床诊断。

4.阴经循行的路线较短，其原穴就是输穴；阳经的循行路线较长，其输穴后单独列出一个原穴

（二）络穴

1.概念

十五络脉从本经斜行别出的部位。

2.分布

位于四肢肘膝关节以下，任脉络穴鸠尾位于上腹部；督脉络穴长强位于尾骶部；脾之大络大包穴位于胸胁部；胃腑的络穴通里穴，位于左乳下，其动应衣，"贯心脉而司呼吸"，与宗气有关。

3.作用

①"若刺络穴，表里皆治"，加强表里两经联系的作用。

②"实则必见，虚则必下"，用于疾病虚实诊断。

4.络穴的辨识

络穴可以通过名称，一眼识别为络穴。如：列缺实则"裂缺"，古为闪电，犹如闪电状把天空撕开一道口子，有斜行别出之意；偏历，偏有斜行意，历为经历；丰隆，闪电后雷声轰隆，丰隆可以理解为一个拟声词，其为治痰要穴；公孙，公为主干，孙为分支；通里，通为交通之意，里与外相对应；飞扬，即飞举扬起，斜行别出；大钟，意想为钟需悬挂才能敲响,与他处相联系;内关、外关,皆为内外交通之关卡;蠡沟,蠡即瓢状,腓肠肌(自己看一下腓肠肌的形状)边缘有一道沟,该沟斜行与胫骨内侧面的交点即为本穴。

特殊的络穴有:支正穴,取穴时,需支肘放正,尺桡骨之间一道沟的尽头即本穴(支,也有分支意);光明穴,以其功效命名。

5.络穴的临床应用

【肺经-列缺】实则手锐掌热,泻之;虚则欠𫗴、小便遗数,补之。

【大肠-偏历】实则龋聋,泻之;虚则齿寒痹膈,补之。

【胃经-丰隆】实则狂癫,泻之;虚则足不收、胫枯,补之。

【脾经-公孙】实则肠中切痛,泻之;虚则鼓胀,补之。

【心经-通里】实则支满,泻之;虚则不能言,补之。

【小肠-支正】实则节弛肘废,泻之;虚则生疣小如指、痂疥,补之。

【膀胱经-飞扬】实则鼽窒,头背痛,泻之;虚则鼽衄,补之。

【肾经-大钟】实则闭癃,泻之;虚则腰痛,补之。

【心包经-内关】实则心痛,泻之;虚则头强,补之。

【三焦经-外关】实则肘挛,泻之;虚则不用,补之。

【胆经-光明】实则厥,泻之;虚则痿躄、坐不能起,补之。

【肝经-蠡沟】实则挺长,泻之;虚则暴痒(前阴),补之。

【任脉-鸠尾】实则腹皮痛,泻之;虚则痒搔(后阴),补之。

【督脉-长强】实则脊强,泻之;虚则头重高摇之,补之。

【脾之大络-大包】实则身尽痛,泻之;虚则百节皆纵,补之。

（三）原络配穴法（主客原络配穴法）

1.概念

临床上常把先病脏腑经脉的原穴和后病相表里经脉的络穴相配合应用的取穴方法叫作原络配穴法。

2.内容

(1)先病者为主,取其原穴;后病者为客,取其络穴。

(2)必须是相表里的两条经脉(充分必要条件)。

例如:患者先感受风寒产生了咳嗽的症状,隔天出现了呕吐、腹泻等胃肠道的反应,此时应该取先病肺经上的原穴太渊,再取后病大肠经上的络穴偏历进行治疗(虽然有胃的症状,但胃与肺无表里属络关系)。又如患者感受风寒先产生了胃肠道的反应呕吐腹泻,隔天出现乏力、纳差的症状,此时应该取先病胃经上的原穴冲阳,再取后病相表里脾经上的络穴公孙进行治疗。

三、郄穴

1.定义
"郄"通"隙",有空隙之意,经气充沛处。十二经脉和奇经八脉中的阴维、阳维、阴跷、阳跷脉之经气深聚的部位,称为郄穴。

2.分布
郄穴共有 16 个,除胃经的梁丘之外,都分布于四肢肘膝关节以下。

3.临床应用
①"阴主血,阳主痛":阴经上的郄穴治疗血证,阳经上的郄穴治疗痛证。

②经气比较集中,用于疾病诊断。

4.注意事项
①正确的表述是:肺经的郄穴是孔最,郄穴是关于经脉的。

②用于发病急、时间短的病证,看到"突然发作""急发病"等描述,可往郄穴方面想。

【十六郄穴歌】

郄义即孔隙,本属气血集;肺向孔最取,大肠温溜别;

胃经是梁丘,脾属地机穴;心则取阴郄,小肠养老列;

膀胱金门守,肾向水泉施;心包郄门刺,三焦会宗持;

胆郄在外丘,肝经中都是;阳跷跗阳走,阴跷交信期;

阳维阳交穴,阴维筑宾居。

四、背俞穴、募穴

1.概念
脏腑之气输注、汇聚于背腰部的腧穴,称为背俞穴。俞,有输注,转输之意。

脏腑之气汇聚于胸腹部的腧穴,称为募穴,又称"腹募穴"。募,有聚集,汇合之意。

注:关于背俞穴、腹募穴正确的表述是,肺的背俞穴是肺俞,大肠的腹募穴是天枢,而非肺经的背俞穴是肺俞,大肠经的腹募穴是天枢。背俞穴、腹募穴是关于脏腑的。

2.分布

背俞穴:脏腑各有一个背俞穴,位于背腰部膀胱经第一侧线上,其位置与相关脏腑部位的上下排列相接近。

腹募穴:就近原则,位于胸腹部,募穴不一定在本经上,分布在离该脏腑较近且经气深聚处。

脏腑募穴及所属经脉表

六脏	募穴	归经	六腑	募穴	归经
肺	中府	肺经	大肠	天枢	胃经
心包	膻中	任脉	三焦	石门	任脉
心	巨阙	任脉	小肠	关元	任脉
脾	章门	肝经	胃	中脘	任脉
肝	期门	肝经	胆	日月	胆经
肾	京门	胆经	膀胱	中极	任脉

注:任脉上有6个募穴;肺经、胃经各有1个募穴;肝、胆经各有2个募穴。

3.临床应用

(1)阴病行阳,阳病行阴

阴病行阳即五脏有疾,取其背俞穴治之;阳病行阴即六腑有疾,取其腹募穴治疗。

背俞穴
腹募穴 } 治疗脏腑病 { 位于膀胱经第一侧线上;阴病行阳,以补为主
位于胸腹部,阳病行阴,以泻为主

(2)俞募配穴法

即将病变脏腑的俞、募穴配合运用,以发挥协同作用,此为俞募配穴法,是前后配穴法的典范。如:胃俞加中脘联合运用,可治胃腑疾病。

(3)背俞穴、腹募穴,经气比较集中,可作为诊断疾病用。

五、下合穴

1.概念

下合穴为六腑之气下合于下肢足三阳经的腧穴，又称"六腑下合穴"。下合穴主要用于治疗六腑疾病。

2."一、二、三"原则

"一"：胆的下合穴在胆经上是阳陵泉。

"二"：三焦和膀胱的下合穴在膀胱经上，分别为委阳、委中。

"三"：胃、大肠、小肠的下合穴在胃经上，分别为足三里、上巨虚、下巨虚。

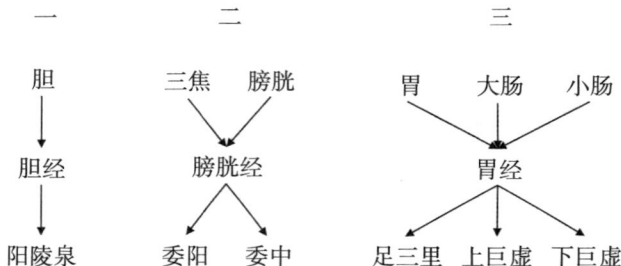

注：胆的下合穴，是胆经上的阳陵泉穴，而非胆经的下合穴。

3.临床应用

"合治内腑"，六腑有疾首选下合穴，次选募穴；五脏有疾首选原穴，次选背俞穴。

六、八会穴

1.概念

脏、腑、气、血、筋、脉、骨、髓等精气会聚的 8 个腧穴，称为"八会穴"。

2.分布

八会穴分散在躯干部和四肢部，其中脏、腑、气、血、骨之会穴位于躯干部；筋、脉、髓之会穴位于四肢部。

3.内容

八会穴，即脏会章门、腑会中脘、气会膻中、血会膈俞、筋会阳陵泉、脉会太渊、骨会大杼、髓会悬钟。（具体内容见腧穴解析）

4.临床应用

临床上常用八会穴治疗脏、腑、气、血、筋、脉、骨、髓相关疾病，如骨病选大杼，五脏病选章门等。

七、八脉交会穴

1.概念

奇经八脉与十二经脉之气相通的 8 个腧穴,称为"八脉交会穴",又称"交经八穴"。

2.分布

八脉交会穴均位于腕踝部的上下。

3.八脉交会配穴的拓展理解

(1)阴经相生法

列缺在肺经上属金,照海在肾经上属水,金生水,金水相生,列缺与照海相配属于阴经相生法;公孙是脾经上的腧穴,五行属土,内关是心包经上的腧穴,五行属火,火生土。

(2)阳经同气相求法

后溪属手太阳小肠经,申脉属足太阳膀胱经;足临泣在足少阳胆经上,外关在手少阳三焦经上。都为同名经取穴。

(3)络穴较多,扩大了经脉间的联系

脾经络穴公孙;三焦经络穴外关;心包经络穴内关;肺经络穴列缺。

(4)缺少肝经、心经、胃经和大肠经四经

缺肝经,因见肝之病,必先实脾。脾经可替代肝经。

缺心经,因有心包代心受邪。

缺胃经、大肠经是因为肺经的循行走向,"起于中焦,下络大肠,还循胃口,上膈",肺经循行经过胃、大肠。

4.临床应用

八脉交会穴及主治表

穴名	主治	临床应用
公孙	冲脉病证	心、胸、胃疾病
内关	阴维脉病证	
后溪	督脉病证	目内眦、颈项、耳、肩部疾病
申脉	阳跷脉病证	

穴名	主治	临床应用
足临泣	带脉病证	目锐眦、耳后、颊、颈、肩部疾病
外关	阳维脉病证	
列缺	任脉病证	肺系、咽喉、胸膈疾病
照海	阴跷脉病证	

八脉交会八穴歌

公孙冲脉胃心胸，内关阴维下总同。临泣胆经连带脉，阳维目锐外关逢。

后溪督脉内眦颈，申脉阳跷络亦通。列缺任脉行肺系，阴跷照海膈喉咙。

第四节　腧穴的定位方法

一、体表标志定位法

1. 固定标志

固定标志定位，指人体自然姿势下，各部位由骨节和肌肉所形成的突起、凹陷、指（趾）甲、乳头、肚脐、五官轮廓等，如以足内踝尖为标志，下 1 寸为照海穴；以足外踝尖为标志，下 1 寸为申脉穴等。

2. 活动标志

活动标志定位，指在活动姿势下才会出现的体表标志，以此确定腧穴的位置，在耳屏下切迹与下颌关节之间，张口呈凹陷处取听会穴等。

二、骨度分寸定位法

骨度分寸法，指以骨节为主要标志，将两骨节之间的长度折为一定的尺寸，用以确定腧穴位置的方法。

骨度分寸法：可分为"一个 5 寸，一个 14 寸，两个 2 寸，两个 8 寸，四个 3 寸，四个 9 寸，四个 12 寸，18、19 寸，15、16 寸，15＝13＋2（寸）"来记忆，同时要注意逻辑的顺序，即从上往下，从前往后，从中央往四周的顺序来记忆（如表）。（一边记忆，一边在自己身上拍出来，形成肌肉记忆。如拍天突至剑胸结合中点、拍剑胸结合中点至脐中、拍脐中至耻骨联合上缘，心中默念"985 高校"。）

骨度分寸法注释

条目	注释
一个 5 寸	脐中至耻骨联合上缘(大拇指抵于脐,小指在耻骨上缘竖直线上的位置)
一个 14 寸	臀横纹中点至腘横纹中点
两个 2 寸	髌骨底至髌尖;髌尖至阴陵泉(两个 2,2 到一起)
两个 8 寸	两乳头间的距离;剑胸结合中点至脐中的距离
四个 3 寸	眉间(印堂)至前发际正中;大椎至后发际;肩胛骨内侧缘至后正中线;内踝尖至足底
四个 9 寸	两额角发际之间(头维之间);耳后两乳突(完骨)之间;胸骨窝(天突)至剑胸结合中点(歧骨);腋前(后)纹头至肘横纹(尺骨鹰嘴)
四个 12 寸	前发际正中至后发际正中;两肩胛骨喙突内侧缘之间(腋前横纹间);肘横纹(平尺骨鹰嘴)至腕掌(背)侧远端横纹;极泉(腋窝顶点)至章门(第 11 肋游离端下缘)
18、19 寸	耻骨联合上缘至髌底;股骨大转子至腘横纹(平髌尖)
15、16 寸	髌尖(腘横纹)至内踝尖;腘横纹(平髌尖)至外踝尖
15=13+2(寸)	髌尖(腘横纹)至内踝尖的距离=阴陵泉至内踝尖的距离+阴陵泉至髌尖的距离

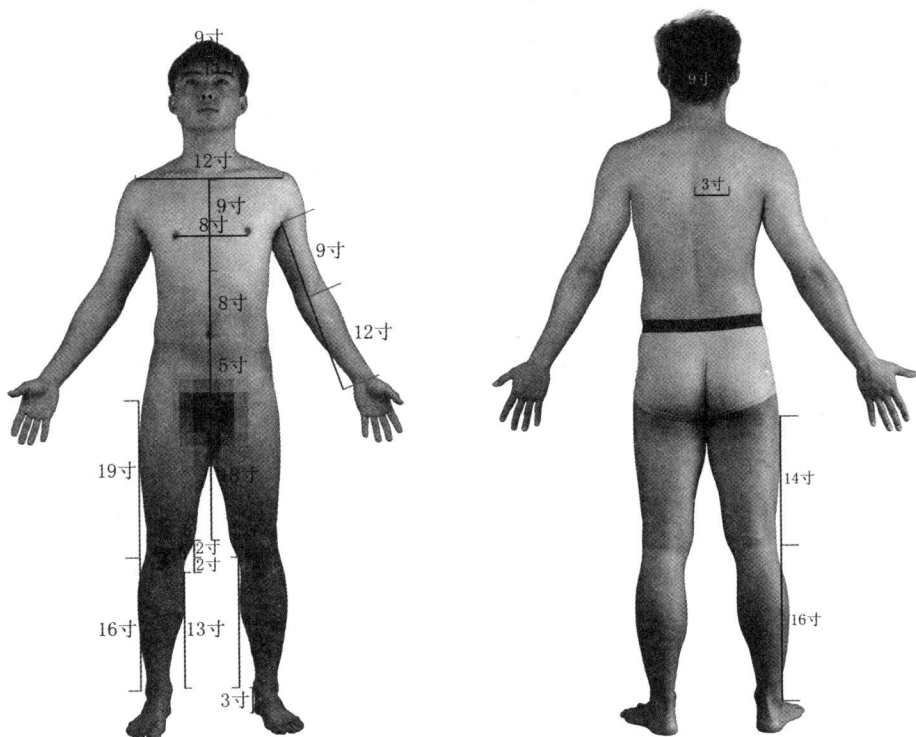

三、手指同身寸定位法

手指同身寸法,是指依据患者本人手指为尺寸折量标准来量取腧穴的定位方法,又称"指寸法"。常用的手指同身寸有以下 3 种:

1. 中指同身寸

以患者中指中节桡侧两端纹头之间的距离作为 1 寸。

2. 拇指同身寸

以患者拇指的指间关节的宽度作为 1 寸。

3. 横指同身寸

令患者将食指、中指、无名指和小指并拢,以中指中节横纹为标准,其四指的宽度作为 3 寸。四指相并为"一夫";用横指同身寸量取腧穴的方法,又名"一夫法"。

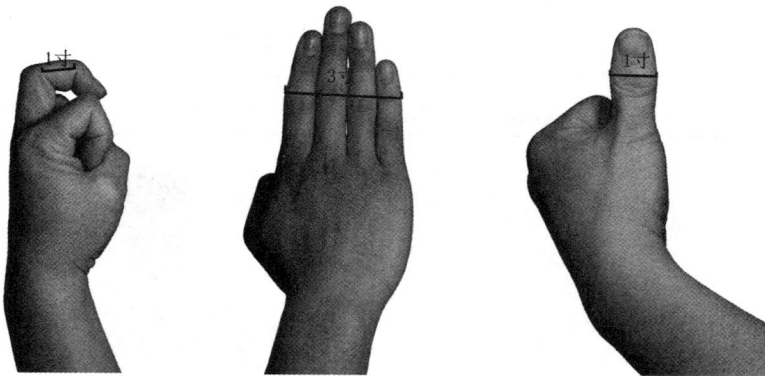

四、简便定位法

临床上,用简便易行的方法量取腧穴,即简便定位法,此法只能用于辅助取穴。(见腧穴各论)

第三章　腧穴各论

一、理解、掌握腧穴名称的含义

　　针灸穴名是针灸学说中,以传统文化、中医理论为基础,与临床实践相结合的一个重要组成部分。十二经脉的腧穴是一个有机整体,每一条经脉的腧穴又是一个相对独立的有机整体:各个腧穴之间存在着彼此连通与一脉相承的相互关系。腧穴的功能、主治及定位,大多可以通过穴名予以显示。因此,我们学习腧穴绝不能仅仅停留在对腧穴的定位,主治及操作手法层面的理解,我们还要知道一个腧穴在整条经脉中的地位和作用,如此处经气是深,是浅? 是可行,是易滞? 以及此腧穴与彼腧穴间的关联如何? 此腧穴与经脉间的联系如何? 如此种种不胜枚举,如何达到这一层次的学习,那就要从腧穴名称入手。综上所述,穴名是古人"上观天文,下察地理,中通人事,远取诸物,近取诸身"的总结,"每一穴名,徒不虚设"。

　　腧穴各论中,我将对每一穴名尽可能还原历代典籍的真实含义,希望读者能够顾名知用,由表知里。当然,有的穴名含义深邃,其义博,其理奥,尚需进一步考证和挖掘整理。如与其他各家解说意见不相统一,或相悖,只要读者偶有一得,与个人之争议,固无足轻重。

二、领悟、巧记腧穴主治的规律

　　腧穴主治纷繁复杂,古代文献层见叠出,各家学说不胜枚举。如果要将每一主治都记住,这是一项几乎不可能完成的任务。这就需要我们把握学习规律,做到高屋建瓴的高效学习。要做到这一点,我们可以从以下几个方面来学习腧穴主治。

（一）近治作用

1.理论基础

　　"腧穴所在,主治所在",指腧穴均具有治疗其所在部位局部及邻近组织、器官病证的作用。

2.适用范围

适用于所有腧穴。

3.如何学习

对于每一腧穴的近治作用,不需要记忆,但一定要知道腧穴的定位。

(二)远治作用

1.理论基础

"经脉所过,主治所在"指腧穴具有治疗其远隔部位的脏腑、组织器官病证的作用。

2.适用范围

主要指十二经脉中位于四肢肘膝关节以下的经穴,特别是特定穴,其远治作用尤为突出。

3.分类

要做到快速牢固的记忆,有的放矢的运用,就需要按照类别来记忆腧穴主治。

(1)归经

要知道某一腧穴的最基本的远治作用,首先要知道他的归经。每一条经脉上的腧穴,都有治疗本脏腑病变的作用,如肺经上所有的腧穴几乎都有治疗咳、喘的功效。我们记忆腧穴,不要单一、割裂开来记忆。《针灸大成》中的腧穴歌诀,整理在每一条经脉之后,望读者勤加记忆。当所有腧穴都记忆下来后,你会发现自己的针灸水平有一个质的飞跃,针对某一病证不会再像从前那样无从下手。腧穴歌诀记忆下来后,再去找腧穴的定位,有不少同经的腧穴定位,是有规律可循的。如此学习,会事半功倍。

(2)脏腑病

要知道脏腑病,就要了解脏腑的生理功能、病理变化。如脾的生理功能是主运化,主统血,主升清,那脾经上很多腧穴都可以治疗肠鸣、腹胀、水肿、月经不调、带下、阴挺、崩漏等脾的病理变化病证。

(3)外经病

外经病即经脉循行经过的组织、器官的病证。但外经病与脏腑病、腧穴局部治疗有交叉的部分,如肺开窍于鼻,经脉循行经过鼻,鼻周围的腧穴治疗鼻病,在记忆过程中不需要分得太清楚,按照自己的记忆习惯即可,我们在腧穴各论中用"远治作用"来统一概括。经脉的循行分布规律,参照前面整理的歌诀进行记忆。

（4）腧穴特性

腧穴特性主要集中在特定穴中,如肺经郄穴鱼际,主要治疗肺系热性病证,因为"荥主身热",输穴往往治疗经脉循行处的"体重节痛"等。

（三）特殊作用

特殊作用也就是我们经常讲的经验穴、特效穴,这一部分是必须要记忆的,在治疗各论前,我们集中整理出一部分,其中包括在临床使用确有疗效的腧穴,供大家参考,余白处留待读者自己补充。

1.双向的良性调整作用

指同一腧穴对机体不同的病理状态,可以起到两种相反且有效的治疗作用。如腹泻时针天枢穴可止泻,便秘时针天枢穴可以通便。

2.相对的特异治疗作用

指腧穴的治疗作用还具有相对的特异性。如全身酸楚不适针身柱,肩周炎用条口透承山,崩漏灸隐白,等等。

（四）熟记、理解每一条经脉的主治概要

主治概要就是围绕着每一脏腑的生理功能、病理变化及经脉循行所过部位的病变展开的,也包含"是动则病""主……所生病"主要病候的内容。如阳明经部分腧穴可以治疗热病、神志病,这就是由阳明经多气多血的特性决定的。

总之,我们不能单一地死记硬背经脉的循行和腧穴的定位、主治,而是要从中医的脏象学说、经脉循行以及腧穴的特性等方面,全面地掌握其中的规律。只有这样,才能在考试与临床中做到有的放矢,胜人一筹。

第一节 手太阴肺经

一、经脉循行

①起于中焦(胃脘部),下络大肠;②还循胃口(胃上口,贲门处);③上膈;④属(音"主")肺;⑤从肺系(指喉咙,兼指气管)横出腋下;⑥下循臑(指上臂,肱二头肌

部)内;⑦行少阴心主(指手少阴、厥阴经)之前;⑧下肘中,循臂内(上臂内侧)上骨(桡骨)下廉(边);⑨入寸口(腕后桡动脉搏动处);⑩上鱼(大鱼际,拇指球肌所形成的隆起);⑪循鱼际(大鱼际的赤白肉际处),出大指之端;⑫其支者,从腕后直出次指(食指)内廉,出其端。

手太阴肺经的体表循行线起于上胸部外侧,下行至肘中,行于上肢内侧前缘,入鱼际,止于拇指桡侧。手太阴肺经的体内循行线起于中焦,下络大肠,向上回绕胃的上口,通过横膈,属于肺脏,从肺与喉咙相接的部位横行出来。手太阴肺经腕部的支脉起于腕后的列缺穴,沿食指内侧至商阳穴,与手阳明大肠经相接。

二、经脉特点

循行特点:①从胸走手;②上肢内侧前廉。

络属关系:属肺络大肠。

联络脏器:肺、胃、大肠、气管、喉咙。(肺大胃气循喉咙)

三、主要病候

主肺所生病:"咳,上气喘渴,烦心胸满,臑臂内前廉痛厥,掌中热。气盛有余,则肩背痛,风寒汗出中风,小便数而欠;气虚则肩背痛、寒,少气不足以息,溺色变",其中以"肺主皮毛:恶风、自汗;肺主呼吸:咳喘;肺气壅阻肺中:胸部胀满;肺气虚:气短气促"为常见。

外经病:经脉所过处疼痛、麻木、弛缓、疼痛、厥冷。

注:"是动则病"指本经异常时表现出来的病证,带有症候群的特点,是从发病的角度来描述。"主……所生病"指本经腧穴所能主治某一方面的病症,这是从治疗的角度来论述腧穴主治。这两者是统一的,即某一经的疾病症候,同时又是某一经腧穴所能主治的内容。

本书的主要病候包含"主……所生病"和"外经病",这两个方面都是该经腧穴所能治疗的病证。这两者有重复交叉的内容,为了经典原文的完整呈现,本书未做删减。主治病候能使读者从整体上,先入为主地了解该经的经脉特点,病理变化及主治范围。主治概要是主要病候的具体化,读者可相互参照。

四、主治概要

本经腧穴主治咳、喘、咯血、咽喉痛等肺系疾病,以及经脉所过部位的疼痛、麻木、厥冷等症状。体现在以下 3 个方面。

呼吸系统疾病:咳嗽、气喘、咯血、咽喉肿痛等。(脏腑病)

五官疾病:主要为鼻病。

外经病:疼痛、寒冷、掌心发热等。

五、本经主要腧穴

左右各 11 穴。起于中府,止于少商。分布于胸外上方,上肢桡侧。

1. 中府(肺募穴)

【定位】在胸部,横平第 1 肋间隙,锁骨下窝外侧,前正中线旁开 6 寸,垂直于腋前横纹。

【简便取穴】锁骨外侧端尽头,其下方有一凹陷为云门穴,云门再向下 1 寸凹陷处即本穴。

【腧穴解析】中与内、外相对应;府,人气之所聚。即肺经循行,连接内与外的一个经气比较集中的点。此处一旦经气不通,气郁于内,郁则生热,发为咳、喘、肺热、胸满痛等症状。

【功效】清宣上焦,疏调肺气。

【主治】(1)呼吸系统疾病:①咳嗽、气喘、胸满痛等(见腧穴解析);②阴虚之干咳:配膏肓、照海、复溜。(脏腑病)

(2)局部疾病:肩臂痛。(近治作用)

(3)用于预防:配肺俞敷贴,可用于支气管哮喘、慢性支气管炎。〔冬病夏治:清代张璐《张氏医通》方:细辛、白芥子、甘遂、延胡索、麝香(现用人工合成麝香,或不用)等份,打粉后用姜汁调敷相关腧穴〕

【操作】向外斜刺 0.5 至 0.8 寸,不可向内深刺,以防伤及肺脏,造成气胸,或穴位敷贴,或灸。

【宋人献曝】治疗胸中烦热。

2. 尺泽(合穴)

【定位】肘横纹上,肱二头肌腱桡侧凹陷中。

【简便取穴】肘横纹上,肱二头肌肌腱,在其大拇指侧的凹陷中取穴。

【腧穴解析】"尺"为传说中五帝之一黄帝前臂的长度,见尺即知该腧穴在肘横纹处;泽,低凹有水处。伸直肘关节,在肱二头肌肌腱桡侧可见一凹陷,是为本穴。

泽为有水处,水能降火。凡有三点水的腧穴,大多能泄热。至此,本经经气出于中府,化为云(云门),行于天(天府),成为雨,落于泽(尺泽)。

【功效】清肺泄火,通络和肠,宽胸理气。

【主治】(1)咳嗽、气喘、咯血、咽喉肿痛等肺系实热性病证。(远治作用,腧穴特性见解析)

(2)肘臂挛痛。(近治作用)

(3)胃肠疾患:中暑、小儿惊风、急性吐泻。(刺血,特殊作用)

注:肺经"起于中焦,下络大肠,还循胃口",肺热之邪易积于中焦而致胃气上逆。尺泽穴是肺经合穴,"合主逆气而泄",故可治疗急性吐泻。

【操作】直刺0.8至1.2寸,或点刺出血治疗胃肠炎。

【宋人献曝】鼻衄:泻左侧尺泽。

3.孔最(郄穴)

【定位】在前臂掌面桡侧,尺泽与太渊连线上,腕横纹上7寸。

【简便取穴】手臂前伸,于腕掌侧远端横纹处定太渊,尺泽与太渊连线中点,向近心端上1寸即本穴。

【腧穴解析】孔,孔隙、孔窍之意;最者,甚也,极也。孔最是肺经落雨成泽后,经气最为集中的腧穴。推而广之,凡孔窍处病变,皆可用本穴治之。

【功效】宣肺利咽,清热凉血,通络止痛。

【主治】(1)咳嗽、气喘、咽喉肿痛等肺系病证。(远治作用)

(2)肘臂挛痛。(近治作用)

(3)咯血。(特殊作用;郄穴,阴主血,阳主痛)

【操作】直刺0.5至1寸,或灸。

【宋人献曝】(1)急性扁桃体炎、急性咽炎即时止痛效佳,针用泻法。

(2)热病汗不出,《铜人腧穴针灸图经》:"孔最穴治热病汗不出,此穴可灸三壮即汗出。"

(3)肺结节:在孔最处找反应点,也就是痛点,刺之。

4.列缺(络穴、八脉交会穴通任脉)

【定位】在前臂,腕掌侧远端横纹上1.5寸,拇短伸肌腱和拇长展肌腱之间,拇长展肌腱沟的凹陷中。

【简便取穴】两手虎口自然平直交叉,手腕不可弯曲,一手食指按在另一手桡骨茎突上,指尖下凹陷处为本穴。

【腧穴解析】列者,裂也;缺指缺口,空隙,凹陷处。古称雷电之神为列缺。其意有二:一为紧贴骨膜进针,针感如闪电上行。二是该穴位于拇长展肌腱沟的凹陷中。闪电过后,雷声轰隆。轰隆者,丰隆也。雷声轰隆后,雨自天而降。肺为华盖,位置最高,轰隆一声,雨下来了,丰隆一针,痰湿化了。丰隆是化痰要穴,列缺配丰隆为治痰之对穴。

【功效】宣肺疏风,通经活络。

【主治】(1)远治作用:①咳嗽、气喘、咽喉肿痛等肺系病证。②头痛、齿痛、项强、口眼㖞斜等头项部疾患。(头项寻列缺)

(2)近治作用:①手腕痛。②掌热。(络穴:实则手锐掌热)

(3)与任脉有关的病变:痛经、尿血、阴茎痛、小便热等。(通任脉)

【操作】向肘部斜刺 0.5 至 0.8 寸。

【宋人献曝】小儿遗尿:0.5 寸针,平刺埋针。(络穴:虚则欠㪍,小便遗数。欠㪍指肺气虚,哈欠不断。)

5.**太渊(输穴、原穴、八会穴之脉会)**

【定位】在腕掌侧横纹桡侧,桡动脉桡侧凹陷中(桡骨茎突与手舟骨之间,拇长展肌腱尺侧凹中)。

【简便取穴】掌心向胸,腕横纹外侧摸到拇长展肌腱,其内侧即本穴。

【腧穴解析】太,大也,尊贵之意;渊者,极深之意。此处地位高贵,经气集中,犹如潭水之深不可测,故在此号脉,可应五脏六腑之病变,又为脉之会。针灸学中,凡腧穴名称带“太”字,不可不察。

【功效】宣肺利咽,益气复脉,通络止痛。

【主治】(1)远治作用:咳嗽、气喘等肺系疾患。(肺经原穴)

(2)近治作用:①无脉症。②腕臂痛。

【操作】避开桡动脉,直刺 0.3 至 0.5 寸。

【宋人献曝】治疗呃逆(起于中焦,下络大肠,还循胃口)。

6.**鱼际(荥穴)**

【定位】第 1 掌骨桡侧中点,赤白肉际处。

【简便取穴】第 1 掌骨中点,赤白肉际处即本穴,针刺时往第 1 掌骨靠。

【腧穴解析】以形命名,如鱼腹之边际状。

【功效】宣肺,利咽,清热,和胃。

【主治】(1)咳嗽、咯血、咽干、咽喉肿痛、失音等肺系热性病证。(远治作用;荥主身热)

(2)小儿疳积,可用割治法。(特殊作用)

【操作】直刺 0.5 至 0.8 寸,或灸,或割治。

【宋人献曝】治疗哮喘急性发作、自汗。

7.少商(井穴)

【定位】拇指桡侧,指甲根角旁 0.1 寸。

【简便取穴】拇指自然伸直,沿拇指指甲桡侧缘和最下缘处各做一切线,两线交点处即本穴。

【腧穴解析】少者,小之意;商,古时五音之一,五行属金,肺属金。少商,此处一指肺经循行所止之穴,又指五输穴经气所萌生处,故为少。

【功效】醒脑泄热,清肺利咽,通络止痛。

【主治】(1)鼻衄、高热等肺系实热证。(远治作用;井穴主泄热)

(2)癫狂、昏迷。(井穴主醒脑开窍)

(3)咽喉肿痛。(刺血,特殊作用)

【操作】三棱针点刺出血,或浅刺 0.1 寸。

《针灸大成》:手太阴肺十一穴,中府云门天府诀,侠白尺泽孔最存,列缺经渠太渊涉,鱼际少商如韭叶(左右共二十二穴)。

第二节　手阳明大肠经

一、经脉循行

①起于大指次指(食指)之端;②循指上廉(食指桡侧)出合谷两骨(指第 1、2 掌骨)之间,上入两筋(拇长伸肌腱和拇短伸肌腱)之中;③循臂上廉(前臂桡侧);④入肘外廉(肘横纹外侧);⑤上臑外前廉;⑥上肩;⑦出髃骨(肩胛骨肩峰部)之前廉;⑧上出于柱骨(指颈椎)之会上(指大椎);⑨下入缺盆(锁骨上窝部);⑩络肺;⑪下膈;⑫属大肠;⑬其支者,从缺盆上颈;⑭贯颊;⑮入下齿中;⑯还出挟口,交人中,左之右,右之左(指左右交叉),上挟鼻孔。

手阳明大肠经的体表循行线起于食指桡侧,通过第1、2掌骨之间,向上进入两筋(拇长伸肌腱与拇短伸肌腱)之间,沿上肢外侧前缘,至肩前,向上与大椎穴交会,再进入缺盆部,上走颈、面颊,进入下齿,回绕至上唇,交于人中,左脉向右,右脉向左,止于鼻旁迎香穴,与足阳明胃经相接。手阳明大肠经的体内循行线,从缺盆部向下联络肺脏,通过横膈,属于大肠。

二、经脉特点

循行特点:①从手走头;②上肢外侧前廉。

络属关系:属大肠络肺。

联络脏器:大肠、肺、鼻、下齿、口、面颊。(大肺下齿口挟鼻)

三、主要病候

主津所生病:"目黄,口干,鼽衄,喉痹,肩前臑痛,大指次指痛不用。气有余,则当脉所过者热肿;虚,则寒栗不复",其中以腹痛、肠鸣、泄泻、便秘、咽喉肿痛、齿痛、鼻流清涕或出血为常见。

外经病:经脉所过处疼痛、麻木、弛缓、厥冷等。

四、主治概要

热病、神志病:热病,昏迷,癫狂等。(阳明热证)

头面五官病:目、鼻病,齿痛,咽喉肿痛等。(外经病)

皮肤病:隐疹、湿疹、疔疮等。(阳明热证)

胃肠疾病:腹胀,胃痛,肠鸣,泄泻等。(脏腑病)

外经病:手臂酸痛、麻木等。

五、本经主要腧穴

左右各20穴。起于商阳,止于迎香。分布于食指桡侧,上肢背面桡侧,颈、面部。

1. 商阳(井穴)

【定位】食指末节桡侧,距指甲根角侧上方0.1寸(指寸)。

【简便取穴】食指自然伸直,沿食指指甲桡侧缘和指甲最下缘处各做一切线,两线交点处即本穴。

【腧穴解析】商,见少商穴;阳,指阳经。至此,经气已由手太阴转至手阳明。

【功效】疏泄阳明,退热醒脑。

【主治】(1)远治作用:①齿痛、咽喉肿痛等五官疾病;②热病、昏迷等。(井穴泄热、醒脑开窍)

(2)近治作用:手指端麻木等。

(3)疟疾:寒疟、热疟,"寒疟兮,商阳太溪验"。(特殊作用)

【操作】向上斜刺0.1至0.3寸,多用三棱针点刺出血。

【宋人献曝】咽喉肿痛刺血少商无效时,可加用商阳刺血。

2.三间(输穴)

【定位】微握拳,在食指桡侧,第2掌指关节近端凹陷处。

【简便取穴】微握拳,第2掌指关节后缘凹陷处即本穴。

【腧穴解析】三,爪后第三节;间,间隙意。

【功效】舒经活络,清热利窍。

【主治】(1)齿痛、咽喉肿痛等五官疾病。(远治作用,输穴可治孔窍病)

(2)腹胀、肠鸣等肠腑病证。(远治作用,脏腑病)

(3)手指端麻木、屈伸不利。(近治作用)

(4)目痛、目黄。《百症赋》"目黄漠漠,即寻攒竹、三间"。(特殊作用,输穴治疗孔窍病)

【操作】直刺0.3至0.5寸,若五指尽痛,可"透掌"。

【宋人献曝】"胃不和则卧不安"之失眠。

3.合谷(原穴)

【定位】在手背,第1、2掌骨间,第2掌骨桡侧的中点处。

【简便取穴】以一手拇指指间横纹对准另一手拇、食指之间的指蹼中点,指尖点到处即本穴。

【腧穴解析】此穴处,合则凸起如山,开则凹陷如谷,故名合谷。

合谷配太冲为"开四关",可调节一身的气机:

天三生木,地八成之。太冲为厥阴风木的第三个腧穴,厥阴风木主升。太冲属阴,主血,重浊下行。

地四生金,天九成之。合谷为阳明燥金的第四个腧穴,阳明燥金主降。合谷属阳,主气,清轻升散。

二穴伍用,一阴一阳,一气一血,一升一降,相互制约,相互为用,可以调节人体气血阴阳的升降平衡,使机体气机通畅,升降协调。

"开四关"主治:①"通则不痛,不通则痛"之痹证,气行则血行,气滞则血瘀,行气活血可以治疗全身的痹证;②厥阴风木不升,气郁于下,则发为郁证,"开四关"调节气机,可以治疗郁证;③阳明燥金不降,气郁于上,则发为狂证,"开四关"可以治疗狂证;④阳不入阴,发为不寐,"开四关"调节气机则寐;⑤阳不出阴,则嗜睡,"开四关"调节气机则寤。

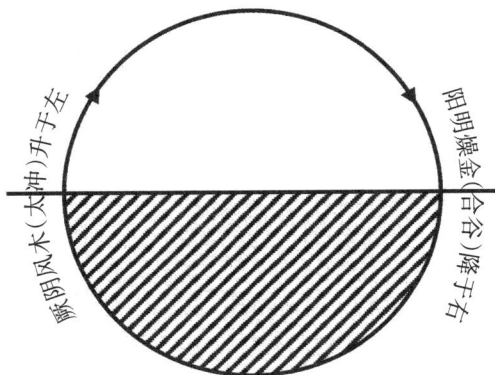

【功效】疏风解表,通络镇痛,行气活血。

【主治】(1)疏风清热:发热、恶寒等外感病,配曲池可祛上焦风热。(腧穴特性)

(2)解毒止痛:头面五官病要穴,"面口合谷收"。如头痛、眼病、咽喉肿痛等热证。(腧穴特性)

(3)通降肠胃:胃肠疾病,如胃痛、肠炎、泄泻等。(脏腑病)

(4)通调血气:妇人疾病,如痛经、闭经、滞产、乳汁少。(多气多血阳明经原穴)

(5)醒脑开窍:急救,如昏迷、精神病等。(调节气机)

(6)舒筋通络:局部拘挛、屈伸不利等。(近治作用)

(7)皮肤疾病:皮肤瘙痒、荨麻疹等。(祛风热,又为多气多血阳明经原穴,治风先治血)

(8)不寐,嗜睡,郁证,狂证等神志病。(见腧穴解析)

【操作】直刺0.5至1寸,孕妇慎用,避免穴位注射。

注:肩井、至阴、昆仑孕妇禁用;合谷、三阴交孕妇慎用。

【宋人献曝】(1)保胎:泻合谷,补三阴交;堕胎:补合谷,泻三阴交。(产前宜凉,宜少气多血:凉则胎静,少气则胎安,多血则胎养。产后宜热,宜多气多血:产后皮毛开,元气大伤,津液亏虚,宜热,宜补气血。合谷穴为多气多血阳明经原穴,故补泻一定要谨慎。)(2)汗证,见复溜条。

4.阳溪(经穴)

【定位】在腕背横纹桡侧,手拇指向上翘时,当拇短伸肌腱与拇长伸肌腱之间的凹陷中。

【简便取穴】手掌侧放,大拇指伸直用力向上翘起,腕背桡侧平掌背横纹有一凹陷处即本穴。

【腧穴解析】阳,指阳经,阳面。溪,山洼流水之沟,"肉之小会为溪"。本穴为大肠经经气流经处,且经气较小,为易堵之处。

【功效】祛风泻火,舒筋利节。

【主治】(1)阳热亢盛证:①热病烦心、汗不出等。②神志病:癫、狂、痫。③头面五官疾病(以眼睛病变为主)。(《针灸大成》:阳溪穴主狂言喜笑见鬼,热病烦心,目风赤烂有翳,厥逆头痛。阳溪为经穴,五行属火,故可治疗阳热亢盛证。)

(2)外经病:腕关节及周围软组织损伤。(近治作用)

【操作】直刺或斜刺 0.5 至 0.8 寸。

【宋人献曝】(1)目赤肿痛可艾灸此穴,左之右,右之左,疏通局部经气。气行经通,目赤肿痛自愈。(2)急性踝关节扭伤。(3)急性睾丸炎。

5.偏历(络穴)

【定位】屈肘,当阳溪与曲池穴连线上,腕横纹上 3 寸。

【简便取穴】先确定阳溪、曲池的位置,在阳溪与曲池穴连线上,从阳溪向上折量该线的 1/4 处即本穴。

【腧穴解析】偏有侧旁之意,历有经过之意。偏历有斜行别出的意思,故为大肠经络穴。

【功效】通经络,调水道。

【主治】(1)五官疾病:齿寒、耳鸣、鼻衄、喉痛等。(络穴为病,实则龋聋,虚则齿寒痹膈)

(2)局部疾病:手臂酸痛,《针灸资生经》"肘臂酸重屈伸难,偏历、三里"。

(3)咳喘等肺经病:配太渊。(脏腑病)

(4)水肿:《标幽赋》"刺偏历,利小便"。(特殊作用)

【操作】直刺或斜刺 0.5 至 0.8 寸。

【宋人献曝】龋齿,牙痛。

6.手三里

【定位】在前臂背面桡侧,当阳溪与曲池穴连线上,肘横纹下 2 寸。

【简便取穴】先找到曲池、阳溪,两者连线,曲池向下 2 寸处即本穴。

【腧穴解析】手,部位名词;三,"道生一,一生二,二生三,三生万物",凡针灸腧穴名称中含"三"者,都是指经气比较集中的地方,如足三里。又"天枢之上,天气主之;天枢之下,地气主之;气交之分,人气从之,万物由之。此之谓也","三"又有上中下三部的病变都能治疗的意思。最后,"三里"具体指从肘尖至本穴有 3 寸的距离。

【功效】调和胃肠,祛风通络。

【主治】(1)胃肠疾患:腹痛、腹泻。足三里偏治胃,手三里偏治肠。(远治作用,脏腑病)

(2)风湿阻滞经络:①五官疾患:齿痛、颊肿、失音等。②外经疾患:手臂无力、上肢不遂。(远治作用)

【操作】直刺 1 至 1.5 寸。

【宋人献曝】(1)急性腰痛:左之右,右之左。

(2)膝关节半月板嵌顿(膝关节鼠):同侧取穴。

(3)以手敲击该穴,可以缓解针灸后种种不适症状。

7.曲池(合穴)

【定位】在肘横纹外侧端,屈肘时当尺泽与肱骨外上髁连线中点。

【简便取穴】(1)屈肘 90°,先找到尺泽和肱骨外上髁,其连线中点处即本穴。

(2)完全屈肘,肘横纹外侧端尽头。

(3)完全伸肘,肱骨外上髁内侧缘。

【腧穴解析】曲,一为隐藏意,二有弯曲意;池,水之停聚处。大肠经经气至此,如水之注池。

【功效】清热和营,理气和胃,降逆活络。

【主治】(1)清邪热:阳明热盛症。①主表,治皮肤病,如隐疹、湿疹、瘰病等。②主热,治发热、汗多及咽喉肿痛、齿痛、目赤肿痛等五官热性病证。(腧穴特性)

(2)祛风湿、通经络:运动系统疾病,手臂痹痛、上肢不遂等上肢病证。(远治作用)

(3)调血气:精神疾病;十三鬼穴之一,治癫狂痫、眩晕等证。(腧穴特性)

（4）通腑气:消化系统疾病,腹痛、吐泻等肠胃病证。（脏腑病）

【操作】直刺 0.5 至 0.8 寸,可灸。

【宋人献曝】(1)降血压:配阴郄。

（2）膝关节痛:对侧曲池找痛点。

8.臂臑

【定位】在臂外侧,三角肌止点处,当曲池与肩髃连线上,曲池上 7 寸。

【简便取穴】用力屈肘,曲池上 7 寸,在三角肌下端,沿三角肌边缘,偏内斜上 1 寸处取穴。或肩髃与曲池连线交三角肌前外上边缘处。

【腧穴解析】臂,部位名词。臑指肉不着骨处,针刺时可以由肉下通透者。

【功效】通经络,清眼目。

【主治】(1)肩臂疼痛不遂、颈项拘挛等肩、颈项病证。（外经病）

（2）瘰疬。（曲池透臂臑,平刺）（特殊作用）

（3）眼科疾患。（特殊作用,臂臑为手阳明、手足太阳、阳维脉之交会穴,而手足太阳经又交会于睛明。阳维脉起于金门穴,终于阳白穴。故可通过泻臂臑,而治疗目疾。）

【操作】直刺或向上斜刺 0.8 至 1.5 寸。

【宋人献曝】睑腺炎（麦粒肿）:左之右,右之左,泻法。

9.肩髃

【定位】在肩峰端下缘,肩峰与肱骨大结节之间,三角肌上部中央。上臂外展或向前平伸时,肩峰前下方凹陷处。或正坐,屈肘抬臂,与肩同高,另一手食指按压肩峰尖下,肩前呈现凹陷处即本穴。

【简便取穴】触及肩峰最外端,向前 1 寸,即本穴。

【腧穴解析】肩,部位名词。髃者,肩前也。又通隅,有角的意思。

【功效】通利关节,活血散风。

【主治】(1)肩臂挛痛、上肢不遂等肩、上肢病证。（外经病）

（2）隐疹、瘰疬等。（特殊作用,治疗瘰疬的腧穴,多位于或经脉循行经过淋巴群,即淋巴结比较集中的部位。）

【操作】直刺或向下斜刺 0.8 至 1.5 寸,可透极泉。

【宋人献曝】急性外踝关节扭伤。

10.扶突

【定位】在颈外侧部,横平喉结,当胸锁乳突肌前、后缘之间。

【简便取穴】头微侧,手指放在平喉结的胸锁乳突肌的肌腹中点,即本穴,按压有酸胀感。

【腧穴解析】扶者,佐也,有辅佐、扶持的意思。突,即突起。在人体,头部为最大的突起。

【功效】行气消肿,宣肺化痰。

【主治】(1)经气郁滞所致咽、颈局部病:①咽喉肿痛、暴喑、吞咽困难等咽喉病证。②瘿气,瘰疬。(近治作用)

(2)肺气不宣所致病:①呃逆。②咳喘,喉鸣。(脏腑病)

(3)针麻穴之一:甲状腺术常用针麻穴。(特殊作用)

【操作】直刺 0.5 至 0.8 寸,注意避开颈动脉,不可深刺。

【宋人献曝】(1)治疗顽固性呃逆。

(2)扶突附近找痛点,可治疗同侧"网球肘"。

11. 迎香

【定位】在鼻翼外缘中点旁,当鼻唇沟中。

【简便取穴】平鼻翼下缘,与鼻唇沟交点处取穴。

【腧穴解析】迎,迎接。香,五谷之气。

【功效】通鼻祛风。

【主治】(1)鼻疾:鼻塞等鼻病。(近治作用)

(2)口面部疾患:口㖞、面痒等。(近治作用)

(3)迎香透四白,治疗胆道蛔虫病。(特殊作用,胆随胃降,肝随脾升。胃降则六腑皆降,脾升则诸脏皆升。迎香穴为大肠经最后一个腧穴,通胃经,因此可以通过降胃气,以降胆气而治疗胆道蛔虫病。)

【操作】直刺或向外斜刺 0.2 至 0.5 寸,禁灸。

【宋人献曝】按摩可治疗便秘。

《针灸大成》:手阳明穴起商阳,二间三间合谷藏,阳溪偏历温溜长,下廉上廉手三里,曲池肘髎五里近,臂臑肩髃巨骨当,天鼎扶突禾髎接,鼻旁五分号迎香(左右共四十穴)。

第三节　足阳明胃经

一、经脉循行

①起于鼻,交(交会)频(鼻根凹陷处)中;②旁约(交会)太阳之脉;③下循鼻外;④入上齿中;⑤还出夹口,环唇;⑥下交承浆;⑦却(退却)循颐(下颌部)后下廉,出大迎;⑧循颊车(有两意,一指下颌骨,一指穴位);⑨上耳前,过客主人(指上关穴);⑩循发际;⑪至额颅(指前额正中部);⑫其支者,从大迎前,下人迎,循喉咙;⑬入缺盆;⑭下膈;⑮属胃,络脾;⑯其直者(指主干),从缺盆下乳内廉(指乳内侧);⑰下挟脐,入气街(腹股沟动脉处)中;⑱其支者,起于胃口(指幽门部),下循腹里,下至气街(气冲穴)中而合;⑲以下髀关(指股外侧);⑳抵伏兔;㉑下膝膑中;㉒下循胫外廉;㉓下足跗(足背);㉔入中指内间;㉕其支者,下膝三寸而别;㉖下入中指外间;㉗其支者:别跗上,入大指间(大趾与次趾间),出其端。

足阳明胃经的体表循行路线起于鼻翼两侧(迎香穴),上行至鼻根部,与足太阳膀胱经(睛明穴)相交会,向下沿鼻之外侧(承泣穴)进入上齿,环绕口唇,交会于承浆穴(任脉),从面颊下方,至颊车,上行耳前,经上关(足少阳胆经),到前额(神庭)。下行的经脉沿着喉咙,经乳头,下挟脐旁,下行到气冲、髀关、伏兔部,下至膝盖,沿着胫骨外侧前缘,下经足跗,进入第2足趾外侧端。足阳明胃经的体内循行路线起于缺盆部,向下通过横膈,属于胃腑,联络于脾脏。足阳明胃经胫部的支脉起于膝下三寸(足三里穴),沿胃经体表循行线的外侧,进入足中趾外侧。足阳明胃经足跗部的支脉起于足跗上(冲阳穴),进入足大趾内侧端(隐白穴),与足太阴脾经相接。

二、经脉特点

循行特点:①从头走足;②下肢外侧前廉。

络属关系:属胃络脾。

联络脏器:胃、脾、鼻、眼、口、上齿、乳房、喉咙。(胃眼口齿鼻喉乳)

三、主要病候

主血所生病:"狂,疟,温淫,汗出,鼽衄,口蜗,唇胗,颈肿喉痹,大腹水肿,膝膑肿痛,循膺、乳、气街、股、伏兔、胫外廉、足跗上皆痛,中指不用。气盛则身以前皆热,其有余于胃,则消谷善饥,溺色黄;气不足则身以前皆寒栗,胃中寒则胀满",其中以腹痛、肠鸣、泄泻、便秘、咽喉肿痛、鼻出血为常见。

外经病:胸及膝髌等本经循行处疼痛、热病等。

四、主治概要

1. 胃肠疾患:胃痛、呕吐、腹胀、腹泻等。(脏腑病)

2. 头面五官病:眼睑𥉉动、耳聋、齿痛等。(外经病)

3. 热病、神志病:发热、神经衰弱、中风昏迷等。(经脉特性)

4. 血证及皮肤病:本经多气多血,"治风先治血,血行风自灭"。

5. 外经病:外经循行处感觉及运动异常。

五、本经主要腧穴

左右各 45 穴。起于承泣,止于厉兑。分布于头面、颈、胸腹、下肢前外侧面。

1. 承泣

【定位】目正视,瞳孔直下,当眼球与眶下缘之间。

【简便取穴】食指、中指伸直并拢,中指贴于鼻侧,食指指尖位于下眼眶上缘处即本穴。

【腧穴解析】承,承接;泣,有泪无声。

【功效】清热祛风,明目利窍。

【主治】(1)眼睑𥉉动、迎风流泪、夜盲、近视等目疾。(近治作用)

(2)口眼㖞斜,面肌痉挛。(近治作用)

【操作】紧靠眶下缘直刺 0.3 至 1.5 寸,不宜提插捻转,以防刺伤血管致血肿,出针时按压针孔,禁灸。

【针刺注意事项】(1)针具:针具宜细,针刺前,先检查针具。用针尖在无菌脱脂棉轻划几下,看有无毛刺。

(2)消毒:严格无菌消毒。

(3)体位:患者轻闭双眼。

(4)手法:医者左手轻推眼球向上固定,右手缓慢进针,紧靠眶边缘直刺 0.5 至 1 寸。遇到阻力时,不宜强行进针,应改变进针方向或退针。不捻转、提插,或只轻微地捻转、提插。

（5）出针：出针后用棉签（棉球无压力）按压针孔片刻，以防出血。因压迫眼球，可刺激迷走神经，不可两侧眼球同时按压，以防心脏骤停。

2.四白

【定位】目正视，瞳孔直下，当眶下孔凹陷处。

【简便取穴】目正视，瞳孔直下，当眶下缘下 1 寸处，食指指尖所按处有一凹陷即本穴。

【腧穴解析】四有四面八方的意思，白有明亮光明、白茫茫的意思。想象一下，承泣好比山顶树叶的雨露，通过树根形成地下水流，千百条地下水流汇合成瀑布，冲积在潭水中（缺盆穴），站在潭水的边上，四面八方，白雾茫茫，如万马奔腾，地动山摇。取象比类，石学敏院士用它来治疗抽搐、震颤类疾病。

【功效】清热解毒，祛风明目，通经活络。

【主治】（1）近治作用：①目赤痛痒、眼睑瞤动、目翳等目疾；②口眼㖞斜、三叉神经痛、面肌痉挛等面部病证；③头痛，眩晕。

（2）抽搐、震颤类疾病。（见腧穴解析）

（3）迎香透四白：胆道蛔虫病。（特殊作用）

【操作】直刺或向上斜刺 0.3 至 0.5 寸，向颊车方向平刺，禁灸。

【宋人献曝】治疗面肌痉挛，面肌痉挛还可取对侧第 2 颈椎旁的压痛点。

3.地仓

【定位】在面部，口角外侧 0.4 寸，上直对瞳孔。

【简便取穴】瞳孔直下，平口角。

【腧穴解析】地，五行属土；仓，货物的集散地。人咀嚼食物，常常积蓄于此。当经气聚集于此，不能外疏，郁而化热，可化为口糜、口腔溃疡等口腔疾病。

【功效】疏经通络，祛风止痛。

【主治】（1）唇、齿等局部疾患：唇缓不收、口角㖞斜、流涎、齿痛颊肿。配颊车、承浆、合谷。（近治作用）

（2）面部疾患：面瘫、三叉神经痛等。常透颊车治疗。（近治作用）

【操作】斜刺或平刺 0.5 至 0.8 寸，或向颊车方向透刺。

【宋人献曝】治疗口糜、口腔溃疡时可用地仓透人中，得气后退至皮下，再透承浆，得气后退至皮下，再透颊车，以此疏通经络之气，治疗此类疾病。

4.颊车

【定位】在面颊部,下颌角斜前上方45°,约一横指,当咀嚼时咬肌隆起,按之凹陷处。

【简便取穴】上下牙关咬紧时,隆起的咬肌高点,按之凹陷处即本穴。

【腧穴解析】颊,部位名词;车,货物的运输工具。经气集中在仓库,现在需要通过运输工具运至他处。

【功效】疏风通络,通利牙关。

【主治】齿痛、牙关不利、颊肿、口角㖞斜等局部病证。(近治作用)

【操作】直刺0.3至0.5寸,或平刺0.5至1寸,可向地仓透刺。

【宋人献曝】治疗声音嘶哑。《铜人腧穴针灸图经》:颊车治口噤不语,失音。

5.下关

【定位】在耳屏前,下颌骨髁状突前方,当颧弓与下颌切迹所形成的凹陷中。合口有孔,张口即闭。

【简便取穴】闭口,食指、中指并拢,食指贴于耳垂旁,中指指尖轻触及一凹陷处,即本穴。

【腧穴解析】下与上相对应;关有关卡、关节、机关之意。在针灸腧穴中,凡是含有"关"字的腧穴,此处是经气最容易堵塞不通的地方。下关也就是把颊车运来的经气,在此处分清泌浊,使清阳之气上升,浊阴之血下降。

【功效】消肿止痛,聪耳通络。

【主治】(1)面齿疾患:①齿痛、牙关开合不利,配合谷、颊车。②下颌关节炎、咬肌痉挛、面神经麻痹、三叉神经痛、习惯性关节脱位等。颞颌关节炎常配颊车、合谷。(近治作用)

(2)耳鼻疾患:耳聋、耳鸣、中耳炎、神经性耳聋、鼻炎等。(近治作用)

【操作】直刺0.5至1.2寸,可灸。

【宋人献曝】治疗足跟痛。

6.头维

【定位】在头侧部,头正中线旁4.5寸,当额角发际直上0.5寸处。

【简便取穴】额角发际上0.5寸处即本穴。

【腧穴解析】头,部位名词;维,其含义有二。一是名词,为隅角之意;二为动词,有维持和维护之意。在这里,也就是将下关运输来的清阳之气,维持维护在头部一角,以实现大脑功能的正常运行。

【功效】熄风镇惊,止痛明目。

【主治】(1)头目疾患:头痛、目眩、目痛等头目病证。(近治作用)

(2)精神分裂症:配合谷透后溪、太冲、涌泉。(见腧穴解析)

【操作】平刺0.5至1寸。

【宋人献曝】(1)治疗眩晕。

(2)防脱发:发为血之余,头维穴维系头部气血。

7. 人迎

【定位】喉结旁1.5寸,在胸锁乳突肌的前缘,颈总动脉之后。

【简便取穴】稍转头,喉结旁有一条突起的肌肉,在这条肌肉前缘,平喉结,针刺时要避开颈总动脉。

【腧穴解析】人,即人部。平喉结、耻骨,将人体分为天、人、地三部,至喉结处即到人部;迎,盛大状或迎接之意。即此穴在人部盛大地迎接从下关穴而来的浊阴之血。

【功效】行气导滞,清热化痰。

【主治】(1)近治作用:①瘿气,瘰疬;②咽喉肿痛;③气喘。

(2)特殊作用:高血压。(此处浅层有迷走神经及颈动脉窦,深部有交感神经干,降血压要浅刺)

【操作】避开颈总动脉,直刺0.3至0.8寸。

8. 梁门

【定位】在上腹部,当脐中上4寸,前正中线旁开2寸。

【简便取穴】仰卧,取肚脐中心与剑胸结合连线的中点,画一水平线。再前正中线与乳头连线中点,画一垂直线,两线相交处即本穴。

【腧穴解析】横木为梁;门为出入通达之处。《难经·五十七难》云:"心之积曰伏梁,起于脐下,大如臂,上至心下。"凡饮食停滞,心阳不振等横胀塞满之类的疾病,皆可取之。

【功效】和胃降逆,消食化滞。

【主治】纳少、胃痛、呕吐等胃疾。(近治作用,《针灸甲乙经》:腹中积气结痛,梁门主之。)

【操作】直刺0.8至1.2寸,可灸。

【宋人献曝】饮食伤胃：梁门治胁下积气，食饮不思，大肠滑泄，完谷不化。(《针灸大成》)

9.天枢(募穴)

【定位】脐中旁开 2 寸。

【简便取穴】仰卧，取肚脐中心画一水平线，在前正中线与乳头连线中点画一垂直线，两线相交处即本穴。

【腧穴解析】《素问·至真要大论》："身半以上，其气三矣，天之分也，天气主之。身半以下，其气三矣，地之分也，地气主之。以名命气，以气命处，而言其病。半，所谓天枢也。"张志聪注："所谓枢者，上下交互而旋转也。故在天地乃上下气交之中名天枢，在人身以身半之中名天枢也。"王冰注："身之半，正谓脐中也。"天枢，此指脐中之分。

天，为气化运行自然之序；枢，为致动之机。本穴的功能：恢复膈下脏器运行，增强和抑制胃肠的蠕动，起双向调节的作用。

天枢穴经气来源有二：一为胃经之气，输注于此；二为归来穴经气上传于此。其去路也有二：其一，循经下传；其二，注入大肠腑，故为大肠的募穴。

民国针灸医家焦会元在《会元针灸学》中认为"天枢者，天是上部之气，枢是枢纽，司传输，清气达胃府，上通肺金，转浊气通肠部，故名天枢"。肺与大肠相表里，肺的宣发肃降直接关系到大肠功能的正常与否。

【功效】通肠固涩，升降气机。

【主治】(1)腹痛、腹胀、便秘、腹泻、痢疾等胃肠病证。(近治作用，脏腑病)

(2)妇科：痛经、月经不调、赤白带下、疝气等。(《针灸大成》：妇人女子癥瘕，血结成块，漏下赤白，月事不时。)

【操作】直刺 1 至 1.5 寸，可灸。

10.水道

【定位】脐中下 3 寸，前正中线旁开 2 寸。

【简便取穴】仰卧，脐下四横指，画一水平线。再前正中线与乳头连线中点，画一垂直线，两线相交处即本穴。

【腧穴解析】"三焦者，决渎之官，水道出焉。"水，水液，津液；道，道路，通道。《类经》曰："上焦不治，则水泛高原；中焦不治，则水留中脘；下焦不治，则水乱二便。"水突、水分、水道分别对应上中下三焦病变。

【功效】利水消肿,行气止痛。

【主治】(1)近治作用:①小腹胀满。②疝气。③痛经、不孕等妇科疾病。

(2)特殊作用:小便不利等水液输布排泄失常性疾病。(见腧穴解析)

【操作】直刺 1 至 1.5 寸。

【宋人献曝】

$$\left.\begin{matrix}水道\\水分\end{matrix}\right\}利水消肿\left\{\begin{matrix}喝进胃的水,饮一溲一\\吃进胃的水,食后即泻\end{matrix}\right.$$

11. 归来

【定位】当脐中下 4 寸,距前正中线 2 寸。

【简便取穴】仰卧,从耻骨联合上缘上 1 寸,画一水平线。再前正中线与乳头连线中点,画一垂直线,两线相交处即本穴。

【腧穴解析】归者,回也。归来,有返回之意,使经气向上。可以治疗中气下陷,内脏下垂之类的疾病。

【功效】疏肝理气,调经止带。

【主治】(1)妇科:经闭、痛经、阴挺、月经不调、白带等。(见腧穴解析)

(2)少腹及肠病:少腹疼痛及疝气。(近治作用)

【操作】直刺 1 至 1.5 寸,可灸。

12. 伏兔

【定位】在大腿前面,当髂前上棘与髌骨底外缘连线上,髌底外上缘上 6 寸。

【简便取穴】股四头肌隆起最高点处即本穴。

【腧穴解析】伏,有“使……沉伏”意;兔应于卯时,卯时应于东方,东方主木生风。伏兔,使风沉伏,可治风邪相关疾病。

【功效】温经通络,散寒止痛。

【主治】近治作用:①下肢痿痹、腰痛、膝冷等腰及下肢病证。②疝气。③脚气。(见腧穴解析)

【操作】直刺 1 至 2 寸,可灸。

13. 梁丘(郄穴)

【定位】屈膝,在髂前上棘与髌骨外上缘连线上,髌骨外上缘上 2 寸。

【简便取穴】患者坐位,医者右手四指并拢,拇指外展 45°,掌心包裹患者右侧髌骨,四指水平向上,拇指指尖处即本穴。左侧梁门,取法同前。

【腧穴解析】梁,见梁门。丘,指丘陵,形容高突状,即像横梁、小丘一样的障碍物,此处经气易阻。

【功效】和胃消肿,宁神定痛。

【主治】(1)消化系统疾病:急性胃痛、胃痉挛等。胃脘痛配中脘、内关。(阳郄主痛,远治作用)

(2)乳病:乳腺炎、乳头痛、乳肿等。（郄穴,经气比较集中,循经远治作用）

(3)下肢疾病:膝胫痹痛、鹤膝肿、股痛等。常配犊鼻、膝阳关。（近治作用）

【操作】直刺1至1.2寸,可灸。

【宋人献曝】治疗急性乳腺炎。

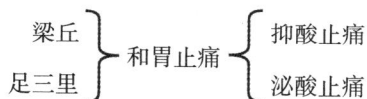

$$
\left.\begin{array}{l}梁丘\\足三里\end{array}\right\} 和胃止痛 \left\{\begin{array}{l}抑酸止痛\\泌酸止痛\end{array}\right.
$$

14.足三里（合穴、胃下合穴）

【定位】在小腿前外侧,当犊鼻穴下3寸,距胫骨前缘外开一横中指处。（端坐位,小腿与大腿呈90°）

【简便取穴】站位弯腰,同侧手虎口围住髌骨底上缘,余四指紧贴胫骨外缘向下,食指指尖外侧处即本穴。（仰卧位取法同前,小腿须与大腿呈180°）

【腧穴解析】足,部位名词。三,"道生一,一生二,二生三,三生万物",凡针灸腧穴名称中有"三"者,都是指经气比较集中的地方。又,"三里"具体指从犊鼻穴下3寸的距离。又,本经经气从像雨露似的承泣开始,汇合成瀑布,冲积在潭水中（缺盆）,白雾茫茫（四白）,从缺盆流淌向下,汇合成小溪,跨过一个个横梁、山丘一样的障碍（梁丘）,到达平原。足三里处则如一望无际、草木茂盛的平原,经气比较充沛,在太阳的照射下,地气上为云,在轰隆（丰隆）的雷声中,天气下为雨,又分解成小溪（解溪）流向远方。

【功效】健脾和胃,调理气血,通经活络,扶正培元。

【主治】(1)远治作用:①胃痛、呕吐、噎膈、腹胀、腹泻、痢疾、便秘等胃肠病证。（肚腹三里留）②下肢痿痹。（外经病）③乳痈、肠痈等外科疾患。（经脉所过）

(2)癫狂等神志病。（阳明腑实证）

(3)虚劳诸证,为强壮保健要穴。

【操作】直刺1至2寸,可灸。

【宋人献曝】针用补法或艾灸,可升高白细胞。

15. 上巨虚(大肠下合穴),下巨虚(小肠下合穴)

【定位】上巨虚:在犊鼻下6寸。下巨虚:在犊鼻下9寸,距胫骨前缘外开一横中指处。

【简便取穴】先找足三里,再找上、下巨虚。

【腧穴解析】巨虚,大空隙之意。

【功效与主治】(1)通降肠腑:肠鸣、腹胀、肠中切痛、脾胃虚弱、泄泻、痢疾、消化不良等。

(2)下肢疾患:下肢水肿、脚气、下肢麻痹等。

【操作】直刺1至2寸,可灸。取穴时,足跟稍稍离地,此二穴则孔窍开,乃可进针。

【宋人献曝】

上巨虚:大肠募穴,偏治肠胃。

下巨虚:小肠募穴,除治肠胃外,还可治疗神志病、泌尿系统疾病及乳痈(心与小肠相表里,心主神志,故可治疗神志病。心火下移小肠,故可治疗泌尿系统疾病。又小肠主液,乳汁为液之所化,小肠经气不畅易成乳痈)。

16. 条口

【定位】上巨虚穴下2寸,胫骨前缘外一横指。

【简便取穴】外膝眼与外踝高点连线的一半,距胫骨前缘外一横指(中指)。

【腧穴解析】条,"距日东至四十五日条风至",条风即寒冷的东北风;口,进出的门户。本穴可治疗寒邪、风邪引起的关节疼痛,特别是肩关节的疼痛。又,本穴与丰隆穴形成一道缝隙,位于上、下巨虚间。取穴时,足尖稍抬起,则形成一大条口,故得名。

【功效】祛风寒,通经络。

【主治】(1)远治作用:肩臂痛。(特殊作用,对侧条口附近找痛点针之,条口透承山)

(2)近治作用:下肢痿痹,转筋。

(3)脘腹疼痛。(脏腑病)

【操作】直刺1至1.5寸。

17.丰隆(络穴)

【定位】在小腿前外侧,当外踝尖上8寸,条口穴外1寸,距胫骨前缘外二横指(中指)。

【简便取穴】外踝尖与犊鼻连线中点,距胫骨前缘外二横指(中指),按压有沉重感处即本穴。

【腧穴解析】见列缺穴解析。

【功效】化痰定喘,宁心安神。

【主治】(1)脾胃疾病:腹胀,便秘等。(远治作用)

(2)痰病:①呼吸系统:咳嗽痰多、肺炎、支气管炎、哮喘等。②神志病:痰迷心窍致神志病,如癫、狂、痫等。③头痛、眩晕(痰浊上扰)。

(3)下肢痹证:膝胫冷痛、跗肿转筋、膝关节炎、下肢瘫痪等。(外经病)

【操作】直刺1至1.5寸,可灸。

导痰术:针刺丰隆得气后,将针退至皮下,针尖向脚尖方向斜刺,得气后再退至皮下,针尖向肺的方法斜刺,最后留针。

【宋人献曝】治疗前额痛。

18.解溪(经穴)

【定位】在足背与小腿交界处的横纹中央凹陷中,当蹰长伸肌腱与趾长伸肌腱之间。

【简便取穴】足背与小腿交界处的横纹中央凹陷处,足背两条肌腱之间即本穴。

【腧穴解析】解,分解;溪,见阳溪穴。雨下来后,分解成千万条小溪,如溪水堵塞,则经气郁结,郁而化热。解溪穴为胃经之经穴,五行属火。如经气郁结,则阳明腑实证成,可见热证及神志方面疾病。

【功效】清胃降逆,镇惊宁神。

【主治】(1)阳明胃热证:①头痛、眩晕。②热证、癫狂等。③腹胀、便秘等。(腧穴特性,见解析)

(2)外经病:下肢痿痹、踝关节病、足下垂等下肢疾患。

【操作】直刺0.5至1寸。

19.内庭(荥穴)

【定位】在足背,当第2、第3趾间缝纹端。

【简便取穴】足背第2、第3趾之间,皮肤赤白肉际交界处即本穴。

【腧穴解析】内,内里,隐藏意;庭,门内为庭。于用为内,于体为庭。本穴主治多为头脑心腹内部病变。

【功效】清肠调胃,清热利窍,疏经活络。

【主治】(1)胃火上炎证:①头面五官:齿痛、咽喉肿痛、鼻衄。②反酸、腹泻、痢疾、便秘等肠胃病证。③热病:胃实热证、胃阴虚证。

(2)近治作用:足背肿痛、跖趾关节痛。

【操作】直刺或斜刺0.5至0.8寸。

20.厉兑(井穴)

【定位】在足第2趾末节外侧,距趾甲角0.1寸。

【简便取穴】足背第2趾甲外侧缘与趾甲最下缘各作一切线,交点处即本穴。

【腧穴解析】厉,疾驰如飞状,有疾风之意;又指古代长襟下垂者。兑,即孔穴。形式上指古代长襟下垂处正对本穴;治疗上有治风安神之功效。

【功效】清胃安神,通调气血。

【主治】(1)神志疾患:神经衰弱、中风昏迷等。(井穴,醒脑开窍)

(2)胃火炽盛证:①鼻衄、齿痛、咽喉肿痛等五官实热病证。②热病。(井穴,泄热)

(3)外经病:足痛、足胫寒冷。

(4)特殊作用:多梦、梦魇,配隐白。

【操作】浅刺0.1寸。

【宋人献曝】治疗口臭。

《针灸大成》:四十五穴足阳明,头维下关颊车停,承泣四白巨髎经,地仓大迎对人迎。水突气舍连缺盆,气户库房屋翳屯,膺窗乳中延乳根,不容承满梁门起,关门太乙滑肉门。天枢外陵大巨存,水道归来气冲次,髀关伏兔走阴市,梁丘犊鼻足三里,上巨虚连条口位,下巨虚跳上丰隆,解溪冲阳陷谷中,内庭厉兑经穴终(左右共九十穴)。

第四节 足太阴脾经

一、经脉循行

①起于大指(趾)之端,循指内侧白肉际(足底或手掌面的边界);②过核骨后(指第1跖骨基底粗隆部);③上内踝前廉;④上踹(腿肚)内;⑤循胫骨后;⑥交出厥阴之前;⑦上膝股内前廉;⑧入腹;⑨属脾络胃;⑩上膈;⑪挟咽(指食管);⑫连舌本(舌根部)散舌下;⑬其支者,复从胃别上膈;⑭注心中。

足太阴脾经的体表循行线起于足大趾内侧末端(隐白穴),沿大趾内侧赤白肉际,经过大趾第1跖趾关节的后面,至内踝前面,再上行小腿内侧,沿胫骨后面,交出足厥阴肝经的前面,经膝、股部内侧前缘,至胸腹部。足太阴脾经的体内循行线起于腹中,属于脾脏,联络胃腑,穿过横膈至咽部两旁,连系舌根,散于舌下。足太阴脾经的胃部支脉从胃向上通过横膈,流注于心中,与手少阴心经相接。

二、经脉特点

循行特点:①从足走腹胸;②下肢内侧(中)前廉。

络属关系:属脾络胃。

联络脏器:胃、脾、心、咽(食管)、舌。(脾连舌本心胃咽)

三、主要病候

主脾所生病:"舌本痛,体不能动摇,食不下,烦心,心下急痛、溏瘕泄,水闭,黄疸,不能卧,强立,股膝内肿厥,足大指不用",其中以腹胀、肠鸣、泄泻、胃痛、消化不良、身重、舌强为常见。

外经病:下肢内侧肿胀、厥冷症等。

四、主治概要

脾胃病:消化系统疾病。(脾主运化)

妇科:月经不调、崩漏、不孕。(脾主统血)

前阴病:阴挺、遗精及泌尿生殖系统疾病。(脾主升清)

外经病：下肢痿痹，胸胁痛等。

五、本经主要腧穴

左右各 21 穴。起于隐白，止于大包。分布于下肢内侧面，侧胸腹部。

1.隐白（井穴）

【定位】在足大趾末节内侧，距趾甲角 0.1 寸。

【简便取穴】足大趾趾甲内侧缘与最下缘各作一切线，交点处即本穴。

【腧穴解析】隐者，隐藏，微小意；白者，五行属金。脾属土，土为金之母。此处金气处于蛰伏，萌芽状态，土气在此也处于生发状态。

【功效】健脾宁神，统血调经。

【主治】(1)脾胃疾患：腹满、暴泻、胃炎；急性胃肠炎配天枢。（脏腑病）

(2)血证：月经过多、崩漏、尿血、便血等。（腧穴特性、特殊作用）

(3)神志病：癫狂、梦魇、慢惊风等。（病在脏者，取之井）

【操作】斜刺 0.1 寸，可用三棱针点刺出血，可灸。

【宋人献曝】(1)小儿夜啼：灸隐白。

(2)末梢神经痛：刺血。

2.太白（输穴、原穴）

【定位】在足内侧缘，当足大趾第 1 跖骨头后缘，赤白肉际凹陷处。

【简便取穴】第 1 跖趾关节后下方凹陷处即本穴。

【腧穴解析】太，见太渊穴；白色应于金。土能生金，母以子荣，金气在此已至壮大，脾土之气亦为之充沛。

【功效】调理脾胃，扶助运化。

【主治】(1)脏腑病：肠鸣、腹胀、腹泻、胃痛、便秘等。

(2)外经病：胸胁胀痛、体重节痛。（输主体重节痛）

【操作】直刺 0.5 至 0.8 寸。

3.公孙（络穴、八脉交会穴通冲脉）

【定位】在足内侧，当第 1 跖骨基底的前下方，赤白肉际处。

【简便取穴】从太白穴沿第 1 跖骨侧面往后推，后端下缘凹陷处即本穴。

【腧穴解析】公者，众也，支属之总汇；又为年老之尊称。孙者，支系也；又为幼小者。即公为主干，孙为分支，有斜行别出之意，故为络穴。

【功效】健脾和胃,清热利湿,调理冲任。

【主治】(1)脾胃肠腑病证:胃痛、呕吐、腹痛、腹泻、痢疾等。(脾冷胃痛,泻公孙而立瘥)

(2)脾失运化所致湿证:头面水肿、嗜睡、脚气。

(3)冲脉病:胸满、腹中气满、逆气里急、气上冲心(奔豚气)等。(公孙络胃通冲脉)

(4)神志病:心烦失眠、狂证。(脾虚,生化乏源,血不养心,心无所养,发为本证。公孙络胃通冲脉,胃为水谷之海,冲脉为血海。)

(5)局部病:足痛、足肿等。

【操作】直刺 0.6 至 1.2 寸,可灸。

【宋人献曝】治疗脾虚之头痛。

4.三阴交

【定位】在足内踝尖上 3 寸,胫骨内侧面后缘。

【简便取穴】内踝尖向上 4 横指,胫骨内侧面后缘。

【腧穴解析】肝、脾、肾三经之交会处。

【功效】扶脾胃,调血室,补肝肾。

【主治】(1)心悸、失眠、高血压病。(肝)

(2)脾胃虚弱证:肠鸣腹胀、饮食不化、腹泻等。(脾)

(3)妇科病:月经不调、痛经、赤白带下、不孕症、难产等。(肾)

(4)男科病:遗尿、遗精、阳痿等。(肾)

(5)下肢疾患。(外经病)

(6)阴虚诸证。(腧穴特性)

【操作】直刺 1 至 1.5 寸,孕妇慎针。

【宋人献曝】治疗妇科第一要穴。

5.地机(郄穴)

【定位】在内踝尖与阴陵泉的连线上,阴陵泉下 3 寸。

【简便取穴】阴陵泉直下 4 横指处即本穴。

【腧穴解析】地者,土也,脾属土。机者,机要、枢纽之意。本穴为治疗腹部及下肢之要穴。

【功效】温中散寒,健脾利湿。

【主治】(1)脏腑病：①脾胃虚寒证：腹痛、腹泻等。②水湿不利证：水肿、小便不利、遗尿、尿失禁、黄疸(水湿内停,郁而化热,湿热熏蒸,发为本病)等。

(2)外经病：①下肢疾患：下肢痿痹、脚气等。②疝气。

(3)妇科病：痛经、崩漏、月经不调。

【操作】直刺1至1.5寸。

6.阴陵泉(合穴)

【定位】在小腿内侧,当胫骨内侧髁后下方凹陷处。

【简便取穴】沿小腿内侧骨内缘向上推,推至膝关节内侧下凹陷处即本穴。

【腧穴解析】阴,下肢内侧；陵,高起处；泉,水之所出处。本穴在膝关节内侧,高大隆起处的下方,脾经之气,犹如泉水外流。

【功效】健脾利湿,益肾固精。

【主治】(1)脾失运化：①水谷失运：腹胀、腹泻等。②水液失运：水肿、小便不利或尿潴留、尿失禁、黄疸(阴黄为主)等。

(2)前阴妇科病：①阴部病、痛经。②遗精。

(3)水湿证：水湿流注皮肤、关节致膝肿、膝痛、膝关节软组织损伤、下肢肿痛等疾患。（近治作用）

【操作】直刺1至2寸。

【宋人献曝】(1)前额属胃经循行处,脾胃五行属土,阴陵泉为治疗前额痛之经验效穴。

(2)本穴为祛湿第一要穴,"凡水肿等证,乃肺脾肾三脏相关之病,盖水为至阴,故其本在肾,水化于气,故其标在肺,水唯畏土,故其制在脾",阴陵泉为脾经合穴,可健脾运化水湿。

7.血海

【定位】屈膝,在大腿内侧,髌底内侧端上2寸,当股四头肌内侧头的隆起处。

【简便取穴】患者坐位,屈膝90°,医者右手四指并拢,拇指外展45°,掌心包裹患者左侧髌骨,四指水平向上,拇指指尖指向大腿内侧处即本穴。对侧血海,取法同前。

【腧穴解析】海者,百川之所归。本穴可治疗各种血证。

【功效】理血调经,健脾化湿。

【主治】(1)妇科血证：月经不调、痛经、闭经等。（腧穴特性）

(2)皮肤病：湿疹、隐疹、丹毒等血热型皮肤病。治风先治血,常配膈俞。（腧穴

特性）

（3）下肢疾患：下肢内侧及膝关节疼痛。（近治作用）

【操作】直刺1至1.5寸。

【宋人献曝】

$$
\left.\begin{array}{c}
血海 \\
膈俞
\end{array}\right\} 治疗血证 \left\{\begin{array}{l}
脾经腧穴，偏于血虚血热，养血凉血 \\
膀胱经腧穴，偏于寒凝血瘀，祛寒活血
\end{array}\right.
$$

8. 大横

【定位】在腹中部，距脐中4寸。

【简便取穴】由乳头向下作垂直线，再由脐中央作一水平线，交点处即本穴。

【腧穴解析】大横，肚脐旁横纹中取穴，内应横行之结肠，故名大横，治肠腑气分病。

【功效】通调腑气。

【主治】胃肠腑病：腹痛、泄泻、便秘等。（近治作用）

【操作】直刺1至2寸。

9. 大包（脾之大络）

【定位】在侧胸部腋中线上，当第6肋间隙处。

【简便取穴】正坐侧身或仰卧，沿腋中线自上而下摸到第6肋间隙处即本穴。

【腧穴解析】大包者，广大包容，通达周布全身之意。又脾为中土，受其他四脏包裹，故名大包。

【功效】统血养经，宽胸止痛。

【主治】（1）肺胸疾患：①气喘。②胸闷、胸胁痛。

（2）全身疼痛；四肢无力。（络穴为病，实则身尽痛，虚则百节皆纵）

【操作】斜刺或向后平刺0.5至0.8寸。

【宋人献曝】治疗全身肌肉痿软无力。

《针灸大成》：二十一穴脾中州，隐白在足大趾头，大都太白公孙盛，商丘三阴交可求，漏谷地机阴陵穴，血海箕门冲门开，府舍腹结大横排，腹哀食窦连天溪，胸乡周荣大包随（左右共四十二穴）。

第五节　手少阴心经

一、经脉循行

①起于心中,出属心系(心与其他脏器相连的组织);②下膈,络小肠;③其支者,从心系上挟咽(食管);④系目系(指眼球与脑相连的组织);⑤其直者,复从心系却上肺,下出腋下;⑥下循臑内后廉,行太阴(指手太阴肺经)心主(指手厥阴心包经)之后;⑦下肘内;⑧循臂内后廉;⑨抵掌后锐骨(豌豆骨部)之端;⑩入掌内后廉;⑪循小指之内出其端。

手少阴心经的体表循行线出于腋窝部(极泉穴),从腋下穿出到上肢,经肱二头肌内面后侧,至肘关节的内侧面尺侧。从肘关节下行,沿尺骨的屈面,到腕关节的尺侧小头。经手第4掌骨与第5掌骨之间,沿小指的桡侧面,直达小指端,在此衔接手太阳小肠经,与手太阳小肠经经气相沟通。手少阴心经的体内循行线起于心中,出属"心系"(心与其他脏器相联系的部位),穿过横膈,联络小肠。手少阴心经的"心系"支脉,一条从"心系"向上,挟食管上行,与"目系"(眼球与脑相连的部位)相连;另一条从"心系"直行到肺脏,向下至腋窝部。

二、经脉特点

循行特点:①从胸走手;②上肢内侧后缘。

络属关系:属心,络小肠。

联络脏器:心、心系、小肠、肺、目系、食管。(心系目系小咽肺)

三、主要病候

主心所生病:"目黄胁痛,臑臂内后廉痛厥,掌中热痛",以心痛、胸胁疼痛、咽干、口渴为常见。

外经病:上肢内侧后缘疼痛、麻木、掌心热等。

四、主治概要

心胸病证:与心脏有关的心律不齐、心绞痛、胸膜炎等。(脏腑病)

神志病:神经衰弱、癔症、癫痫、精神分裂症等。(心主神志)

外经病:经脉所过部位疾患。

此外,还有血证,肢痛痒疮(诸痛痒疮,皆属于心);汗证(心在液为汗)。

五、本经主要腧穴

左右各9穴。起于极泉,止于少冲。分布于腋窝下,上肢掌面尺侧。

1.极泉

【定位】在腋窝顶点,腋动脉搏动处。

【简便取穴】上臂外展,腋窝最凹陷处可触摸到动脉搏动,按压有酸胀感处即本穴。

【腧穴解析】极,极深、至高之意;泉,水之所出处。本穴喻心经之气,有如极深之泉水,由高向下流出。

【功效】行气活血,疏经通络。

【主治】(1)心系病证:心痛、心悸等。(脏腑病)

(2)肩臂疾患:肩臂疼痛、上肢痿痹、臂丛神经损伤等痛证。(外经病)

(3)腋局部疾患:瘰疬、腋臭及腋下肿痛。(近治作用)

【操作】避开腋动脉,直刺或斜刺0.3至0.5寸,手法不宜过重,切勿捣刺,以免伤及血管、神经。

【宋人献曝】(1)治疗肩胛骨内侧缘疼痛。

(2)经常拍打本穴,可改善睡眠质量。极泉位于心经最高位置,经常拍打有利于疏泄心火,释放压力,调节情志。

2.少海(合穴)

【定位】屈肘,当肘横纹内侧端曲泽与肱骨内上髁连线的中点。

【简便取穴】(1)屈肘90°,先找到曲泽和肱骨内上髁,其连线中点处即本穴。

(2)完全屈肘,肘横纹内侧端尽头。

(3)完全伸肘,肱骨内上髁内侧缘。

【腧穴解析】少者,少阴经;海者,百川之所归。意指手少阴心经之气,在此会合、集聚。

【功效】宁心安神,疏经通络。

【主治】(1)心神疾患:心悸、心痛、头昏、失眠、健忘等心病,临床多用于治癔症。

（脏腑病）

（2）外经疾患：①支脉：目黄、咽干、头项痛。②上肢：肘臂挛痛,臂麻手颤、腋胁部痛。③瘰疬。

【操作】直刺 0.5 至 1 寸。

【宋人献曝】(1)治疗失眠,少海五行属水,水能降火,本穴可以清心火,宁心安神。

（2）现代研究发现,少海穴对肾上腺皮质激素有双向调节作用,并具有保健作用。

3.通里(络穴)

【定位】在前臂掌侧,腕横纹上 1 寸,当尺侧腕屈肌腱的桡侧缘。

【简便取穴】用力握拳,尺侧腕屈肌腱的桡侧,腕掌侧远端横纹上 1 寸。

【腧穴解析】通者,交通、疏通之意;里,与外相对应。心主神明,心经为病,皆为抑郁所生,以通为治;其次,通里有交通手太阳之意,故为络穴。

【功效】清心安神,通利喉舌。

【主治】(1)心神疾患：心悸、怔忡。具有调节窦房结等作用。(络穴,实则支膈)

（2）头目咽舌疾患：舌强不语、暴喑。(络穴,虚则不能言)

（3）络脉病：小便赤涩、热痛;尿血、遗尿。(心火下移小肠)

（4）局部：腕臂痛、腕下垂。(近治作用)

【操作】直刺 0.3 至 0.5 寸,不可深刺,以免伤及血管、神经。

4.阴郄(郄穴)

【定位】在前臂掌侧,腕横纹上 0.5 寸,当尺侧腕屈肌腱的桡侧缘。

【简便取穴】用力握拳,尺侧腕屈肌腱的桡侧,腕掌侧远端横纹上 0.5 寸。

【腧穴解析】阴,为手少阴;郄者,隙也,孔隙之意。心经气血流注于此,故为治疗盗汗要穴。

【功效】滋阴清心,安神固表。

【主治】(1)阴虚火旺证：①虚火扰乱神明：心痛、惊悸。②虚火灼伤血络：吐血、衄血等血证(阴郄主血)。(脏腑病)

（2）骨蒸盗汗。(心在液为汗,《针灸大成》："一泻阴郄,止盗汗。")

（3）局部上肢疾病。(近治作用)

【操作】直刺 0.3 至 0.5 寸,不可深刺,以免伤及血管、神经。

【宋人献曝】降血压。

5.神门(输穴、原穴)

【定位】腕掌横纹尺侧端,尺侧腕屈肌腱的桡侧凹陷中。

【简便取穴】用力握拳,尺侧腕屈肌腱的桡侧,平腕掌横纹处即本穴。

【腧穴解析】神门,神明出入之门户。

【功效】清心,宁神,通络。

【主治】(1)心神疾病:①心血管系统:心痛、心烦、惊悸、怔忡、高血压。②神志疾病:健忘、失眠、痴呆、癫狂痫。

(2)外经及局部病变:胸胁痛、手臂疼痛、腕关节痛。

【操作】直刺 0.3 至 0.5 寸。

6.少府(荥穴)

【定位】在手掌面,第 4、5 掌骨之间,握拳时当小指与无名指指端之间。

【简便取穴】握拳屈指,小指与无名指指缝所对掌远端横纹处,按压有酸痛感处即本穴。

【腧穴解析】少,少阴;府,见中府条。本穴为手少阴经荥穴,通足少阴肾经,可通达手、足少阴之内府,治疗两经脏病。又,少府为古时主收藏的官职名,故可神志内敛、宁心安神。

【功效】清心泄热,理气活络。

【主治】(1)心悸、心烦、胸痛等心胸病。(脏腑病)

(2)阴痒,阴痛。(心火下移小肠,见腧穴解析)

(3)痈疡。(诸痛痒疮,皆属心;荥主身热)

(4)小指挛痛。(近治作用)

【操作】直刺 0.3 至 0.5 寸。

【宋人献曝】治疗口臭、口腔溃疡。

7.少冲(井穴)

【定位】在小指末节桡侧,距指甲角旁开 0.1 寸。

【简便取穴】伸小指,沿指甲最底部与指甲桡侧两条切线交点处即本穴。

【腧穴解析】少者,小也、幼也。指腧穴位于小指处,经气处于萌芽状态。冲者,"冲气以为和",冲是道家阴平阳秘的最高境界。其次,冲者,通行直进之意。心经之气,在此与手太阳经经气相交接。其他井穴的"冲"皆有此两意。

【功效】开窍泄热，清心宁神。

【主治】(1)急救和神志病：神昏、意识障碍、一氧化碳中毒等急救。（病在脏者取之井）

(2)热病：刺血可治疗发热抽搐、热病烦心，心火上炎所致口干、目赤、咽痛。（井穴泄热）

(3)胸胁痛：胸痛、胁痛、心痛、心悸等。（远治作用）

(4)外经疾患：手挛不伸，掌中热等。

【操作】浅刺0.1寸，或用三棱针点刺出血，可灸。

《针灸大成》：九穴午时手少阴，极泉青灵少海深，灵道通里阴郄邃，神门少府少冲寻（左右共一十八穴）。

第六节　手太阳小肠经

一、经脉循行

①起于小指之端；②循手外侧上腕，出踝（指尺骨小头部隆起处）中；③直上循臂骨（此处指尺骨）下廉；④出肘内侧两筋（又作"骨"，指尺骨鹰嘴和肱骨内上髁）之间；⑤上循臑外后廉；⑥出肩解，绕肩胛（肩胛骨冈下窝）；⑦交肩上（肩胛骨冈上窝及内侧）；⑧入缺盆（锁骨上窝部）；⑨络心；⑩循咽（指食管）；⑪下膈，抵胃；⑫属小肠；⑬其支者，从缺盆循颈上颊；⑭至目锐眦，却入耳中；⑮其支者，别颊上頔（为眼眶下缘的骨，指分叉处）；⑯抵鼻，至目内眦（斜络于颧）。

手太阳小肠经的体表循行线起于手小指外侧端（少泽穴），沿着手背外侧至腕部，直上沿前臂外侧后缘，经尺骨鹰嘴与肱骨内上髁之间，沿上臂外侧后缘，至肩关节，绕行肩胛部，交会于大椎穴（督脉）。再经颈部，上达面颊，止于目外眦，向后入耳中。颊部的体表循行线，从颊部上行至目眶下，到达鼻旁，至目内眦（睛明穴），与足太阳膀胱经相接。手太阳小肠经的体内循行线起于缺盆部，联络心脏后，沿食管通过横膈，至胃部，属于小肠。

二、经脉特点

循行特点：①从手走头；②上肢外侧后廉。

络属关系:属小肠络心。

联络脏器:小肠、心、胃、食管、鼻、目、耳。(小心鼻咽眼耳胃)

三、主要病候

主液所生病者:"耳聋、目黄,颊肿,颈、颔、肩、臑、肘、臂外后廉痛",以津液不足,耳失濡养则耳聋;邪热亢盛,循经上目则目黄,上咽则咽痛、颊肿为常见。

外经病:寒湿外犯,经脉阻滞则上肢外侧疼痛、运动障碍等。

四、主治概要

头面五官病:头痛、目翳、咽喉肿痛等。

热病、神志病:昏迷、发热、疟疾等。

外经病:乳腺病变、项背强痛、手指及肘臂挛痛。

五、本经主要腧穴

左右各 19 穴。起于少泽,止于听宫。分布上肢外侧后缘、目内眦。

1.少泽(井穴)

【定位】在小指尺侧,距指甲角旁 0.1 寸。

【简便取穴】伸小指,沿指甲最底部与小指尺侧缘,引两条切线,交点处即本穴。

【腧穴解析】少,见少冲穴;泽,见尺泽穴,小指尺侧光泽平凹处。本穴承接于少阴君火,君火为阳,蒸腾汽化,化为甘霖,福泽万物,至本经为阴柔之太阳寒水,故名泽。

【功效】散瘀热,通乳汁。

【主治】(1)热病:①急性温热病。心烦、身热、汗不出。(井穴泄热)②五官疾患。头痛、目翳、咽喉肿痛等。(远治作用)③急救。阳实闭郁、神志突变,如精神病等。(井穴醒脑开窍)

(2)乳病:乳汁不足、乳痈。《玉龙歌》:妇人乳肿,少泽、太阳可推。(特殊作用)

【操作】浅刺 0.1 寸,多用三棱针点刺出血。孕妇慎用。

【宋人献曝】(1)针刺催乳,刺血回乳。

(2)目赤肿痛、目翳:目生肤翳覆瞳子,少泽主之。(《铜人腧穴针灸图经》)

2.后溪(输穴、八脉交会穴通督脉)

【定位】在手掌尺侧,微握拳,第 5 指掌关节后的远端掌横纹头赤白肉际处。

【简便取穴】半握拳,远端掌横纹尺侧尽头即本穴。

【腧穴解析】后,与前相对,向后通督脉;溪,前有甘霖化雨,泽被万物(少泽穴),雨露盈渠,水行谷溪,故前为前谷穴,后为后溪穴。

【功效】通督醒神,清热解表,舒调筋骨。

【主治】(1)神志病:癫、狂、痫等。(通督脉,督脉入脑)

(2)身寒、身热恶寒、目赤、目翳。(《备急千金要方》:后溪主风身寒,主身热恶寒,主眦烂有翳,主泣出而惊。本穴又为输穴,输穴可治疗五官孔窍病。)

(3)耳聋。(小肠主液,液不足则耳失濡养,发为耳聋。)

(4)疟疾。(输穴,病时间时甚者取之输)

(5)运动系统疾患:"输主体重节痛"治疗头项强痛、腰背痛、手指及肘臂挛痛等痛证。

【操作】直刺 0.5 至 1 寸,若五指尽痛,可透合谷。

【宋人献曝】急性腰扭伤、后背冷。

3.腕骨(原穴)

【定位】在手掌尺侧,当第 5 掌骨基底与三角骨之间的凹陷,赤白肉际处。

【简便取穴】微握拳,从后溪沿手掌尺侧向腕关节部推,推至两骨结合凹陷处即本穴。

【腧穴解析】古称三角骨为腕骨,骨穴同名。

【功效】疏经通络,清小肠湿热。

【主治】(1)外经病:①指挛腕痛,头项强痛。②目翳(津液亏虚,不能上润于眼)。

(2)热病、疟疾状、黄疸(阳黄多见)。(《通玄指要赋》云:"固知腕骨祛黄。小肠主液,津液运行失常,蕴于体内,日久化热,湿热交蒸,熏于皮肤,发为黄疸。"腕骨是小肠经原穴,"五脏六腑之有疾者,皆取其原也",故津液失调病证皆可用本穴。)

【操作】直刺 0.3 至 0.5 寸。

【宋人献曝】(1)腰腿痛,"腰连腿痛腕骨升"。

(2)握拳无力症,"腕中无力痛艰难,握物难移体不安。腕骨一针虽见效,莫将补泻等闲看",针用补法。

(3)尿崩、甲亢。

4.养老(郄穴)

【定位】在前臂后区,腕背横纹上 1 寸,尺骨头桡侧凹陷中。

【简便取穴】一手指按住尺骨茎突,缓慢翻腕,手心向胸,手指触及一骨缝凹陷处即本穴。

【腧穴解析】养,赡养、奉养;老,年老。《针灸大成》:腕骨阳谷养老绳,即取本穴,前臂要像绳索一样内转。本穴以温补为主,"针以补之,灸以温之,犹衣锦食肉也,故名养老",临床上常用于治疗老年病。

【功效】清脑明目,息风止痛,舒筋活络。

【主治】(1)目视不明。

(2)肩、背、肘、臂酸痛。(见腧穴解析)

【操作】直刺或斜刺 0.5 至 0.8 寸。强身保健可用温和灸。

【宋人献曝】预防衰老。

5.支正(络穴)

【定位】在前臂背面尺骨尺侧,当阳谷与小海的连线上,腕横纹上 5 寸。

【简便取穴】肘关节支于桌面,支好放正前臂后,尺桡骨骨缝间现一小沟,小沟尽头,尺骨尺侧缘即本穴。

【腧穴解析】支,支撑、分支;正,正行。本穴以取穴姿势命名,且穴名有分支,斜行别出之意,故为络穴。

【功效】安神定志,清热解表,平肝息风,通经止痛。

【主治】(1)清神志:癫、狂、痫、好笑善忘,配神门。(络心经)

(2)解表热:发热、汗出。(支正属小肠经络心经,不仅清小肠经热,还可清心经热,故有清热解表,清心安神的功效。《针灸甲乙经》记载:振寒,寒热,颈项肿,实则肘挛,头项痛,狂易,虚则生疣,小者痂疥,支正主之。风疟,支正主之。《备急千金要方》也有记载:支正,少海主热病先腰胫酸,喜渴数饮食,身热,项痛而强,振寒,寒热。)

(3)疏经络:头痛、目眩、项强、肘臂酸痛、手指挛急。(《铜人腧穴针灸图经》:支正治头痛目眩。络穴为病:实则节弛肘废。)(外经病)

(4)扁平疣。(络穴为病:虚则生疣。特殊作用)

【操作】直刺或斜刺 0.5 至 0.8 寸。

6.小海(合穴)

【定位】屈肘,当尺骨鹰嘴与肱骨内上髁之间的凹陷处。

【简便取穴】肘尖内侧,两骨凹陷中。

【腧穴解析】小,小肠经;海,百川之所归。本穴为小肠经合穴,其适应病证亦如海纳百川,范围较广。

【功效】行气导滞。

【主治】(1)肘臂疼痛,麻木。(外经病)

(2)癫痫。(《针灸大成》:小海穴主颈颔、肩臑、肘臂外后廉痛……痫发羊鸣,戾颈,瘈疭狂走……)

【操作】直刺 0.3 至 0.5 寸。

7. 肩贞

【定位】臂内收,腋后纹头上 1 寸。

【腧穴解析】肩,肩部;贞,有"使……恢复"的意思,"贞,定也,不定者定,精气复也"。即本穴有使肩关节恢复正常功能的功效。

【功效】行气止痛,通经活络。

【主治】近治作用:①肩臂疼痛,上肢不遂。②瘰疬。

【操作】直刺 1 至 1.5 寸。不宜向胸侧深刺。

【宋人献曝】对侧坐骨神经臀点痛:3 寸针自肩贞向下向外深刺。

8. 天宗

【定位】在肩胛区,肩胛冈中点与肩胛骨下角连线上 1/3 与下 2/3 交点凹陷中。

【简便取穴】在肩胛骨冈下窝中央凹陷处。找到肩胛冈中点,向下推至最凹陷处,即本穴。

【腧穴解析】"凡属天上神,日月星辰,皆为天宗",穴以天象名。天,天空,指人体上半身;宗,朝宗,宗仰。本穴有上部经气在此集中、汇聚之意。天宗穴是胸中清阳聚集之处,能调节胸中的经气,这利于肺及乳腺的经气通畅,故咳、痰、喘、乳腺相关疾病,皆能以本穴而得以缓解。

【功效】利肩胛。

【主治】(1)外经病:肩胛疼痛、肩背部损伤等局部及经脉循行所过处病证。

(2)近治作用:①气喘。②乳痈。(见腧穴解析)

【操作】直刺或斜刺 0.5 至 1 寸。

【宋人献曝】急、慢性乳腺炎,乳腺增生病。(见腧穴解析)

9. 颧髎

【定位】在面部,当目外眦直下,颧骨下缘凹陷处。

【简便取穴】在面部,颧骨最高点下缘凹陷处即本穴。

【腧穴解析】颧,颧骨;髎,孔。即颧骨下方的小孔。

【功效】通经活络,散风止痛。

【主治】局部五官病证:眼睑瞤动、目黄、齿痛、颊肿、三叉神经痛、面瘫等。

【操作】直刺0.3至0.5寸,斜刺或平刺0.5至1寸。

10.听宫

【定位】耳屏前,下颌骨髁突的后方,张口时呈凹陷处。

【简便取穴】微张口,耳屏与下颌骨髁状突之间凹陷处即本穴。

【腧穴解析】听,听觉功能;宫,帝王所居处,又为深室。针刺时,宜稍稍深刺,"听宫耳前珠上走",珠即耳屏。

【功效】利耳窍,清神志。

【主治】近治作用:①一切耳疾:耳聋、耳鸣、中耳炎,配翳风等穴。②下颌关节紊乱、下颌关节炎、牙龈炎、齿痛。

【操作】直刺0.5至1寸。

趣味记忆:耳门,听宫,听会定位及归经,"小女孩娇(焦)小(肠),是因为胆小","先进门,到中间,开会。"耳前从上往下分别是耳门(三焦经)、听宫(小肠经)、听会(胆经)。

《针灸大成》:手太阳穴一十九,少泽前谷后溪薮,腕骨阳谷养老绳,支正小海外辅肘,肩贞臑俞接天宗,髎外秉风曲垣首,肩外俞连肩中俞,天窗乃与天容偶,锐骨之端上颧髎,听宫耳前珠上走(左右共三十八穴)。

第七节　足太阳膀胱经

一、经脉循行

①起于目内眦;②上额;③交巅(指头项最高处,此为百会穴处);④其支者,从巅至耳上角;⑤其直者,从巅入络脑;⑥还出别下项;⑦循肩膊(此指肩胛部)内,挟脊;⑧抵腰中;⑨入循膂(夹脊两旁的肌肉);⑩络肾;⑪属膀胱;⑫其支者,从腰中下挟脊,贯臀;⑬入腘中;⑭其支者,从膊内左右,别下贯胛,挟脊内;⑮过髀枢(髋关节);⑯循髀外(大腿外侧)后廉;⑰下合腘中;⑱以下贯腨(腓肠肌部)内;⑲出外踝

之后;⑳循京骨;㉑至小指外侧。

　　足太阳膀胱经体表循行线起于目内眦(睛明穴),上额,交巅(百会穴,属督脉),入里联络于脑,下至项后,沿肩胛内侧至腰部,过臀,入腘窝中;项部经脉从肩胛骨内缘直下,经臀部(环跳穴,属足少阳胆经)、大腿后外侧,合于腘窝中,经腓肠肌、外踝后、第5跖骨粗隆,至小趾外侧(至阴穴)。足太阳膀胱经体内循行线从腰部脊旁肌肉进入体腔,联络肾脏,属于膀胱。足太阳膀胱经的巅顶部支脉,起于头顶,到达颞颥部。

二、经脉特点

循行特点:①从头走足;②下肢外侧后缘及背部。

络属关系:属膀胱络肾。

联络脏器:膀胱、肾、脑、眼。(胱肾内眦脑眼会)

三、主要病候

主筋所生病:"痔、疟、狂、癫疾,头囟项痛,目黄、泪出,鼽衄,项、背、腰、尻、腘、踹、脚皆痛,小趾不用",以头痛、癫狂为常见。

外经病:项、背、股、臀及下肢后侧本经循行处疼痛、麻木等。

四、主治概要

脏腑病:第一、二侧线背俞穴能治相关脏腑及有关组织疾患。

头面五官病:头痛、目痛、迎风流泪、鼻塞多涕等。

神志病:癫、狂、痫证等。(从巅入络脑)

外经病:项、背、股、臀及下肢部病证。

五、本经主要腧穴

左右各67穴。起于睛明,止于至阴。分布于眼眶、头、项、背部、下肢等。

1.睛明

【定位】目内眦角稍上方凹陷处。

【简便取穴】正坐合眼,手指置于内侧眼角稍上方,按压有一凹陷且酸胀处即本穴。

【腧穴解析】近睛处取穴,使眼睛恢复光明。

【功效】清热散风,明目退翳。

【主治】(1)一切目疾:目赤肿痛、迎风流泪、目视不明、结膜炎、角膜炎等。(近治作用)

(2)心悸、怔忡。(刺激了迷走神经)

(3)腰痛、坐骨神经痛等。(首尾配穴法)

【操作】直刺0.5至1寸。不宜提插捻转,以防刺伤血管致血肿,禁灸。

【宋人献曝】尿崩症、咯血。

【针刺注意事项】(1)针具:针具宜细,针刺前先检查针具。用针尖在无菌脱脂棉轻划几下,看有无毛刺。

(2)消毒:严格无菌消毒。

(3)体位:患者轻闭双眼。

(4)手法:医者左手轻推眼球向外固定,右手缓慢进针,紧靠眶边缘直刺0.5~1寸。遇到阻力时,不宜强行进针,应改变进针方向或退针。不捻转、提插,或只轻微地捻转、提插。

(5)出针:出针后用棉签(棉球无压力)按压针孔片刻,以防出血。眼内有迷走神经,不可两侧眼球同时按压,以防心脏骤停。

2.攒竹

【定位】在面部,当眉头凹陷中,眶上切迹处。

【简便取穴】眉毛内侧端尽头,有一凹陷处即本穴。

【腧穴解析】以形命名,穴在眉头眉毛攒集处。

【功效】清热散风,明目利窍。

【主治】(1)近治作用,头目面疾患:①头:头痛、眉棱骨痛。②目:目赤肿痛、迎风流泪、目视不明。③面:眼睑疾患:眼睑瞤动、下垂等。

(2)呃逆。(本穴为胃经与膀胱经交会穴,针刺可降阳明胃气,特殊作用)

【操作】直刺0.2至0.3寸,向眉中平刺透鱼腰1至1.5寸,或三棱针点刺出血。

【宋人献曝】肛周疼痛:攒竹透鱼腰。(膀胱经经别别入肛中)

3.天柱

【定位】在后发际正中直上0.5寸,哑门穴旁开1.3寸,当斜方肌外侧缘凹陷中。

【简便取穴】正坐,找到哑门穴,向外平推,滑至斜方肌肌腱外侧缘凹陷中即本穴。

【腧穴解析】天,在人体为头部;柱,支撑之意。该穴为头部的擎天之柱。

【功效】通窍明目,息风宁神。

【主治】(1)近治作用:①后头痛、项强、肩背腰痛等痹证。②鼻塞、目痛。③癫狂痫。

(2)热病。(《针灸甲乙经》:热病汗不出,天柱主之。)

【操作】向下颌角斜刺 0.5 至 0.8 寸。不可向内上方深刺,以免伤及延髓。

【宋人献曝】足跟疼痛。

4. 大杼(八会穴之骨会)

【定位】第 1 胸椎棘突下,旁开 1.5 寸。

【简便取穴】低头屈颈,找到大椎穴,向下推一胸椎,旁开 1.5 寸,即为本穴。

【腧穴解析】古称椎骨为杼骨,上椎尤大,故名大杼。杼又是织布之机杼,上古时期机杼多为骨制而成,且冈上肌为梭形,古人以形命名本穴,且为骨之会。

【功效】通经活络,强骨止痛。

【主治】(1)近治作用:①咳嗽、发热;②项强,肩背痛。

(2)骨病。(腧穴特性)

【操作】向脊柱斜刺 0.5 至 0.8 寸。本经背部诸穴,不宜深刺,以免伤及内部重要脏器。

【宋人献曝】关节疼痛:皮肤针叩刺、拔罐。

5. 风门

【定位】在背部,当第 2 胸椎棘突下,旁开 1.5 寸。

【简便取穴】低头屈颈,找到肩胛骨上角,画一水平线。后背正中与肩胛骨内侧缘连线中点,画一垂直线,两条线的交点即本穴。

【腧穴解析】本穴近于陶道穴,“独化于陶钧之上”,陶钧为制作瓷胚的转盘,“运转鸿钧”指天地万物的运化旋转,陶道穴可调节人体大的运转,故可治疗因风邪引起的如眩晕等疾病。风门位于陶道旁,陶道运动生风,需风门来祛,故风门亦为祛风之要穴。陶道穴以息内风为主,风门穴以祛外风为治,风热、风寒皆可。

【功效】疏风清热,宣肺止咳。

【主治】(1)外感病:外感发热、咳嗽、支气管炎等。配膻中、丰隆治疗支气管哮喘;配合谷、外关治疗发热、咳嗽。

(2)胸背疾患:项强,胸背痛、肋间神经疼痛,配肩井、支沟。(外经病)

【操作】向外斜刺 0.5 至 0.8 寸,可灸。

【宋人献曝】外感风寒:俯卧位,灸风门、肺俞,灸感传至肘尖,诸症立减。

6.肺俞(肺之背俞穴)

【定位】在背部,当第 3 胸椎棘突下,旁开 1.5 寸。

【简便取穴】低头屈颈,找到肩胛冈,画一水平线。后背正中与肩胛骨内侧缘连线中点,画一垂直线,两条线的交点即本穴。

【腧穴解析】肺为肺脏;俞,通输,有输注之意,即肺的精气输注于肺俞穴。背俞穴中的"俞"皆有此意。

【功效】养阴润肺,清热补虚,护卫固表。

【主治】(1)胸肺等呼吸系统疾患:咳、喘、咯血等。常配中府。(腧穴特性)

(2)肺阴虚证:骨蒸、盗汗、潮热、消渴(上消)等。常配膏肓、三阴交以补虚损、清虚热。(脏腑病)

(3)皮肤病:皮肤瘙痒、荨麻疹。常配血海、曲池等穴。(肺主皮毛)

【操作】向脊柱方向斜刺 0.5 至 0.8 寸,可灸,热证可点刺放血。

7.心俞(心之背俞穴)

【定位】在背部,当第 5 胸椎棘突下,旁开 1.5 寸。

【简便取穴】低头屈颈,找到肩胛冈,在肩胛冈与肩胛下角连线中点,画一水平线。后背正中与肩胛骨内侧缘连线中点,画一垂直线,两条线的交点即本穴。

【腧穴解析】见肺俞条。

【功效】宽胸理气,宁心安神。

【主治】(1)心胸疾患:胸引背痛、心烦、心痛等。常配巨阙(俞募配穴,近治作用)。

(2)神志疾患:失眠、健忘、癫痫、癔症。常配神门、三阴交。(心主神志)

(3)呼吸系统疾患:咳嗽、咯血。常配太渊、孔最等穴。(现代医学认为心肺为小循环)

(4)盗汗(心在液为汗,但阴郄穴为首选)、遗精(心火扰动精室)。

【操作】向脊柱方向斜刺 0.5 至 0.8 寸,可灸。

8.膈俞(八会穴之血会)

【定位】在背部,当第7胸椎棘突下,旁开1.5寸。

【简便取穴】低头屈颈,找到肩胛下角,画一水平线。后背正中与肩胛骨内侧缘连线中点,画一垂直线,两条线的交点即本穴。

【腧穴解析】见肺俞条。膈,指胸膈、横膈。因所有的动脉血管贯膈下行,故为血之会。与血海的联系与区别见血海条。

【功效】活血止血,宽胸降逆。

【主治】(1)气上逆:呕吐、呃逆、气喘、吐血等。(局部选穴)

(2)阴血虚:①贫血。②隐疹,皮肤瘙痒。(治风先治血)③潮热,盗汗。

(3)血瘀诸证。

【操作】向脊柱方向斜刺0.5至0.8寸,可灸。

9.肝俞(肝之背俞穴)、胆俞(胆之背俞穴)

【定位】肝俞:在背部,当第9胸椎棘突下,旁开1.5寸。胆俞:在背部,当第10胸椎棘突下,旁开1.5寸。

【腧穴解析】见肺俞条。

【功效】疏肝利胆。

【主治】(1)肝胆疾患:肝气郁结所致黄疸、胁痛、肋间神经痛、肝炎、胆道感染等。

(2)肝俞配期门,俞募配穴:肝炎、胆囊炎。

(3)胆俞配日月,俞募配穴:黄疸、胆囊炎。

此外,肝俞兼明目、安神(眼目病、神志病、脏腑相关病)。胆俞偏治胁痛、胆绞痛及胆道蛔虫病。

【操作】向脊柱方向斜刺0.5至0.8寸,可灸。

10.脾俞(脾之背俞穴)、胃俞(胃之背俞穴)

【定位】脾俞:在背部,当第11胸椎棘突下,旁开1.5寸。胃俞:在背部,当第12胸椎棘突下,旁开1.5寸。

【简便取穴】低头屈颈,两肩胛下角连线,与两髂嵴高点连线,取这两条线的中点,即第12胸椎棘突下,画一水平线。后背正中与肩胛骨内侧缘连线中点,画一垂直线,两条线的交点即胃俞穴。从胃俞上推一节为脾俞穴。

【腧穴解析】见肺俞条。

【功效】健脾和胃。

【主治】(1)脾胃疾患:胃炎、胃溃疡、肠炎、泄泻、胃下垂、肝炎、肝硬化、消渴(中消)。

(2)脾俞配章门,俞募配穴:胃痛、腹胀。

(3)胃俞配中脘,俞募配穴:胃痛、呕吐。

(4)脾俞:偏健脾利湿治疗血证、脾虚等证。(与脾的主统血、主运化等生理功能相关)

(5)胃俞:偏温中降逆,兼治妇科病等。(①胃为肾之关,助肾主水,有祛湿止带之功效;②妊娠恶阻证。)

【操作】向脊柱方向斜刺0.5至0.8寸,可灸。

11.三焦俞(三焦之背俞穴)

【定位】第1腰椎棘突下,旁开1.5寸。

【简便取穴】肚脐水平线与脊柱相交椎体处,向上推一腰椎,正中线旁开1.5寸处即本穴。

【腧穴解析】本穴与上、中、下脂膜相应,为三焦经气输注的地方。

【功效】通调三焦,利水消肿。

【主治】(1)近治作用:①肠鸣、腹胀、呕吐、腹泻、痢疾等脾胃肠腑病证。②腰背强痛。

(2)小便不利、水肿等三焦气化不利病证。(脏腑病)

【操作】直刺0.5至1寸。

12.肾俞(肾之背俞穴)

【定位】当第2腰椎棘突下,旁开1.5寸。

【简便取穴】肚脐水平线与脊柱相交处,正中线旁开1.5寸处即本穴。

【腧穴解析】见肺俞条。

【功效】益肾助阳,纳气利水。

【主治】(1)泌尿生殖系统疾病:①男科:遗尿、遗精、阳痿、早泄、不育等。②女科:月经不调、带下、不孕等妇科病证。

(2)与肾虚有关的眼、耳、齿、脑、骨髓病。如目昏、耳鸣、耳聋、腰膝酸软疼痛、消渴(下消)等。

【操作】直刺0.5至1寸,可灸。

【宋人献曝】双下肢痿软乏力:深刺肾俞。

13. 大肠俞(大肠之背俞穴)

【定位】当第 4 腰椎棘突下,旁开 1.5 寸。

【简便取穴】两侧髂嵴高点连线与脊柱交点,旁开 1.5 寸处即本穴。

【腧穴解析】见肺俞条。

【功效】通调肠腑,利腰肌。

【主治】(1)胃肠道疾患:腹胀、腹泻、便秘等。(脏腑病)

(2)外经病:①腰脊疾患:腰腿痛、坐骨神经痛、骶髂关节炎。②疝气。

【操作】直刺 0.5 至 1 寸,可灸。

【宋人献曝】痔疮出血:挑刺。

14. 小肠俞(小肠之背俞穴)

【定位】第 1 骶椎棘突下,旁开 1.5 寸,约平第 1 骶后孔。

【简便取穴】两侧髂嵴高点连线与脊柱交点,向下推两节椎体,旁开 1.5 寸处即本穴。

【腧穴解析】见肺俞条。

【功效】利尿通淋,涩肠止泻。

【主治】(1)心火扰动精室、心火下移小肠:遗精、遗尿、尿血、尿痛、带下等泌尿生殖系统疾病。

(2)小肠分清泌浊失司:腹泻,痢疾。

(3)外经病:①疝气。②腰骶痛。

【操作】直刺或斜刺 0.8 至 1 寸。

15. 膀胱俞(膀胱之背俞穴)

【定位】骶正中嵴(第 2 骶椎棘突下)旁开 1.5 寸。

【简便取穴】两侧髂嵴高点连线与脊柱交点,往下推 3 节椎体,旁开 1.5 寸处即本穴。

【腧穴解析】见肺俞条。

【功效】清热利湿,温补脾肾,舒筋活络。

【主治】(1)泌尿生殖系统疾病:①小便不利、遗尿等膀胱汽化功能失调病证。②遗精、阳痿、月经不调等生殖系统疾病。

(2)腰脊强痛。(局部选穴)

(3)腹泻、便秘。(利小便以实大便,缩小便而通大便)

【操作】直刺或斜刺 0.8 至 1.2 寸。

16. 次髎

【定位】位于骶部,在第2骶后孔中,约当髂后上棘内下与骶正中线之中点。

【简便取穴】小指在髂后上棘内侧 0.3 寸左右,触及一凹陷处即为上髎。食指在骶管裂孔外侧 0.3 寸左右,触及一小凹陷处即为下髎,再把无名指和中指置于上、下髎连线上,等距离分开,从上往下分别为上髎、次髎、中髎、下髎。

【腧穴解析】次,第二;髎,孔也。

【功效】理下焦,健腰膝。

【主治】(1)泌尿生殖系统疾病:①妇科病证:小便不利、月经不调、痛经、带下等。②男科病证:遗精、阳痿等。常配关元、三阴交等穴。

(2)外经病:①腰腿疾患:腰骶痛,下肢痿痹。②疝气。

【操作】直刺 1 至 1.5 寸,可灸。

17. 承扶

【定位】在大腿后面,臀下横纹中点。

【简便取穴】臀下横纹正中点,按压有酸胀感处即本穴。

【腧穴解析】承扶有承受扶持意。扶,木名,扶木、扶桑。木生风,"降扶风",即镇肝息风。"扶风"为自下而上的风,"扶摇直上"正是此意。总之,承扶穴可扶持人体上半身,又可治疗下肢自下而上的风证。

【功效】舒筋活络,消痔通便。

【主治】(1)腰腿痛:腰、骶、臀、股部疼痛。常配环跳穴。(外经病)

(2)便秘、痔疮:配秩边、承山。(近治作用)

【操作】直刺 1.5 至 2.5 寸,可灸。

18. 委阳(三焦下合穴)

【定位】在腘横纹外侧端,当股二头肌腱的内侧。

【简便取穴】腘横纹外侧端,股二头肌腱内侧即本穴。

【腧穴解析】委,委曲求全,顺从貌,亦有突触此穴,令人委顿、跪倒不起之意。阳,外侧为阳,委阳穴在委中穴外侧。

【功效】利水通淋,舒筋活络。

【主治】(1)泌尿系统疾患:主气化不利所致小便不利,小腹胀满等。(三焦下合穴,合治内腑)

（2）腰背及下肢疾患：腰脊强痛，腿足挛痛等。（外经病）

【操作】直刺 1 至 1.5 寸。

【宋人献曝】前列腺增生。《针灸甲乙经》："胸满膨膨然，实则癃闭，腋下肿痛，虚则遗溺，脚急，兢兢然，筋急痛，不得大小便，腰痛引腹，不得俯仰，委阳主之。"

19.委中(血郄,合穴、膀胱下合穴)

【定位】在腘横纹中点，当股二头肌腱与半腱肌腱的中点。

【简便取穴】腘横纹中点即本穴。

【腧穴解析】见委阳条。本穴常刺血治疗，又名血郄。

【功效】泄热，凉血，开窍，舒筋。

【主治】（1）腰背等外经病：腘筋挛急、下肢痿痹、腰背痛等。（腰背委中求）

（2）瘀血、热毒等病证：急性热病、隐疹、丹毒、牛皮癣等。（血郄泄热；病阳之阳者，刺阳之合。身半以上，尺泽刺血；身半以下，委中刺血。）

（3）腹痛、急性吐泻等急症。（合主逆气而泄）

（4）膀胱腑病：小便不利，遗尿。

【操作】直刺 1 至 1.5 寸，或用三棱针点刺出血。

【宋人献曝】水液内停、浊阴上逆之眩晕：刺血。

20.膏肓

【定位】在背部，当第 4 胸椎棘突下，旁开 3 寸。

【简便取穴】低头屈颈，找到两肺俞穴连线中点，再向下一胸椎，以此画一水平线。沿肩胛骨内侧缘画一垂直线，两条线交点即本穴。

【腧穴解析】肉之肥者为膏，心下亦为膏；膜脂为肓，膈上亦为肓。膏肓即为心下膈上之脂膜。又形容病情很重，病位于心肺之间。

【功效】养阴补虚。

【主治】（1）诸痨虚损：①肺阴虚证：咳喘、肺痨吐血、骨蒸潮热等肺阴虚证。②羸瘦虚损、健忘、遗精、盗汗等虚劳诸疾。

（2）神志病：健忘、神经衰弱、发狂等。（膀胱经"其直者，从巅入络脑"）

（3）肩胛痛。（近治作用）

【操作】向外斜刺 0.5 至 0.8 寸，可灸。

21.志室、秩边

【定位】志室：在腰部，当第 2 腰椎棘突下，旁开 3 寸。

秩边:在臀部,平第 4 骶后孔,骶正中嵴旁开 3 寸。

【腧穴解析】志,肾之精为志;室,人之所居处。

秩,秩序,整齐;边,边际处。即本穴为膀胱经在后背整齐排列的两条线最下、最外的一个腧穴。

【功效】补肾益精,强壮腰脊。

【主治】(1)泌尿生殖系统疾病:遗精、阳痿、小便不利、水肿等。

(2)腰脊疾病:腰脊强痛、坐骨神经痛、下肢痿痹等。

【区别】志室:偏治神经系统疾病,健忘、痴呆。(肾之精为志)

秩边:偏治前后二阴疾患,小便不利、便秘、痔疮,亦可治阴痛。

【操作】志室:直刺 0.8 至 1.5 寸,正当肾,不可深刺。

秩边:直刺 2 至 3 寸或斜刺。可灸。

【宋人献曝】(1)秩边与环跳的针法有三种,垂直进针,治疗局部疼痛;针尖斜向内侧,可治疗男科、妇科疾病;针尖斜向下,可治疗下肢的放射性疼痛。

(2)小便不利:"秩边胞肓主癃闭下重,不得小便。"(《备急千金要方》)

22.承山

【定位】在小腿后面正中,委中与昆仑之间,当伸直小腿或足跟上提时腓肠肌腹下出现尖角凹陷处。

【简便取穴】直立,脚尖着地用力,在小腿的后面正中可见一"人"字纹,其上尖角凹陷处即本穴。

【腧穴解析】承,见承扶条。山,形容词,像山一样的重任。腓肠肌腹下"人"字纹如小孩臀部,承山穴正在臀中点,对应肛门处,取象比类,故为治疗痔疮之经验效穴。

【功效】健腰膝,理肛痔。

【主治】(1)外经病:①腰腿膝疼痛,常配环跳、阳陵泉等。②腹痛、疝气。

(2)痔疾:痔疮、肛裂、便血、便秘。"九般痔疾最伤人,必刺承山效若神。"《玉龙歌》(膀胱经经别入肛中)

【操作】直刺 0.7 至 1 寸,可灸。

【宋人献曝】头枕部疼痛:针尖斜向上。

23.飞扬(络穴)

【定位】在小腿后面,外踝后,昆仑直上 7 寸,承山穴外下方 1 寸处。

【简便取穴】直立,脚尖着地用力,在小腿的后面正中可见一"人"字纹,再沿跟腱上推与"人"字纹外侧交点处即本穴。

【腧穴解析】飞扬,飞举扬起,斜行别出,故为络穴。飞扬者,神志之飞扬,亦为阳气之飞扬,故对气逆、目疾、神志病均可治疗。

【功效】舒筋活络,清利头目。

【主治】(1)外经病:①腰腿疼痛。②头目疾患:头痛、目眩等。

(2)络穴为病:实则鼽窒,头背痛;虚则鼽衄。(鼽窒指鼻塞不通,鼻流清涕,相当于过敏性鼻炎及慢性鼻炎。)

(3)痔疮。(膀胱经经别入肛中)

【操作】直刺 1 至 1.5 寸。

【宋人献曝】头痛、目眩效穴。《针灸甲乙经》:"下部寒、热病汗不出、体重、逆气头眩痛,飞扬主之。"《铜人腧穴针灸图经》:"飞扬穴主目眩。"

24. 昆仑(经穴)

【定位】在足部外踝后方,当外踝尖与跟腱之间凹陷处。

【简便取穴】正坐垂足着地,外踝尖与跟腱之中点凹陷处即本穴。

【腧穴解析】昆仑,指最高山峰,喻山之巅,位于足外踝之后。古人称百会为昆仑,因其位置最高。但此处又为昆仑,盖经气下贯,有一泻千里之势,故孕妇禁针。

【功效】祛风止痉,舒筋引产。

【主治】(1)外经病:本经所过后头痛、项强、腰骶疼痛、股、膝、足踝肿痛等外经疾病。

(2)引产:滞产、胞衣不下。(见腧穴解析)

(3)目眩、癫痫、小儿高热惊厥等风证。(经气下贯,引火下行)

【操作】直刺 0.5 至 0.8 寸,孕妇禁针,可灸。

【宋人献曝】高血压病:引经气下贯,见腧穴解析。

25. 申脉(八脉交会穴通阳跷脉)

【定位】在足外侧部,外踝直下方凹陷中。

【简便取穴】正坐垂足着地,外踝垂直向下可触及一凹陷,即本穴。

【腧穴解析】申者,伸也,有提升之意;脉者,脉气也。即升举百脉之气,可用于气虚下陷疾病,如慢性泄泻等。申者,呻也。肾在志为呻,气郁不伸,气郁而呻者,可用此穴配复溜治疗神志病。

【功效】安神止痛。

【主治】(1)外经病:①头痛、项强、目眩等头部疾患。②腰腿痛。

(2)失眠、癫狂等神志病。(见八脉交会穴,见腧穴解析)

【操作】直刺0.3至0.5寸,不宜瘢痕灸。

【宋人献曝】失眠、癫狂。"癫狂……乃气血凝滞脑气"(《医林改错·癫狂梦醒汤》),申脉归属足太阳膀胱经,足太阳经又名巨阳,"从巅入络脑,还出别下项"。另外,膀胱经经别入于心,心主神明,申脉穴又为八脉交会穴,通于阳跷脉,跷脉司眼睑之开合,故本穴可治疗癫狂、失眠等神志病。

26.束骨(输穴)

【定位】在第5跖骨小头的后缘,赤白肉际处。

【简便取穴】沿小趾向上推,推到第5跖骨小头后方,赤白肉际交界处即本穴。

【腧穴解析】束者,约束,束缚也;骨,指第5跖骨。本穴能有收束骨节纵弛之病。

【功效】宁心安神,清热消肿。

【主治】(1)外经病:①腰腿疾患:腰背疼痛如髋关节肿痛不能屈伸、下肢后侧疼痛等。(输主体重节痛)②目眦。(输穴可以治疗孔窍病;经脉所过)

(2)神志疾患:头痛、目眩、癫痫、精神分裂症,配百会、肝俞等。(见申脉条"宋人献曝")

【操作】直刺0.3至0.5寸。

【宋人献曝】颈椎病:后溪治疗颈椎俯仰不能(通督脉),束骨治疗颈椎顾盼不能(膀胱经)。

27.至阴(井穴)

【定位】在足小趾末节外侧,距趾甲角0.1寸。

【简便取穴】足小趾外侧,趾甲外侧缘与最下缘各作一切线,交点处即本穴。

【腧穴解析】至,到达之意;阴,指足少阴。"肾者至阴也",此处亦有阳极返阴,动极生静之意。

【功效】清头目,利胎产。

【主治】(1)头目病:头痛、目痛、鼻塞、鼻衄。常配风池、攒竹。(首尾配穴法)

(2)胎产:胎位不正、胞衣不下。

注:"胞系于肾",肾主生殖。膀胱与肾相表里,又与督脉相通,可振奋阳气,促使胎儿转动。妊娠与足少阴肾经和足太阳膀胱经关系密切,胎位不正是两经间失

去平衡的表现。至阴穴是肾经与膀胱经的交接穴,艾灸至阴穴可直接影响到膀胱经和肾经,能平衡两经经气,从而增强胎儿的活动,有助于胎位矫正。

【操作】浅刺 0.1 寸,可灸。孕妇禁针。

【宋人献曝】(1)胎位不正:灸至阴,孕 28 至 32 周,于下午 3 至 5 点(申时),宽衣解带,膝胸侧卧位,每日两次,每次一侧,一次 15 分钟左右。

(2)产后尿潴留:刺血。

《针灸大成》:足太阳经六十七,睛明目内红肉藏,攒竹眉冲与曲差,五处上寸半承光,通天络却玉枕昂,天柱后际大筋外,大杼背部第二行,风门肺俞厥阴四,心俞督俞膈俞强,肝胆脾胃俱挨次,三焦肾气海大肠,关元小肠到膀胱,中膂白环仔细量,自从大杼至白环,各各节外寸半长。上髎次髎中复下,一空二空腰髁当,会阳阴尾骨外取,附分侠脊第三行,魄户膏肓与神堂,譩譆膈关魂门九,阳纲意舍仍胃仓,肓门志室胞肓续,二十椎下秩边场。承扶臀横纹中央,殷门浮郄到委阳,委中合阳承筋是,承山飞扬踝附阳,昆仑仆参连申脉,金门京骨束骨忙,通谷至阴小指旁(一百三十四穴)。

第八节　足少阴肾经

一、经脉循行

①起于小指之下,邪走足心(从小趾下斜行走足心);②出于然谷(然谷,指舟骨粗隆)之下;③循内踝之后;④别入跟中(指分出一支进入脚跟中);⑤以上腨(指腓肠肌部)内;⑥出腘内廉;⑦上股内后廉;⑧贯脊属肾;⑨络膀胱;⑩其直者,从肾;⑪上贯肝膈;⑫入肺中;⑬循喉咙;⑭挟舌本(舌根部);⑮其支者,从肺出络心,注胸中。

足少阴肾经的体表循行线起于足小趾之下,斜走足心(涌泉穴),出于舟骨粗隆下,沿内踝后进入足跟,上至小腿内侧,出于腘窝内侧、股内侧后缘,终于胸腹部(俞府穴)。足少阴肾经的体内循行线从股内侧后缘,与脊柱相通(长强穴,属督脉),属于肾脏,联络膀胱。足少阴肾经的肾脏部支脉从肾向上,通过肝和横膈,进入肺中,上至喉咙,挟于舌根部。足少阴肾经的肺脏部支脉从肺部出来,联络心脏,流注于胸中,与手厥阴心包经相接。

二、经脉特点

循行特点：①从足走腹胸；②下肢内侧后廉。

络属关系：属肾络膀胱。

联络脏器：肾、膀胱、肝、肺、心、喉咙、舌根。（肾脊喉舌心肝肺）

三、主要病候

主肾所生病："口热舌干，咽肿上气，嗌干及痛，烦心，心痛，黄疸，肠澼，脊股内后廉痛，痿厥，嗜卧，足下热而痛"，以腰膝酸软、足膝无力、遗精、阳痿、遗尿、两足厥冷为常见。

外经病：腰、脊股内后侧痛、痿弱无力、足心热等。

四、主治概要

泌尿生殖系统疾病：妇科、前阴病。

与肾相关病证：包括与肾有关的肺、心、肝、脑病。

头面、五官疾病：耳鸣、耳聋、咽喉肿痛、齿痛等。

神经系统疾病：癫狂痫、昏厥、小儿惊风等。（肾经连心、肝）

外经病：经脉循行所过的病证。

五、本经主要腧穴

左右各27穴。起于涌泉，止于俞府。分布于下肢内侧面、胸腹第一侧线。

1.涌泉（井穴）

【定位】在足底部，蜷足时足前部凹陷处，约当足底第2、第3跖趾缝纹头端与足跟连线的前1/3与后2/3交点处。

【简便取穴】蜷足，足底前1/3处可见一凹陷，按压有酸痛感处即本穴。

【腧穴解析】涌泉，"水上出曰涌泉"，涌泉穴，位于人体最低位，此处泉涌，寓静中有动。本穴多引火下行，治疗头、胸诸病。

【功效】益肾开窍，平肝息风，引火归元。

【主治】（1）昏厥、中暑、小儿惊风、癫狂痫等急性神志病。（病在脏者，取之井）

（2）头痛，头晕，目眩，失眠。（引火归元）

（3）咯血、咽喉肿痛、喉痹等肺系病证。（"上贯肝膈，入肺中"）

（4）大便难，小便不利。（肾主前后二阴）

（5）奔豚气。（冲脉与肾经并行）

（6）足心热。（局部取穴）

【操作】直刺0.5至1寸，防止刺伤足底动脉弓，可灸，可用敷贴法。

【宋人献曝】（1）乳少。

（2）突发性耳聋（肝郁化热型，肝肾同源）：男左女右。（3）呕吐：男左女右。

2. 然谷（荥穴）

【定位】内踝前下方，足舟骨粗隆下方凹陷中（赤白肉际处）。

【简便取穴】坐位垂足，内踝前下方明显突出的骨性标志，名足舟骨，其前下方凹陷处即本穴。

【腧穴解析】然谷即足舟骨粗隆，骨穴同名。然通燃，谷为谷物。饮食入胃，水谷需要脾肾的阳气来腐熟。久按然谷穴，口腔中有唾液泌出，也就是消化腺在分泌。凡肾火衰微，诸脏功能下降，针此穴，可提高人体各项功能。

【功效】益肾利水。

【主治】（1）肾主前后二阴：①妇科：月经不调、阴挺、阴痒、白浊等妇科病证。②男科：遗精、阳痿。③小便不利等泌尿生殖系统疾病。④消渴（下消）。

（2）肾经循行过肺：咯血，咽喉肿痛。

（3）肾阳虚弱：腹泻、完谷不化。（然谷通燃谷）

（4）外经病：足跗痛、下肢痿痹，配伏兔、足三里。

【操作】直刺0.5至0.8寸，可灸。

【宋人献曝】小便淋证：然谷先补后泻。

3. 太溪（输穴、原穴）

【定位】在足内侧内踝后方，当内踝尖与跟腱之间的中点凹陷中。

【简便取穴】坐位垂足，由足内踝尖与跟腱连线中点凹陷处即本穴。

【腧穴解析】太，见太渊条；溪，见阳溪条。足少阴之气，出涌泉之泉，行然谷之谷，至此成溪。"肾藏精，病在溪"，此穴为滋阴补阳第一要穴。（既滋阴又补阳，以滋阴为主）

【功效】益肾调经，养阴降火。

【主治】（1）肾阳虚弱证：①头痛、目眩、失眠、健忘。②遗精、阳痿等男科疾病。

③月经不调、宫寒不孕等妇科疾病。

（2）肾阴虚火旺证：①咽干口燥、咽喉肿痛、齿痛、耳鸣、耳聋等阴虚性五官病证。②消渴（下消），小便频数，便秘。

（3）肾经连肺：咳嗽、气喘、咯血、胸痛等肺胸部疾患。

（4）外经病：腰脊痛，下肢厥冷。

【操作】直刺0.5至1寸，得气后，如鱼食饵，可灸。

【宋人献曝】（1）癔症性抽搐、语言障碍。（2）吞咽困难。

4.大钟(络穴)

【定位】内踝后下方，太溪穴下0.5寸稍后，当跟腱附着部的内侧前方凹陷处。

【简便取穴】沿跟腱向后下推至跟骨，移行凹陷处即本穴。

【腧穴解析】《逸雅》：踵（脚后跟），钟也；钟，聚也。天之所赋曰钟，肾为先天之本，即大钟穴为人体全部精气之所聚。又，"钟者，动也。言阳气动于黄泉之下，动养万物"，本穴络于膀胱经，得阴阳之和，动养全身，以振奋阳气为主。

【功效】益肾平喘，通调二便。

【主治】（1）肾主骨生髓：痴呆。

（2）肾主前后二阴：①癃闭（络穴为病：实则闭癃），遗尿，便秘。②月经不调、阳痿等。

（3）与肾经相关脏腑：①肾为肺根：咳喘、咯血。②心肾不交：心悸、失眠、精神分裂症等。

（4）外经病：腰脊强痛，足跟痛。

【操作】直刺0.3至0.5寸，可灸。

【宋人献曝】肾虚腰痛（络穴为病：虚则腰痛）。

5.照海(八脉交会穴通阴跷脉)

【定位】在足内侧，内踝尖下方凹陷中。

【简便取穴】坐位垂足，由内踝尖垂直向下推，至下缘凹陷处即本穴。

【腧穴解析】照，光照；海，百川之所归。肾为水火之脏，水中寓以真阳，方能为"照"。足少阴之气，初出涌泉，得然谷之温，行于太溪，聚于大钟，蒸腾汽化于照海，成氤氲之气，光照四海，营养周身。

【功效】补肾调经，养阴利咽。

【主治】（1）妇科、前阴病：①月经不调、带下、阴挺等妇科病证。②小便频数，癃闭。

(2)咽喉干痛、目赤肿痛等五官热性疾患。（阴跷照海膈喉咙）

(3)肾经连心：失眠、癫痫等精神、神志疾病。

(4)下肢疾病：阴阳跷共司肢体矫健，阴跷病候是阴强阳弱，阳跷病候是阳强阴弱。（见奇经八脉）

【操作】直刺 0.5 至 0.8 寸，可灸。

【宋人献曝】(1)急慢性咽炎、喉炎，咽干。

(2)目内眦疼痛。

6. 复溜（经穴）

【定位】正坐或仰卧，在小腿内侧，太溪直上 2 寸，跟腱的前方。

【简便取穴】先找到太溪，直上 2 寸，跟腱前缘，按压有酸胀感处即本穴。

【腧穴解析】复，恢复；溜者，流也，亦留也。复溜即恢复水液的正常运行，"止者能留留者止"，对水液代谢有双向调节作用。

【功效】温补肾阳，通调水道。

【主治】(1)肾主水：水肿、汗证（无汗或多汗）等津液输布失调疾患。

(2)肾阳虚弱：腹胀、腹泻等胃肠疾患。

(3)外经病：腰脊强痛，下肢痿痹。

【操作】直刺 0.8 至 1 寸，可灸。

【宋人献曝】合谷：补则益气血实营卫，抗邪外出；泻则降阳明之火热，热清汗止。复溜：补则滋阴清热，壮水之主以制阳光，固摄止汗；泻则抑阴扶阳，益火之源以消阴翳，驱邪外出。故发汗补合谷，泻复溜；止汗泻合谷，补复溜。（"阳加于阴，谓之汗"）

7. 阴谷（合穴）

【定位】屈膝，腘窝内侧，半腱肌肌腱外侧缘。

【简便取穴】端坐，屈膝 90°，腘横纹内侧端，半腱肌肌腱外侧缘。

【腧穴解析】阴，指腘横纹内侧；谷，两山之间为谷。本穴为肾经经气所入之处。

【功效】填精补肾。

【主治】(1)肾主前后二阴：阳痿、小便不利、月经不调、崩漏等泌尿生殖系统疾病。

(2)肾经连心：癫狂。

（3）膝股内侧痛。（近治作用）

【操作】直刺1至1.5寸。

【宋人献曝】足少阴肾经经气,由阴谷横入委中,从委中到肾俞穴这一段,肾经伏行于足太阳膀胱经之下,所经之穴为两经共有,故浅刺则中膀胱经,深刺则中肾经。我于临床针刺委中,喜阴谷透委中,一针两穴,一针两经。

8.大赫(足少阴、冲脉交会穴)

【定位】仰卧,在下腹部,当脐中下4寸,前正中线旁开0.5寸。

【简便取穴】仰卧,依上法找到耻骨,向上1寸,旁开0.5寸处即本穴。

【腧穴解析】大,盛大;赫,显赫。本穴与胞宫精室相应,有元气显赫、盛大之意,所治之证皆与此相关。

【功效】补肾调经,调理下焦。

【主治】（1）生殖系统疾病:①遗精、阳痿等男科病证。②阴挺、带下、月经不调等妇科疾病。

（2）泄泻、痢疾。（近治作用）

【操作】直刺1至1.5寸,可灸。

9.肓俞

【定位】脐旁0.5寸。

【腧穴解析】肓,见膏肓条;俞,通输、腧。本穴为肠外脂膜之气输注之处,通于诸肓之膜,所治之症多与膏肓、胞肓相同。

【功效】健脾补肾,调理肠腑。

【主治】（1）近治作用:①腹痛、腹胀、腹泻、便秘等胃肠病证。②疝气。

（2）妇科:月经不调。

【操作】直刺1至1.5寸。

10.俞府

【定位】在锁骨下缘,前中线旁开2寸。

【简便取穴】锁骨下可触及一凹陷,在此凹陷中,距前正中线旁开2寸处即本穴。

【腧穴解析】俞,腧穴、输注;府,府第、内府,经气集中处。本穴为诸腧穴经气积聚处,经气输之内府,由此入喉,用以疏达郁结之气,治疗咳嗽、气喘、胸满痛诸症。

【功效】止咳平喘化痰,和胃止呕。

【主治】咳嗽、气喘、胸痛。（近治作用,见腧穴解析）

【操作】斜刺或平刺 0.5 至 0.8 寸。

《针灸大成》:足少阴穴二十七,涌泉然谷太溪溢,大钟水泉通照海,复溜交信筑宾实,阴谷膝内跗骨后,以上从足走至膝。横骨大赫联气穴,四满中注肓俞脐,商曲石关阴都密,通谷幽门寸半辟。折量腹上分十一,步廊神封膺灵墟,神藏或中俞府毕(左右共五十四穴)。

第九节　手厥阴心包经

一、经脉循行

①起于胸中,出属心包络(心包所附络脉);②下膈;③历络三焦(依次从胸至腹联络上、中、下三焦);④其支者,循胸;⑤出胁(乳下旁肋部),下腋三寸;⑥上抵腋下;⑦循臑内(上臂,主要指肱二头肌部),行太阴、少阴之间;⑧入肘中;⑨下臂,行两筋(桡侧腕屈肌腱、掌长肌腱)之间;⑩入掌中;⑪循中指,出其端;⑫其支者,别掌中,循小指次指,出其端。

手厥阴心包经的体表循行起于胸中,出于胁部,至腋窝中,沿上臂内侧中线,行于手太阴与手少阴之间,入肘中,行前臂两筋(掌长肌腱与桡侧腕屈肌腱)之间,经掌中至中指尖(中冲穴)。手厥阴心包经的体内循行线起于胸中,出属心包络,向下通过横膈,从胸至腹依次联络上、中、下三焦。手厥阴心包经的掌中支脉从劳宫穴分出,沿无名指到指端(关冲穴),与手少阳三焦经相接。

二、经脉特点

循行特点:①从胸走手;②上肢内侧中间。

络属关系:出属心包络,历络三焦。

联络脏器:心包、三焦。（心包仅与三焦连）

三、主要病候

主脉所生病:"烦心,心痛,掌中热",以心悸、心烦、精神失常为常见。

外经病:经脉所过处腋窝肿痛、胸胁支满、上臂拘挛等。

四、主治概要

心血管疾患：各种心脏病引起的心律不齐、心绞痛、心动过速及心脏神经官能症。（心脏病变，心包经腧穴的治疗效果优于心经腧穴。）

神志病：神经衰弱、癔症、癫痫、精神分裂症。（心包代心受邪）

胸胃及外经病：胸闷、胸痛、胃痛、肋间神经痛等。

五、本经主要腧穴

左右各9穴。起于天池，止于中冲。分布于胸前外上部、上肢内侧。

1. 天池

【定位】在第4肋间隙，乳头外1寸，距前正中线旁开5寸。

【简便取穴】仰卧，自乳头沿水平线向外侧旁开1横拇指处，按压有酸胀感处即本穴。

【腧穴解析】天，指人体的天部，也就是上半身。池，水之停聚处，乳房为乳汁停聚处。天溪穴、乳中穴皆与天池相平，天溪穴在天池外1寸，乳中在天池内侧1寸。池者，内有水停聚，故有清凉解热之功效。

【功效】理气宽胸，清热散结。

【主治】（1）胸部疾病：①咳嗽、痰多、气喘。②胸闷、胸痛。（近治作用）

（2）痈结：①乳痈。②瘰疬。（近治作用）

【操作】斜刺或平刺0.3至0.5寸。不可深刺，以免伤及内脏。

2. 曲泽（合穴）

【定位】屈肘，在肘横纹中，当肱二头肌肌腱的尺侧缘。

【简便取穴】肘横纹上，肘弯处可摸到一条大筋，这就是肱二头肌肌腱，在其尺侧的凹陷中取穴。

【腧穴解析】曲，见曲池条；泽，见尺泽条。本经腧穴，由（天）池而泉，由（天）泉而泽，皆为有形之水流淌，有形之水载无形之气，气行则水行，水行则气通，故可解心胸烦热郁结之邪。

【功效】通心气，调肠腑，泄血热。

【主治】（1）心胸疾病：心痛、心悸、善惊等心系病证。（远治作用，脏腑相关病）

（2）脾胃疾病：胃痛、呕血、呕吐等热性胃疾。（远治作用，脏腑相关病，本穴有

清热功效)

（3）时疫病：暑热病等。（刺血，泄热）

（4）上肢疾病：肘臂挛痛。（近治作用）

【操作】直刺 1 至 1.5 寸，或用三棱针点刺出血，可灸。

3.郄门（郄穴）

【定位】腕横纹上 5 寸，掌长肌腱与桡侧腕屈肌腱之间。

【简便取穴】曲泽与大陵连线中点，向下去 1 寸。

【腧穴解析】郄，通隙；门，出入之处。本穴经气深聚，又如本经各穴之门户。治心痛、吐衄及心神相关疾病。

【功效】养心宁神，清热止血。

【主治】（1）急性心痛、心悸、心烦、胸痛等心系病证。（远治作用，脏腑相关病）

（2）咯血、呕血、衄血等热性出血证。（阴郄主血）

（3）疔疮。（心包代心受邪，"诸痛痒疮，皆属心"）

（4）癫痫。（远治作用，心主神志）

【操作】直刺 0.5 至 1 寸。

4.间使（经穴）

【定位】在前臂掌侧，当曲泽与大陵的连线上，腕横纹上 3 寸，掌长肌腱与桡侧腕屈肌腱之间。

【简便取穴】微屈腕，从腕横纹向上 3 寸，两条索状大筋之间即本穴。

【腧穴解析】间，中间之意；使，使者、使臣之意。心主血，心包主脉，间使为血脉、君相之间的使者，起联络、沟通的作用，"如神鬼使其间"，正是此意。

【功效】宁心安神，和胃化痰。

【主治】（1）远治作用，脏腑相关疾病：①心神不宁之心胸疾患：心痛、心悸。②心胃不和之失眠（胃经经别过心）及脾胃疾患：胃痛、呕吐等热性胃病。③热病，癫狂痫。

（2）近治作用，外经病：腋肿，肘、臂、腕挛痛。

（3）疟疾：疟疾为少阳病，邪出于表与阳争则热，入于内与阴争则寒。间使穴可传令至心，振奋心阳，驱邪外出。

【操作】直刺 0.5 至 1 寸，可灸。

5.内关（络穴，八脉交会穴通阴维脉）

【定位】在前臂掌侧，当曲泽与大陵连线上，腕横纹上 2 寸，掌长肌腱与桡侧腕屈肌腱之间。

【简便取穴】从腕横纹向上2寸,两条筋之间即本穴。

【腧穴解析】内,内与外相对,指胸膈之内与手臂内侧;关,关卡、关要。"阴溢为内关,内关不通,死不治。"就是指阴邪闭于内,与外阳不相交通,阴邪逆行于上,发为消化系统疾病及心、脑疾病。

【功效】宁心安神,和胃止痛。

【主治】(1)阴维为病苦心痛:①心痛、胸闷、心动过速或过缓等心疾。②胃痛、呕吐、呃逆等胃腑病证。

(2)阴邪上逆:①中风、眩晕、偏头痛。②失眠、郁证、癫狂痫等神志病证。

(3)近治作用:肘臂挛痛。(外经病)

【操作】直刺0.5至1寸,避免刺伤正中神经,可灸。

【宋人献曝】内关通阴维脉,外关通阳维脉;内关主胸胁内脏腑病,外关主胸胁外筋骨、腠理皮毛病。凡病变种种,皆可对应取之。古人"通生死桥"即由外关穴往指尖处推按,过指尖后再向内关处推按,以交通阴阳。小儿高热,以此法治疗,效佳。(男左女右)

6.大陵(输穴、原穴)

【定位】在腕掌横纹的中点处,当掌长肌腱与桡侧腕屈肌腱之间。

【简便取穴】平腕横纹上,两条索状大筋之间即本穴。

【腧穴解析】大,高大;陵,丘陵,又指帝王安葬处,即长眠安息的地方,故本穴主治以安神催眠为主。

【功效】清心宁神,和胃宽胸。

【主治】(1)心神疾患:①心痛,心悸,胸胁满痛。②喜笑悲恐、癫狂痫等神志疾患。(远治作用,脏腑相关病)

(2)消化系统疾患:胃痛、呕吐、口臭等胃腑病证。(远治作用,脏腑相关病)

(3)外经病:臂、腕挛痛。(近治作用,外经病)

【操作】直刺0.3至0.5寸,可灸。

【宋人献曝】足跟痛:左之右,右之左,交叉取穴。(同气相求)

7.劳宫(荥穴)

【定位】在手掌心,当第2、第3掌骨之间偏于第3掌骨。

【简便取穴】握拳屈指,中指与食指指缝所对掌近端横纹处,按压有酸痛感即本穴。

【腧穴解析】劳,操劳、劳作;宫,帝王所居处,又指中央,此为掌心。

【功效】清心热,安神志。

【主治】(1)荥主身热:①中风昏迷、中暑等急证。②口疮,口臭。

(2)心主神志:心痛、烦闷、癫狂痫等神志疾患。(心包代心受邪)

(3)近治作用:手掌多汗、鹅掌风等。

【操作】直刺0.3至0.5寸,可灸。

【宋人献曝】口舌生疮。

8. 中冲(井穴)

【定位】在手中指末节尖端中央。

【简便取穴】伸掌,在中指尖端的中央取穴。

【腧穴解析】中,中指,又本经经气中道而行。冲,参见少冲穴。凡有"冲"字的腧穴,其经气直冲而进,经气较迂回处他穴为盛,故此类腧穴多用泻法。

【功效】开窍苏厥,清心泄热。

【主治】(1)醒脑开窍:中风昏迷、舌强不语、中暑、昏厥、小儿惊风等急症。(病在脏者,取之井)

(2)泄热:热病、舌下肿痛(心开窍于舌)。

【操作】浅刺0.1寸,或用三棱针点刺出血,可灸。

【宋人献曝】小儿夜啼(特殊作用):刺血。

小儿夜啼分生理性和病理性,生理性小儿夜啼时,见光或轻拍抱托即止。病理性小儿夜啼,啼哭不止,诸法惘效,病理性的小儿夜啼需要治疗。

《针灸大成》:九穴心包手厥阴,天池天泉曲泽深,郄门间使内关对,大陵劳宫中冲侵(左右共一十八穴)。

第十节　手少阳三焦经

一、经脉循行

①起于小指次指之端;②上出两指(指第4、5指缝间)之间;③循手表(背)腕;④出臂外两骨(尺骨与桡骨间)之间;⑤上贯肘;⑥循臑外(上臂外侧)上肩;⑦而交

出足少阳之后；⑧入缺盆；⑨布膻中；⑩散络心包；⑪下膈，遍属三焦；⑫其支者，从膻中，上出缺盆；⑬上项；⑭系耳后直上；⑮出耳上角；⑯以屈下颊至䪼；⑰其支者，从耳后入耳中，出走耳前，过客主人前，交颊；⑱至目锐眦。

手少阳三焦经体表循行线起于无名指端(关冲穴)，行于第4、5掌骨之间，沿着腕背，出于前臂桡骨与尺骨之间，过肘尖，经上臂外侧，达肩部，进入缺盆，上颈至耳后，上行额角，再下至面颊、眶下部；耳部的经脉从耳后入耳中，出走耳前，至目外眦(丝竹空之下)，与足少阳胆经相接。手少阳三焦经体内循行从缺盆部向下，分布于胸中，联络心包，通过横膈，从胸至腹，属于上、中、下三焦。

二、经脉特点

循行特点：①从手走头；②上肢外侧中间。

络属关系：遍属三焦，散络心包。

联络脏器：三焦、心包、耳、眼、膈。（三焦包耳锐眦牵）

三、主要病候

主气所生病："汗出，目锐眦痛，颊痛，耳后、肩、臑、肘、臂外皆痛，小指次指不用"，以腹胀、水肿、遗尿、小便不利、大便秘结及三焦火盛证，耳鸣、耳聋、咽喉肿痛为常见。

外经病：经脉循行所过处的感觉、运动异常。

四、主治概要

头面五官病：头、目、耳、咽喉、偏头痛等。

外经病：耳后、肩臂肘外侧疼痛、手背肿痛等。

神志病及热病：如癫痫、热病汗出等。

五、本经主要腧穴

左右各23穴。起于关冲，止于丝竹空。分布于上肢外侧，侧头、项、肩部。

1.关冲（井穴）

【定位】在手环指末节，指甲底部尺侧0.1寸(指寸)。

【简便取穴】沿无名指指甲底部与尺侧缘切线的交点处即本穴。

【腧穴解析】关，通弯。无名指又名环指，环指不能单独伸直（自己试验一下），有弯曲的意思。冲，见少冲条。本穴经气由劳宫而来，"别掌中，循小指次指，出其端"。

【功效】清火邪，解郁热。

【主治】（1）醒脑开窍：中暑。（病在脏者，取之井）

（2）泄热：热病。

（3）外经病：头痛、目赤、耳鸣、耳聋、喉痹、舌强等头面五官病证。（远治作用）

【操作】斜刺0.1至0.2寸，多用三棱针点刺出血。

【宋人献曝】小儿水泻：刺血。

2. 中渚（输穴）

【定位】在手背部，当第4指掌指关节的后方，第4、第5掌骨间凹陷处。

【简便取穴】半握拳，手背部第4掌指关节后，可触及一凹陷处即本穴。

【腧穴解析】《素问·五常政大论》：中，根也。根有生气之根本，也就是元气之根本。又"喜怒哀乐之未发谓之中"，故"中"又有精神情志的意思。渚，江中之小洲。水流至渚，水势较缓，易致堵塞。综上所述，中渚有精神情志在此积聚的意思；反之，又是疏通三焦经经气常用腧穴。

【功效】清热，疏经活络。

【主治】（1）头面五官病：耳鸣、耳聋、头痛、目赤、喉痹等。（输穴治孔窍病，三焦经"从耳后入耳中，出走耳前"）

（2）热病、疟疾。（"病时间时甚者取之输"，疟疾一般寒热往来，发作有时）

（3）肩背肘臂酸痛，手指不能屈伸。（外经病，输主体重节痛）

【操作】直刺0.3至0.5寸，可灸。

【宋人献曝】对侧胸锁乳突肌及斜方肌痉挛、疼痛。

3. 阳池（原穴）

【定位】在腕背横纹中，当指伸肌腱的尺侧缘凹陷处。

【简便取穴】由第4掌骨向上推至腕横纹，可触及凹陷处即本穴。

【腧穴解析】阳，手少阳经，手背阳面；池，见曲池条。本经经气由关冲承接劳宫之气，行于津液出入之门户（液门），承中渚之气而积聚之，停潴于阳池。液门，生液之门，对口干、消渴的主治同阳池，且见效更快。

【功效】疏少阳风火，通三焦经络。

【主治】(1)五官疾患:头痛、耳鸣、耳聋、喉痹。(远治作用,经脉所过)

(2)腕关节及周围软组织疾患、肘臂疼痛。(近治作用)

(3)消渴、口干。(特殊作用,见腧穴解析)

【操作】直刺0.3至0.5寸,可灸。

【宋人献曝】阳池为三焦经阳气集中之处,艾灸阳池穴,助阳散寒,治疗四肢不温。

4.外关(络穴、八脉交会穴通阳维)

【定位】在前臂背侧,当阳池与肘尖的连线上,腕背横纹上2寸,尺骨与桡骨之间。

【简便取穴】抬臂俯掌,腕背横纹中点直上2寸,前臂两骨之间的凹陷处即本穴。

【腧穴解析】外,外与内相对,指胸膈之外与手臂外侧;关,关卡、关要。本穴通阳维脉,"阳维为病苦寒热",有一分寒热,有一分表证,且以治疗风热表证为主。其他治疗参照内关条。

【功效】散风解表,疏经活络。

【主治】少阳风火壅滞证。

(1)通阳维:热病。(阳维为病苦寒热)

(2)外经病:①头痛、目赤肿痛、耳鸣、耳聋等头面五官病证。②胁肋痛。③瘰疬。(通行三焦之气)④实则肘挛,虚则不收(络穴为病)。

【操作】直刺0.5至1寸,可灸。

【宋人献曝】胸胁背部的筋骨、腠理、皮毛病变皆可用之。

5.支沟(经穴)

【定位】在前臂背侧,当阳池与肘尖的连线上,腕背横纹上3寸,尺骨与桡骨之间。

【简便取穴】抬臂俯掌,掌腕背横纹中点直上3寸,前臂两骨之间的凹陷处即本穴。

【腧穴解析】支,支臂取之;沟,狭长、低凹、有水处。支起肘关节,尺桡骨之间有沟出现,沟端即为本穴。

【功效】清三焦,疏经络,通腑气,理胞宫。

【主治】三焦相火炽盛证:

(1)外经病：①热病。②耳鸣，耳聋。③胁肋疼痛。

(2)调节三焦之气，主气所生病：①便秘。(特殊治疗)②闭经、产后血晕。

(3)暴喑。(特殊治疗，声嘶哑多由火热所致，《铜人腧穴针灸图经》：支沟治口噤不开，暴哑不能言。)

【操作】直刺 0.5 至 1 寸，可灸。

【宋人献曝】(1)是治胁痛的经验穴。

(2)外关、支沟的联系与区别。

$$\left.\begin{array}{l}外关\\支沟\end{array}\right\}\begin{array}{l}行三焦之气，\\通调水道\end{array}\left\{\begin{array}{l}风、热、痛、利(水)\\风、热、痛、通(便)\end{array}\right.$$

6. 天井(合穴)

【定位】在臂外侧，屈肘时当肘尖直上 1 寸处。

【简便取穴】屈肘，肘尖直上 1 横指凹陷处即本穴。

【腧穴解析】天，指天部，即上臂；井，深凹有水处。穴在屈肘凹陷中，位置较深，形如井状。本穴承接三焦天部经水，其经气沉降、清冷如井，并具有疏通功效，故可治疗热病及神志病。

【功效】疏肝散结，清肝泻火，豁痰开窍。

【主治】(1)疏通经络：偏头痛、胁肋痛、颈项肩臂痛等痛证。(外经病，远治作用)

(2)清心宁神：①耳聋。②癫痫。(见腧穴解析)

(3)瘰疬、瘿气、荨麻疹。《针灸大成》："瘰疬少海天井边。"

【操作】直刺 0.5 至 1 寸，可灸。

【宋人献曝】发汗：针自天井透向腕关节，平刺。瘰疬：针自天井透向肩贞，平刺。

7. 肩髎

【定位】在肩部，当肩髃后方，当臂外展时，于肩峰后下方凹陷处。

【简便取穴】触及肩峰最外端，向后 1 寸，即本穴。

【腧穴解析】肩，部位名词；髎，有孔处。

【功效】祛风湿，利肩臂。

【主治】肩臂疾患。

【操作】斜向外侧刺 0.5 至 1 寸,向肩关节方向直刺,可灸。

8. 翳风

【定位】在耳垂后方,当乳突与下颌角之间凹陷处。

【简便取穴】头偏向一侧,将耳垂上压,所现凹陷处即本穴。

【腧穴解析】翳,掩蔽,阻挡。古代帝王出行,其后左右宫女所执羽扇即为翳;风,风邪。本穴有阻挡风邪入侵,又有治疗风邪为病的功效。

【功效】疏风,通络,聪耳。

【主治】(1)头面五官疾患:耳鸣、耳聋、面瘫、口眼㖞斜、牙关紧闭。(近治作用)

(2)瘰疬。(近治作用,本病治疗所选之穴,多为淋巴结集中处)

(3)呃逆。(通调三焦,降逆止呃)

【操作】直刺 0.5 至 1 寸,可灸。

【宋人献曝】牙痛。

9. 角孙

【定位】折耳郭向前当耳尖直上入发际处。

【腧穴解析】角,穴对耳上角;孙,"支而横者为络,络之别者为孙"。又,孙为经气幼小、微弱之意。本穴为耳上角一个细小的分支,此处经气处于萌芽状态。足三阳从头走足,角孙者,少阳生发之气,可以治疗抽搐,少阳风火上扰诸证。

【功效】清热泻火,通络止痛。

【主治】(1)清热泻火:①目赤肿痛、目翳。②痄腮(特殊作用)、齿痛、颊肿。(《铜人腧穴针灸图经》:角孙治目生肤翳,齿龈肿。本穴为三焦、小肠、胆经交会穴,心开窍于舌,与小肠相表里,小肠热盛可致口腔乃至于五官一些火热之证。)

(2)通络止痛:头痛,项强。(近治作用)

【操作】平刺 0.3 至 0.5 寸。

【宋人献曝】痄腮:灯心草灸,操作时剪去局部头发,动作要快,以听到"啪"声及局部微黄为度。

10. 耳门

【定位】在面部,当耳屏上切迹的前方,下颌骨髁状突后缘,张口有凹陷处。

【简便取穴】耳屏上切迹的前方,张口有凹陷处即本穴。

【腧穴解析】"其支者,从耳后入耳中,出走耳前",耳门就是经脉出走耳前的门户。

【功效】通络,利耳窍。

【主治】经脉不畅所致的局部疾患:①耳鸣、耳聋、聤耳等耳疾。②齿痛,颈颌痛。

【操作】直刺 0.5 至 1 寸,张口取穴。

11. 丝竹空

【定位】在面部,当眉梢凹陷处。

【简便取穴】在面部,眉棱骨上,眉毛外侧眉梢凹陷处即本穴。

【腧穴解析】丝竹,细小之竹叶;空,孔也。本穴以形命名。

【功效】祛风通络,利五官。

【主治】(1)癫痫。

(2)头痛、目眩、目赤肿痛、眼睑瞤动等头目病证。

(3)齿痛。

注:上述主治,皆为局部治疗,《医宗金鉴》:丝竹空主治头痛,颈项肿,口僻瘈疭。

【操作】向眉弓方向平刺 0.3 至 0.5 寸,禁灸。

【宋人献曝】瘛症之偏瘫、截瘫。

《针灸大成》:二十三穴手少阳,关冲液门中渚旁,阳池外关支沟正,会宗三阳四渎长,天井清冷渊消泺,臑会肩髎天髎堂,天牖翳风瘈脉青,颅息角孙丝竹张,和髎耳门听有常(左右共四十六穴)。

第十一节　足少阳胆经

一、经脉循行

①起于目锐眦;②上抵头角(指额结节部,一般指额角);③下耳后;④循颈,行手少阳经之前,至肩上,却交出手少阳之后;⑤入缺盆;⑥其支者,从耳后入耳中;⑦出走耳前;⑧至目锐眦后;⑨其支者,别目锐眦(从目外角分出);⑩下大迎;⑪合于手少阳,抵于䪼(眼眶下缘的骨);⑫下加颊车;⑬下颈合缺盆;⑭以下胸中,贯膈;⑮络肝;⑯属胆;⑰循胁里(胁肋之里);⑱出气街(气冲穴部,在腹股沟动脉旁);⑲绕毛际;⑳横入髀厌中(指股骨大转子,即环跳穴所在);㉑其直者,从缺盆;㉒下

腋;㉓循胸;㉔过季胁(第11、12肋所在部);㉕下合髀厌中;㉖以下循髀阳;㉗出膝外廉;㉘下外辅骨(腓骨)之前;㉙直下抵绝骨之端;㉚下出外踝之前,循足跗(足背)上;㉛入小指次指之间;㉜其支者,别跗上,入大指之间,循大指歧骨(两骨之分歧部。此处指大趾本节后,即第一、二跖骨间)内出其端,还贯爪甲,出三毛。

足少阳胆经体表循行线起于目外眦(瞳子穴),向上到额角部,下至耳后,沿颈至肩上,到缺盆部;耳部的经脉从耳后入耳中出走耳前,至目外眦后;外眦部的经脉从外眦部分出后,下大迎到目眶下,经颊车合于缺盆;缺盆部的经脉下行腋下,经侧胸、季胁,至髋关节,沿大腿外侧,经腓骨前到外踝前,沿足背入第四趾外侧端(足窍阴穴)。足少阳胆经体内循行线起于缺盆部,向下进入胸中,通过横膈,联络肝脏,属于胆腑,沿胁肋内,至少腹两侧的气冲穴(属于足阳明胃经),通过外阴部的毛际,横入于髋关节部(环跳穴)。足少阳胆经足背部的支脉起于足临泣穴,沿第一、二跖骨之间,至大趾端,穿过趾甲,复至趾甲后的毫毛部(大敦穴,属肝经),与足厥阴肝经相接。

二、经脉特点

循行特点:①从头走足;②下肢外侧中间及体侧。

络属关系:属胆络肝。

联络脏器:胆、肝、眼、耳。(胆肝锐眦入耳位)

三、主要病候

主骨所生病:"头痛,颔痛,目锐眦痛,缺盆中肿痛,腋下肿,马刀侠瘿,汗出振寒,疟,胸、胁、肋、髀、膝外至胫、绝骨、外踝前及诸节皆痛,小趾次趾不用",以口苦、胁痛、寒热往来、疟疾为常见。

外经病:头目痛、缺盆肿痛、腋肿、胸胁、下肢外侧疼痛、麻木、活动不利等。

四、主治概要

肝胆病:黄疸、口苦、胁痛等。

神志病及热病:失眠、健忘、癫狂、发热、小儿惊风等。

侧头、目、耳、咽喉病:偏正头痛、面肿、面瘫、三叉神经痛、目赤痛、近视等。

胸胁及外经病:胸胁疼痛、颈项强痛、落枕、腋下淋巴结炎及结核;髋、膝关节疼痛、坐骨神经疼痛、下肢不遂等疾患。

妇科病：赤白带下、月经不调、盆腔炎等。

五、本经主要腧穴

左右各 44 穴。起于瞳子髎，止于足窍阴。分布于下肢外侧面，髋、侧腹、侧胸部，头面、项、肩部。

1.瞳子髎

【定位】目外眦旁，当眶外侧缘凹陷处。

【简便取穴】正坐，目外眦眼眶外侧缘凹陷处即本穴。

【腧穴解析】瞳子，目之精华，即瞳孔。髎，孔也。

【功效】清热疏风，明目止痛。

【主治】近治作用：①一切眼疾：目赤、目痛、目翳、畏光流泪等。②头面病证：头痛、面神经麻痹。

【操作】平刺 0.3 至 0.5 寸，或用三棱针点刺放血。

【宋人献曝】胆绞痛等胆囊疼痛。（首尾取穴，即起止点理论）

2.听会

【定位】耳屏间切际的前方，下颌骨髁突的后缘，张口有凹陷处。

【简便取穴】正坐，耳屏间切迹前方，张口有凹陷处即本穴。

【腧穴解析】听，听觉功能；会，聚会。

【功效】利窍聪耳，息风清热，通络止痛。

【主治】(1)耳齿疾患：①耳鸣、耳聋、聤耳等耳疾。②齿痛，口眼㖞斜。

(2)下颌关节、面颊疾患：习惯性下颌关节脱位、面瘫。

【操作】平直刺 0.5 至 1 寸。

3.率谷

【定位】耳尖直上入发际 1.5 寸。

【简便取穴】角孙直上四横指一半处即本穴。

【腧穴解析】率，统率，率领之意；谷，两峰之间为谷，有连接之意。率谷即在头部顶、颞、蝶三骨连接凹陷处，其位置是高于其他所有含"谷"的腧穴。

【功效】平肝息风，止痉快膈，和中降逆。

【主治】(1)神经系统病证：①头痛，眩晕。②小儿急、慢惊风。（近治作用；本穴

位置较高,有平肝息风,镇静止痛之功效)

(2)消化系统病证:呃逆、呕吐。常配中脘、内关、足三里。(胆气上逆)

【操作】平刺 0.5 至 0.8 寸。

【宋人献曝】眩晕的治疗,率谷前 1 寸,水平向后平刺 1 至 1.5 寸,可快速改善脑缺血、缺氧症状。

4.完骨

【定位】耳后,乳突后下方凹陷处。

【腧穴解析】完骨,今之乳突骨,骨穴同名。

【功效】行气止痛,利脑清窍。

【主治】近治作用:①癫痫。②头痛、颈项强痛、喉痹、颊肿、齿痛、口㖞等头项五官病证。③中风。

【操作】平刺 0.5 至 0.8 寸。

【宋人献曝】血管性头痛、神经性头痛。

5.阳白

【定位】在前额部,当瞳孔直上,眉上 1 寸。

【简便取穴】正坐,瞳孔直视前方,瞳孔直上眉上 1 拇横指处即本穴。

【腧穴解析】阳白,使目见阳光,而明白者,以其功能命名。

【功效】清热疏风,益气明目。

【主治】近治作用:①前头痛。②眼睑下垂、口眼㖞斜。③目赤肿痛、视物模糊、眼睑眴动等目疾。

【操作】平刺 0.5 至 0.8 寸;可灸。

6.头临泣

【定位】在头部,当瞳孔直上入前发际 0.5 寸,神庭与头维连线的中点处。

【简便取穴】正坐,瞳孔直视前方,瞳孔直上,入发际半横拇指处即本穴。

【腧穴解析】头,部位名词;临,居高临下,有监督、治理之意;泣,有泪无声。即本穴在头部,可以治疗泪出不止的病证。

【功效】清头明目,宣通鼻窍,醒神。

【主治】近治作用:①头痛。②目痛、目眩、流泪、目翳等目疾。③鼻塞,鼻渊。④小儿惊痫。

【操作】平刺 0.5 至 0.8 寸,可灸。

7.风池

【定位】当枕骨之下,与风府相平,胸锁乳突肌与斜方肌上端之间的凹陷处。

【简便取穴】正坐,枕骨下缘,大筋外缘凹陷中取穴。

【腧穴解析】风,风邪;池,水之汇储处。此穴为内、外风侵犯人体的通道,又为治疗风邪的腧穴。

【功效】疏风解表,醒脑开窍,聪耳明目,通经活络。(内风、外风;风寒、风热)

【主治】(1)中风、癫痫、眩晕等内风所致的病证。

(2)感冒、鼻塞、衄血、目赤肿痛、口眼㖞斜等外风所致的病证。

(3)近治作用:①头痛、耳鸣、耳聋。②颈项强痛。

【操作】平刺 0.5 至 1 寸,可灸,不宜直接灸。

【宋人献曝】偏正头痛:灸风池,泻法(疾吹其火)。

8.肩井

【定位】在肩胛区,第 7 颈椎棘突下与肩峰最外侧点连线的中点。

【简便取穴】先找到大椎,再找到肩峰外侧端,二者连线中点即本穴。

【腧穴解析】肩井,肩上凹陷如井处。古人曰中为市,买卖者集于井,故称"市井",形容四通八达。本穴又名阳气穴,与三焦、胆、胃、阳维脉相交会,有很强的助阳行气之功效,气行则血行,其活血功效强大。

【功效】通络散结,调护经产,活血化瘀。

【主治】(1)局部治疗:①颈项强痛,肩背疼痛,上肢不遂。②瘰疬。

(2)妇产科病证:难产、乳痈、乳汁不下、乳癖。(见腧穴解析)

【操作】向后斜刺 0.5 至 0.8 寸,不可深刺,以免伤及肺脏。孕妇禁用。

【宋人献曝】(1)肩井穴,为治疗跌打损伤、内伤瘀血第一要穴。活血功效较强,故孕妇禁用。

(2)可用于乳痈。

9.日月(胆募穴)

【定位】在上腹部,当乳头直下,第 7 肋间隙,前正中线旁开 4 寸。

【简便取穴】正坐或仰卧,自乳头垂直向下推 3 个肋间隙,按压有酸胀感处即本穴。

【腧穴解析】日月者,左右目也。左目为日,右目为月。本穴又名"神光",可治疗多种目疾;日月者,阴阳也。本穴可治疗上下阴阳不相交会;日月者,月信也。又可治疗月经紊乱。

【功效】疏肝利胆,和胃降逆。

【主治】局部治疗:①黄疸、胁肋疼痛等肝胆病证。②呕吐、吞酸、呃逆等肝胆犯胃病证。(募穴)

【操作】斜刺0.5至0.8寸。禁深刺,以防造成气胸或损伤肝、胆。

【宋人献曝】(1)日月可治疗目疾。

(2)治疗上下阴阳不相交会,即上热下寒,或上寒下热(左右阴阳不相交会取申脉、照海)。

(3)日月配期门治疗月经不调。(肝郁为主的月经不调)

10.带脉

【定位】在侧腹部,章门下1.8寸,当第11肋骨游离端下方与脐水平线的交点处。

【简便取穴】腋中线与肚脐水平线相交处即本穴。

【腧穴解析】带,环腰一周之衣带,奇经八脉之带脉;脉,经脉。为治疗妇科带下之要穴。

【功效】调经止带,清热利湿,通经活络。

【主治】局部治疗:①阴挺、赤白带下、月经不调等妇科病证。②疝气。③少腹痛,腰胯痛。

【操作】直刺1至1.5寸,可灸。不宜深刺,切忌猛力快速提插,以免刺破肠管。

【宋人献曝】埋线减肥,必选带脉、关元、气海。带脉可约束腰部组织,起瘦腰或固摄作用;肥人多痰,痰是因为阳气虚弱,运化乏力,水湿内停而形成的。故此三穴必选。

11.环跳

【定位】在股外侧,当股骨大转子最凸点与骶管裂孔连线外1/3与内2/3交点处。

【简便取穴】侧卧屈股,股骨大转子最高点与骶管裂孔作一直线,上1/3与下2/3交接处即本穴。

【腧穴解析】环,蹲身、弯曲;跳,跃起。居,坐之意;髎,孔隙。居髎,就是坐下来后,在大腿髋关节前缘处,出现一个孔隙。故环跳穴能够治疗不能蹲身、不能跳跃等病证,居髎穴能够治疗不能端坐等病证。

【功效】散风祛湿,舒筋利节。

【主治】(1)腰胯疼痛、下肢痿痹、半身不遂等腰腿疾患。(近治作用)

(2)风疹。(《针灸大成》:环跳主冷风湿痹不仁,风疹遍身。胆与肝相表里,针刺本穴可清泄肝胆湿热之邪。环跳又为胆经与膀胱经交会穴,足太阳主一身之表,针刺本穴可激发膀胱经气,祛风止痒。)

【操作】直刺 2 至 3 寸,可灸。

12.风市

【定位】在大腿外侧部的中线上,当腘横纹上 7 寸,或直立垂手时,中指指尖处。

【简便取穴】直立垂手,手掌并拢伸直,中指指尖对裤缝处即本穴。

【腧穴解析】风,风邪;市,货物集散地。即此处易为风邪积聚,又是治疗风邪的要穴。《针灸大成》:风市穴主浑身瘙痒,麻痹,厉风疮。

【功效】疏经络,祛风湿,调气血。

【主治】(1)下肢痿痹、麻木及半身不遂等下肢疾患。(近治作用)

(2)遍身瘙痒、脚气。(《肘后备急方》:治风毒脚弱痹满上气方……次乃灸风市百壮。腧穴解析中已讲风市穴为治风之要穴,中医的瘙痒证及脚气病皆由风湿引起,故可治之。)

【操作】直刺 1 至 2 寸,可灸。

【宋人献曝】治疗失眠、耳鸣、耳聋。

13.阳陵泉(八会穴之筋会、合穴、胆的下合穴)

【定位】在小腿外侧,当腓骨小头前下方凹陷处。

【简便取穴】屈膝 90°,膝关节外下方,腓骨小头前下方凹陷处即本穴。

【腧穴解析】阳,小腿外侧为阳,又为阳气;陵泉,见阴陵泉条。即下肢阳气由此而发。

【功效】疏肝利胆,清热利湿,舒筋利节。

【主治】(1)脏腑病:黄疸、胁痛、口苦、呕吐、吞酸等肝胆犯胃病证。

(2)外经病:①膝肿痛、下肢痿痹及麻木等下肢、膝关节疾病。②肩痛。

(3)筋之会:小儿惊风。

【操作】直刺 1 至 1.5 寸,可灸。

【宋人献曝】(1)口苦、口臭及带状疱疹疼痛,配厉兑,刺血速效。

(2)本穴很多人使用无效或效果不佳,前面我们讲过下肢阳气由此而发,《针灸

《大成》:阳陵泉主膝伸不得屈,髀枢膝骨冷痹。故本穴以补为主,应针用补法或灸以祛寒止痛。

14.光明(络穴)

【定位】在小腿外侧,当外踝尖上5寸,腓骨前缘。

【简便取穴】先找到悬钟,其上2寸,腓骨前缘即本穴。

【腧穴解析】"左目神,字英明;右目神,字玄光。"本穴能使目见光明,又可使头脑清晰。胆经络穴光明,似珠光之放;肝经络穴蠡沟,如河蚌之收。两穴一放一收,可为对穴。

【功效】清肝明目,舒筋利节。

【主治】(1)远治作用:①目痛、夜盲、近视、目花等目疾。(见腧穴解析,《席弘赋》:睛明治眼未效时,光明合谷安可缺。临床治疗目疾时可配合谷穴)②胸乳胀痛。(经脉所过)

(2)近治作用:下肢痿痹。

【操作】直刺1至1.5寸。深刺须避免刺伤胫前动、静脉。

15.悬钟(八会穴之髓会)

【定位】在小腿外侧,当外踝尖上3寸,腓骨前缘。

【简便取穴】外踝尖直上4横指处,腓骨前缘处即本穴。

【腧穴解析】悬,漏刻,引申为视觉功能;钟,乐器,引申为听觉功能。耳聪目明,是髓海充足的表现。反之,则髓海空虚。故悬钟为髓之会。

【功效】疏肝理气,祛风止痛,通经活络。

【主治】(1)髓之会:①痴呆、中风等髓海不足疾病。②下肢痿痹。"两足难移先悬钟""人能健步,以髓会绝骨也"。

(2)外经病:颈项强痛,胸胁满痛。

【操作】直刺0.5至0.8寸。可透三阴交,可强身保健灸。

【宋人献曝】(1)艾灸足三里、悬钟左右4穴,可降低超敏C反应蛋白及同型半胱氨酸数值,预防中风。

(2)降血压,影响红细胞、白细胞变化。

(3)防衰老要穴。

16.丘墟(原穴)

【定位】在足外踝的前下方,当趾长伸肌腱的外侧凹陷处。

【简便取穴】踝关节内翻,足外踝前下方凹陷处即本穴。

【腧穴解析】丘,外踝突起如丘;墟,踝前肉凹似墟。丘、墟之间即为本穴,以形命名。

【功效】疏肝利胆,通经泄热。

【主治】(1)远治作用:①目赤肿痛、目翳等目疾。②颈项痛、腋下肿、胸胁痛。

(2)近治作用:足内翻,足下垂,外踝肿痛等痛证。

【操作】直刺0.5至1寸。不宜瘢痕灸。

【宋人献曝】胁肋痛,丘墟配阳陵泉。

17.足临泣(输穴,八脉交会穴通带脉)

【定位】在足背外侧,当足第4、第5跖骨结合部前方,小趾伸肌腱外侧凹陷处。

【简便取穴】坐位,第5趾长伸肌腱外侧凹陷中,按压有酸胀感处即本穴。

【腧穴解析】足,部位名词;临泣,见头临泣条。

【功效】疏肝利胆,清利头目,通经活络。

【主治】(1)远治作用:①目赤肿痛、迎风流泪。(见腧穴解析)②偏头痛、胁肋疼痛。③月经不调、乳少、乳痈。(肝与胆相表里,女子以肝为先天;又通带脉)④瘰疬。

(2)近治作用:足跗疼痛。

(3)疟疾(输穴,病时间时甚者取之输)。

【操作】向上斜刺0.3至0.5寸,三棱针点刺出血。

【宋人献曝】治疗环腰一周的疼痛,因足临泣通带脉。

18.侠溪(荥穴)

【定位】足背,第4、5趾间,趾蹼缘后方赤白肉际处纹头上凹陷处。

【简便取穴】坐位,第4、5趾蹼缘后方赤白肉际处取之。

【腧穴解析】侠,通夹,即本穴夹于第4、5趾间;溪,见阳溪条。

【功效】清热泻火,利胆除烦。

【主治】(1)脏腑病:惊悸。

(2)远治作用:①头痛、眩晕、颊肿、耳鸣、耳聋、目赤肿痛等头面五官热性病证。②胁肋疼痛、膝股痛、足跗肿痛等痛证。③乳痈。

(3)荥主身热:热病。

【操作】直刺0.3至0.5寸。

19.足窍阴(井穴)

【定位】足第 4 趾外侧,趾甲角旁 0.1 寸。

【简便取穴】坐位,第 4 趾趾甲外侧缘与下缘各作一切线,交点处即本穴。

【腧穴解析】足,部位名词;窍,心开窍于舌,肝开窍于目,肾开窍于耳,脾开窍于口而通于咽,肺开窍于鼻而通于喉;阴,五脏属阴。十二经脉循行交接时,凡阳经末尾处的腧穴命名,皆以阴象以通阴经。足窍阴,其意为足部治疗五官病变的一个腧穴。头窍阴治病,多属局部治疗;足窍阴多为导引下行,通散治之。

【功效】清热息风,启闭开窍,清胆利胁。

【主治】(1)远治作用:①头痛、目赤肿痛、耳鸣、耳聋、咽喉肿痛等头面五官实热病证。②胸胁痛,足跗肿痛。

(2)不寐。(通眼窍)

(3)热病。(井穴泄热)

【操作】浅刺 0.1 至 0.2 寸,三棱针点刺出血。

【宋人献曝】又名"开心穴",《甲乙经》:动则烦心,窍阴主之。

《针灸大成》:少阳足经瞳子髎,四十四穴行迢迢,听会上关颔厌集,悬颅悬厘曲鬓翘,率谷天冲浮白次,窍阴完骨本神邀,阳白临泣目窗辟,正营承灵脑空摇,风池肩井渊腋长,辄筋日月京门标,带脉五枢维道续,居髎环跳风市招,中渎阳关阳陵穴,阳交外丘光明宵,阳辅悬钟丘墟外,足临泣地五侠溪,第四趾端窍阴毕(左右共八十八穴)。

第十二节　足厥阴肝经

一、经脉循行

①起于大趾丛毛(三毛大敦穴处)之际;②上循足跗上廉(太冲穴);③去内踝一寸;④上踝八寸,交出太阴之后;⑤上腘内廉;⑥循股阴;⑦入毛中;⑧过阴器;⑨抵小腹;⑩挟胃属肝络胆;⑪上贯膈;⑫布胁肋;⑬循喉咙之后;⑭上入颃颡(指鼻咽部与喉头);⑮连目系;⑯上出额;⑰与督脉会于巅(指头顶高处);⑱其支者,从目系下颊里;⑲环唇内;⑳其支者,复从肝别;㉑贯膈;㉒上注肺。

足厥阴肝经体表循行线起于足大趾毫毛部(大敦穴),沿着足跗,出于内踝前 1

寸处,向上至内踝上8寸处与足太阴脾经相交叉,上至膝内侧、股内侧,入阴毛中,绕阴部,达小腹,布胁肋。足厥阴肝经体内循行线起于腹部,挟胃腑而行,属于肝脏,联络胆腑,向上通过横膈,沿喉咙的后面,向上至鼻咽部,与"目系"(眼球连系于脑的部位)相连接,出于前额,与督脉会于巅顶部。足厥阴肝经"目系"的支脉从目系下行颊里,环绕唇内。足厥阴肝经的肝部支脉从肝分出,通过横膈,上注于肺脏,与手太阴肺经相接。

二、经脉特点

循行特点:①从足走腹胸;②下肢内侧中间。

络属关系:属肝络胆。

联络脏器:肝、胆、肺、胃、生殖器、目系、喉咙、唇。(肝生目唇喉肺胃)

三、主要病候

主肝所生病:"胸满,呕逆,飧泄,狐疝,遗溺,闭癃",以胸闷、恶心、呕吐、大便溏泄为常见。

外经病:经脉循行处胫、脊、睾丸、生殖器等疾病。

四、主治概要

泌尿生殖系统病:月经不调、带下、崩漏、痛经、遗精、遗尿等。

肝胆疾患:黄疸、胸胁痛、呕逆及肝风内动诸症。

神经系统病:中风、失眠、癫狂痫等。

眼病:头目眩、目赤肿痛、青盲等。

外经病:经脉循行处的感觉及运动异常。

五、本经主要腧穴

左右各14穴。起于大敦,止于期门。分布于下肢内侧,腹、胸部。

1.大敦(井穴)

【定位】在足大趾末节外侧,距趾甲角0.1寸。

【简便取穴】坐位,大趾趾甲外侧缘与下缘各作一切线,交点处即本穴。

【腧穴解析】大者,丰富也;敦者,敦厚也。凡阴盛之气积聚于下者,至丰至厚,故名大敦。

【功效】疏肝理气,镇惊安神。

【主治】(1)远治作用:①疝气,少腹痛。②遗尿、癃闭、五淋、尿血等泌尿系统病

证。③月经不调、崩漏、阴缩、阴中痛、阴挺等前阴、妇科病证。（经脉所过）

（2）神志病：癫痫，善寐。（肝主疏泄，又与督脉会于巅）

【操作】直刺0.1至0.2寸，可用三棱针点刺，可灸。

2.行间（荥穴）

【定位】在足背侧，当第1、2趾间，趾蹼缘的后方赤白肉际处。

【简便取穴】坐位，在足背部第1、2趾间连接处的缝纹头处即本穴。

【腧穴解析】行者，走也。气得行而通，滞得行而解；间，间隙意，即疾病缓解或痊愈。故气得行，病得间也，用此穴可使郁滞不通的疾病好转或痊愈。

【功效】平肝息风，调经利下焦。

【主治】（1）肝经风热证：中风、癫痫、头痛、目眩、目赤肿痛、青盲、口㖞等。（脏腑病；肝开窍于目；荥主身热）

（2）前阴、妇科病证：①月经不调、痛经、闭经、崩漏、带下等妇科经带病证。②阴中痛、疝气。③遗尿、癃闭、五淋等泌尿系病证。（经脉所过）

（3）外经病：胸胁满痛及足跗肿痛。

【操作】直刺0.5至0.8寸，可灸。

【宋人献曝】本穴又名"叹气穴"，《甲乙经》曾记载"长太息，行间主之"，针刺可疏肝解郁，治疗频频叹息。

3.太冲（原穴）

【定位】在足背侧，当第1、2跖骨间，跖骨底结合部前方凹陷中。

【简便取穴】足背，沿第1、2趾间横纹向足背上推，推至两骨交接处，可感有一凹陷即本穴。

【腧穴解析】太，见太渊条；冲，见少冲穴。"肾脉与冲脉并下行，循足，合而盛大，故曰太冲"，太冲下方为涌泉，太冲所治病证多与涌泉相似。

【功效】平肝息风，化湿祛郁，引火下行。

【主治】（1）脏腑病：①肝阳上亢证：中风、癫狂痫、小儿惊风。②肝经风热证：头痛、眩晕、耳鸣、目赤肿痛、口㖞、咽痛等。③肝火犯胃证：黄疸、胁痛、腹胀、呕逆等肝胃病证。

（2）前阴、妇科病：①癃闭，遗尿。②月经不调、痛经、经闭、崩漏、带下等妇科经带病证。

（3）外经病：下肢痿痹，足跗肿痛。

【操作】直刺 0.5 至 0.8 寸,可灸。

【宋人献曝】针刺太冲时,针身倾斜 45°,太冲透涌泉,一针两经。太冲穴的特点:疏肝解郁、引火下行、泄热。

4.中封

【定位】内踝前 1 寸,胫骨前肌肌腱内缘凹陷中。

【简便取穴】在足背侧,当内踝前,商丘与解溪连线之间,胫骨前肌腱的内侧凹陷中取穴。

【腧穴解析】中,参中渚条,指精神。封者,聚土成凸;又,土在沟上为封。中封穴位于商丘、解溪两凹之间,故名。肝藏魂,中封乃肝经经气之所聚,魂之所封处。

【功效】疏肝健脾,清热消肿。

【主治】(1)前阴病:①男科:阴缩、阴茎痛、遗精。②小便不利。(经脉所过,远治作用)

(2)外经病:①疝气。②腰痛、少腹痛、内踝肿痛等痛证。(经脉所过,远治作用)

【操作】直刺 0.5 至 0.8 寸,可灸。

5.蠡沟(络穴)

【定位】内踝尖上 5 寸,胫骨内侧面的中央。

【简便取穴】蠡即瓢状(自己看一下腓肠肌的形状),腓肠肌边缘有一道沟,该沟斜行与胫骨内侧面的交点即为本穴。本穴有斜行别出之意,故为络穴。

【腧穴解析】蠡者,瓢也,蚌壳状。沟,见支沟条。本穴与足少阳经光明穴相对,光明似明珠,蠡沟如蚌壳。两穴一阴一阳,犹如母子,常对应取穴。蠡者,从虫,从痒,止痒之效佳,特别是前阴瘙痒。

【功效】疏肝理气,调经止带、止痒。

【主治】(1)前阴妇科病:①小便不利、睾丸肿痛。②月经不调、赤白带下、阴挺、阴痒(络穴为病:实则挺长,虚则暴痒)等妇科病证。

(2)外经病:①疝气。②足胫疼痛。

上述主治皆为经脉所过的远治作用,《铜人腧穴针灸图经》记载:蠡沟治卒疝少腹肿,时少腹暴痛,小便不利如癃闭。

【操作】平刺 0.5 至 0.8 寸。

【宋人献曝】(1)前阴瘙痒:蠡沟;后阴瘙痒:鸠尾。

（2）小儿水疝即阴囊鞘膜积液。

（3）利尿功效强大，如以瓢刮水，《甲乙经》：蠡沟主小便不利如癃状。

6. 曲泉（合穴）

【定位】在膝内侧，屈膝，当膝关节内侧面横纹内侧端，半腱肌腱内缘凹陷中。

【简便取穴】膝内侧，屈膝时在膝关节内侧面，大腿与小腿连接褶皱的尽头，两筋凹陷中即本穴。

【腧穴解析】曲，见曲池条；泉，见极泉条。即本穴居膝关节屈曲凹陷中，经气深邃如泉。

【功效】调补肝肾，清热利湿。

【主治】（1）前阴妇科病：①遗精，阳痿，疝气。②小便不利。③月经不调、痛经、带下、阴挺、阴痒、产后腹痛等妇科病证。（经脉所过、远治作用）

（2）外经病：膝髌肿痛，下肢痿痹。

【操作】直刺1至1.5寸，可灸。

【宋人献曝】本穴五行属水，善清热祛湿，治疗下焦肝经湿热证。

7. 章门（脾募、八会穴之脏会）

【定位】在侧腹部，当第11肋游离端的下际。

【简便取穴】正坐，垂直屈肘，合腋抵肋，肘尖所指，按压有酸胀感处即本穴。

【腧穴解析】章，通障，有屏障意；门，为守护禁要之处。章门为脏之会，是守护五脏的禁要之穴。

【功效】疏肝健脾，利湿散结。

【主治】近治作用：①腹痛、腹胀、肠鸣、腹泻、呕吐等胃肠病证。②胁痛、黄疸、痞块（疟母）等肝脾病证。

【操作】直刺0.5至0.8寸，可灸。

【宋人献曝】对病重之患者，可先刺内关以护心脉，次针章门以护五脏，防传变。

8. 期门（肝募）

【定位】在胸部，当乳头直下，第6肋间隙，前正中线旁开4寸。

【简便取穴】正坐或仰卧，自乳头垂直向下推2个肋间隙，按压有酸胀感处即本穴。

【腧穴解析】期，周期、期待；门，出入之处。期门为肝经最后一个腧穴，也是十二经脉循行最后一个腧穴。期门，古时武将名。肝为将军之官，以此为喻。又，期：

时也,会也;门:开也,通也。月信有期,故期门又为治疗月经等血证之要穴。

【功效】疏肝利胆,健脾理气。

【主治】(1)脏腑病:①肝胆疾患:肝炎、肝大、胆囊炎、黄疸、呕吐、吞酸常配阳陵泉。②脾胃疾患:呃逆、腹胀、腹泻等。

(2)外经病:①胁痛经验穴。②急性乳腺炎、乳汁缺乏。(近治作用)

(3)奔豚气配公孙、涌泉、中极。(中极、章门为奔豚气起止点;公孙通冲脉;涌泉引气下行)

【操作】斜刺 0.5 至 0.8 寸,可灸。

【宋人献曝】疏肝解郁:期门配太冲。

《针灸大成》:一十三穴足厥阴,大敦行间太冲侵,中封蠡沟中都近,膝关曲泉阴包临,五里阴廉羊矢穴,章门常对期门深(二十六穴)。

第十三节　奇经八脉之督脉及其腧穴

一、经脉循行

①督脉者,起于下极之输(胞中,指内生殖器,张介宾:"在女子为孕育胎儿之所,在男子当藏精之所。");②并于脊里(下出会阴,经长强穴,行于脊柱里);③上至风府;④入属于脑。

督脉的体表循行线起于长强穴,沿人体背后正中至巅顶部,沿前额至鼻部。腹部体内循行线:起于小腹内,下至会阴部;背部的体内循行:经从风府穴处进入脑内。

二、经脉特点

循行特点:后正中线。

络属关系:无络属脏腑的表里配偶关系。

联络脏器:唇、咽喉、胞宫、肾、心、脑、脊髓。(唇喉胞脊心肾脑)

三、主要病候

实则脊强:督脉经气痹阻不通,阳气郁闭,肾水不能上济,肝阳上亢,阳化风动,则筋脉拘急。

虚则头重:肾藏精,补益脑髓,肾精不足,脑髓空虚所致。

四、主治概要

神志病、热病:癫、狂、痫、昏迷、发热等疾病。

脏腑病:五脏六腑相关病证。

经脉所过处病证:头项、脊背、腰骶部等感觉与运动异常。

头面五官病:脑、鼻、目、口等病。

五、本经主要腧穴

一名一穴,共29穴,起于长强,止于龈交。分布于尾骶部,腰背部,项部,头部,面部。

1.长强

【定位】在会阴区,尾骨下方,尾骨端与肛门连线的中点处。

【简便取穴】在尾骨端与肛门连线中点处即本穴。

【腧穴解析】长者,循环之无端;强者,健行之不息。气功家练小周天,即通任、督二脉,由此穴开始,生生不息、无尽无休。

【功效】通任督,调肠腑。

【主治】(1)前后阴疾患:①前阴:阴痛,阴痒,阴囊湿疹等。②肛肠疾患:痔疾、脱肛、便血,腹泻。

(2)神志疾患:癫、狂、痫、癔病。常配大椎、腰奇。(入属于脑)

(3)腰脊疾患:腰脊尾骶骨疼痛、瘰疬等。(近治作用)

【操作】斜刺,针尖向上与骶骨平行刺入0.5至1.0寸。不得刺穿直肠,以防感染。不灸。

【宋人献曝】治疗强直性脊柱炎、癫痫。

2.腰阳关

【定位】在脊柱区,第4腰椎棘突下凹陷中,后正中线上。

【简便取穴】两侧髂嵴高点连线与后正中线交点,可触及一凹陷处即本穴。

【腧穴解析】腰,部位名词;阳,下焦之阳气;关,关要、关藏。即下焦关藏阳气及腰部运动的关要之处。

【功效】补肾阳,强腰膝,理下焦。

【主治】(1)腰腿疾病:腰脊疼痛、下肢痿痹等。(外经病)

(2)前阴妇科病:①妇科:月经不调,赤白带下。②男科:遗精、阳痿等。③泌尿系统:遗尿、癃闭、淋病等。(补肾助阳,肾主前后二阴)

【操作】直刺,或针尖向上斜刺 0.5 至 1.0 寸。多用灸法。

【宋人献曝】治疗脏躁:大肠腑燥粪内停,邪热由大肠俞水平内传腰阳关,循督脉上脑,发为头晕,甚为癫狂痫。

3. 命门

【定位】在脊柱区,第 2 腰椎棘突下凹陷中,后正中线上。

【简便取穴】肚脐水平线与后正中线交点,按压有凹陷处即本穴。

【腧穴解析】命门者,生命之门。督脉由本穴通肾俞,分属两肾,肾经"贯脊属肾",正是此解。

【功效】补肾助阳,培元补肾,通利腰脊。

【主治】(1)前阴妇科病:①月经不调、赤白带下、痛经、经闭、不孕等妇科病证。②遗精、阳痿、精冷不育、小便频数等男性肾阳不足病证。(补肾助阳,肾主前后二阴)

(2)腰脊强痛,下肢痿痹。(外经病)

(3)小腹冷痛,腹泻。(本穴为助阳要穴,故可治之)

【操作】直刺 0.5 至 1.0 寸,可灸。

4. 至阳

【定位】在脊柱区,第 7 胸椎棘突下凹陷中,后正中线上。

【简便取穴】两侧肩胛下角连线与后正中线相交处,下缘凹陷中即本穴。

【腧穴解析】至者,到也,极也;阳,即阳气。腰背为阳,横膈之上为阳中之阳,横膈之下为阳中之阴。本穴正对横膈,至此,已至阳中之阳,故名至阳。

【功效】宽胸利膈,疏肝和胃。

【主治】(1)近治作用:①肝胆疾病:"祛黄"要穴(特殊作用),黄疸(阳黄为主)、黄汗等。②胸肺疾患:咳嗽、气喘、胸胁胀满等。

(2)腰背疼痛、脊强。(远治作用)

【操作】斜向上刺 0.5 至 1.0 寸,可灸。

【宋人献曝】胃脘疼痛时,可以在此找痛点点按揉压。

5. 身柱

【定位】在脊柱区,第 3 胸椎棘突下凹陷中,后正中线上。

【简便取穴】两侧肩胛冈连线与后正中线相交处,下缘凹陷中即本穴。

【腧穴解析】柱者,正且直;身柱,即为全身支柱之意。本穴可以补充督脉经气,使之正立直行,功同砥柱。故中气不足而喘息者,心神衰弱而癫痫者,大气下陷而脱肛者均可治疗。同时,督脉为阳脉之海,针之可以增强免疫力,治疗发热、头痛、咳喘等外感疾病。

【功效】止咳平喘,安神定志,宣肺止痛。

【主治】(1)近治作用:①身热、头痛、咳嗽、气喘等外感病证。②腰脊强痛。(见腧穴解析)

(2)远治作用:惊厥、癫狂痫等神志病。(入属于脑)

(3)疗疮发背。(特殊治疗)

【操作】向上斜刺 0.5 至 1 寸。

【宋人献曝】(1)治疗内风眩晕:火极生内风,而现眩晕摇摆诸证(其旁为风门穴,以治疗外风为主)。(2)灵台、身柱、郄门是治疗疗疮的经验效穴。

6.身柱

【定位】在脊柱区,第 7 颈椎棘突下凹陷中,后正中线上。

【简便取穴】低头,颈背交界椎骨高突处椎体缘凹陷中即本穴。

【腧穴解析】大,巨大;椎,脊椎。本穴位于最大椎体下方,故得名。本穴位于阳中之阳最上端,为督脉与诸阳经交会穴。

【功效】解表通阳,补虚宁神。

【主治】(1)一切热病:①外感热病、风热感冒。②内伤热病。③骨蒸潮热。④疟疾。(疟邪停于半表半里,出与阳争则热,入与阴争则寒,大椎可助阳驱邪外出。)

(2)神志病:癫、狂、痫、癔症、小儿惊风、神经衰弱等。(入属于脑)

(3)虚劳:①强身保健。②阳虚体质。(诸阳之会)

(4)呼吸系统:咳嗽喘急、肺胀胁满等。(助阳行气除满)

(5)风疹,痤疮。(刺血泄热)

(6)项强,脊痛(近治作用)

【操作】斜刺 0.5 至 1 寸,可灸,可刺血。

【宋人献曝】寒性体质者,可于夏日用艾灸器灸本穴。

7.哑门

【定位】在颈后区,第 2 颈椎棘突上际凹陷中,后正中线上。

【简便取穴】沿脊柱向上，入后发际半横拇指凹陷处即本穴。

【腧穴解析】哑门者，治哑之要穴。本穴为督脉与阳维脉交会穴，可调整人体阳气。哑门入后发际半寸，正对舌本，针刺本穴可激发阳气，温煦舌本而治疗失语。

【功效】利机关，清神志，通经络。

【主治】(1)失语失音：舌缓不语，暴暗。（近治作用）

(2)神志异常：癫、狂、痫等，回阳九针穴之一。（入属于脑）

(3)头痛，颈项强痛。（近治作用）

【操作】伏案正坐位，向下颌角方向缓慢刺入 0.5 至 1.0 寸。可灸。

8.风府

【定位】在颈后区，枕外隆凸直下，两侧斜方肌之间凹陷中。

【简便取穴】从后颈正中向上，推至枕骨下即本穴。

【腧穴解析】风，风邪；府，见中府条。本穴既是内风、外风，风寒、风热侵犯人体之通道，又是治疗风邪之要穴。

【功效】清头散风，安神宁心。

【主治】(1)风证：①外风：风寒或风热引起的感冒、头痛、恶寒等。②内风：中风后遗症、眩晕、脑炎、高血压等。（腧穴特性）

(2)神志疾患：精神病、癫、狂、痫、癔症等。（入属于脑）

(3)头项、五官疾病：神经性头痛，颈项强痛、咽喉肿痛、目痛、鼻衄等。（经脉所过）

【操作】伏案正坐，使头微前倾，项肌放松，向下颌角方向缓慢刺入 0.5 至 1.0 寸。针尖不可向上，以免刺入枕骨大孔，误伤延髓。可灸。

【宋人献曝】(1)本穴可治疗内风、外风；风寒、风热。(2)上睑提肌无力。

9.百会

【定位】在头部，前发际正中直上 5 寸。

【简便取穴】正坐，折耳，两耳尖与头正中线相交处即本穴。

【腧穴解析】天脑者，一身之宗，百神之会，故名百会。

【功效】祛风醒脑，宣闭开窍，升阳举陷。

【主治】(1)头面病证：头风、头痛、眩晕、耳鸣等。（近治作用）

(2)神志疾患：痴呆、中风、失语、瘫痪、失眠、健忘、癫狂痫证、癔症等。（入属于脑，又为近治作用）

（3）气虚下陷疾患：脱肛、阴挺、内脏下垂等。（灸之升阳举陷）

【操作】平刺0.5至0.8寸,可灸。

【宋人献曝】本穴实按灸治疗眩晕时,需先用针尖揣刺百会附近皮肤,痛感减弱处即为施灸处。

10. 上星

【定位】在头部,前发际正中直上1寸。

【简便取穴】正坐,从前发际正中直上1横拇指处即本穴。

【腧穴解析】人于思考之时,多双目上视,意与脑合,如居高临下,然后能得;于反思之际,多闭目内省,事如影随,似明星掠过,然后能悟。星者,精也。本穴为阳精所积聚处,上星名与意同,其治疗为醒脑,通鼻窍。一切上焦为风热上冲,头目不清之证,均可取此穴。

【功效】清头,祛风,醒神。

【主治】(1)近治作用：①头痛(针尖向上)、目痛、鼻渊、鼻衄等头面部病证,通鼻窍效佳(针尖向下)。②癫狂。（见腧穴解析）

（2）热病。（见腧穴解析）

（3）疟疾。（督脉穴,助阳以驱疟邪）

【操作】平刺0.3至0.5寸,可灸。

【宋人献曝】(1)灸治慢性、过敏性鼻炎。(2)鼻衄:医者用拇指紧按本穴,向后方推压。（泻法）

11. 神庭

【定位】前发际正中直上0.5寸。

【简便取穴】正坐,从前发际正中直上1横拇指折半处即本穴。

【腧穴解析】神,指脑之元神;庭,与堂对,庭在堂后。参照印堂。即元神所居之处。

【功效】清散头风,镇静安神。

【主治】近治作用：①癫狂痫、失眠、惊悸等神志病证。②头痛、目眩、目赤、目翳、鼻渊、鼻衄等头面五官病证。

【操作】平刺0.5至0.8寸。

12. 素髎

【定位】在面部,鼻尖的正中央。

【简便取穴】鼻尖正中央即本穴。

【腧穴解析】素,肺开窍于鼻,肺属金,于色为白,白即素色;髎者,孔也。又,打坐时,微闭目观鼻,可见鼻尖一白色小孔。

【功效】通鼻窍,醒厥逆。

【主治】(1)昏迷、惊厥、新生儿窒息、休克、呼吸衰竭等急危重症。(兴奋呼吸中枢)

(2)鼻渊、鼻衄等鼻病。(近治作用)

【操作】向上斜刺0.3至0.5寸,泪出尤佳;或点刺出血。不灸。

【宋人献曝】素髎穴,可兴奋呼吸中枢,改善通气功能,故哮喘急性发作时用之有确效。

13. 水沟

【定位】在面部,人中沟的上1/3与中1/3交点处。

【简便取穴】面部人中沟的上1/3与下2/3交接处即本穴。

【腧穴解析】将人中沟分成三等份,对应天、人、地,本穴在天、人交会处,故名人中。

【功效】清热开窍,宁神利腰。

【主治】(1)面鼻口部疾患:鼻塞、鼻衄、面肿、口歪、齿痛、牙关紧闭等。(近治作用)

(2)神志疾患:癔症、癫狂痫、急慢惊风等。(督脉入属于脑)

(3)急救要穴:昏迷、晕厥、中风、中暑、休克、呼吸衰竭等急危重症。(督脉入属于脑)

(4)闪挫腰痛、脊膂强痛(督脉处疼痛尤佳)。(首尾配穴法)

【操作】向上(鼻中隔方向)斜刺0.3至0.5寸,见泪尤佳,或用指甲按切。不灸。

14. 印堂

【定位】在额部,两眉毛内侧端中间的凹陷中。

【简便取穴】两眉毛内侧端连线中点处即本穴。

【腧穴解析】印,指图章,又女子点美人痣处;堂,屋之中央。

【功效】祛风热,宁神志。

【主治】(1)近治作用:①痴呆、痫证、失眠、健忘等神志病证。②头痛,眩晕。

③鼻衄,鼻渊。

(2)小儿惊风,产后血晕,子痫。(督脉入属于脑,本穴又有安神定志、息风止惊的功效)

【操作】提捏局部皮肤,平刺0.3至0.5寸,或用三棱针点刺出血,可灸。

【宋人献曝】眩晕、头痛:1.5寸针尖垂直抵住该穴,拇指轻压针尾,中指指甲来回轻刮针柄,使震动传至脑内。

《针灸大成》:督脉中行二十七,长强腰俞阳关密,命门悬枢接脊中,筋缩至阳灵台逸,神道身柱陶道长,大椎平肩二十一,哑门风府脑户深,强间后顶百会率,前顶囟会上星圆,神庭素髎水沟窟,兑端开口唇中央,龈交唇内任督毕(二十七穴)。

第十四节 奇经八脉之任脉及其腧穴

一、经脉循行

①任脉者,起于中极之下(即胞中,指内生殖器);②以上毛际;③循腹里,上关元,至咽喉;④上颐(指下颌部),循面入目。

起于胞宫,出于会阴,沿人体胸腹正中上行至下颌正中。任脉腹部的体内循行线:起于小腹内,下出于会阴部。任脉面部的支脉:接体表循行线而行,从下颌正中上行环绕口唇(龈交穴,督脉),经过面部,进入目眶下(承泣穴,足阳明胃经)。

二、经脉特点

循行特点:前正中线。

络属关系:无络属脏腑的表里属络关系。

联络脏器:咽喉、面、目、阴器、胞宫。(任喉面目阴器胞)

三、主要病候

实则腹皮痛:任脉气血阻逆。虚则痒搔:任脉血虚则生风。

男子内结、七疝:腹内气血结滞不畅,可导致疝气、积块。

女子带下:任脉经气失调。瘕聚:腹中气郁不畅。不孕:任主胞的功能失调。

四、主治概要

脏腑病：腹部、胸部相关脏腑病。

妇科病、前阴病：月经不调，痛经，崩漏，带下，遗精，阳痿，小便不利，遗尿等。

颈及面口病：瘿气，梅核气，咽喉肿痛，暴喑，口歪，齿痛等。

神志病：癫痫，失眠等。（通督脉）

虚证：部分腧穴有强壮作用，主治虚劳、虚脱等证。

五、本经主要腧穴

一名一穴，共24穴。起于会阴，止于承浆。分布于会阴，胸腹部，咽部，面部。

1.中极(膀胱募穴)

【定位】在下腹部，脐中下4寸，前正中线上。

【简便取穴】在下腹部正中线上，曲骨直上1横拇指。

【腧穴解析】中，中点；极，最之意。从上往下，从下往上，本穴都为最远点，即中极为人体之中点。又，中为根本意，见中渚穴。元气为人身之根本，中极内藏胞宫、精室，为人体之最内，乃至中至极处，故名之。

【功效】助气化，利湿热，调胞宫。

【主治】前阴、妇科病证：①遗尿、小便不利、癃闭等泌尿系病证。②遗精、阳痿、不育等男科病证。③月经不调、崩漏、阴挺、阴痒、不孕、产后恶露不尽、带下等妇科病证。（近治作用，膀胱募穴）

【操作】直刺0.5至1.0寸，需在排尿后进行针刺。孕妇禁针。可灸。（考研真题：膀胱充盈时，中极穴需水平向下平刺。）

2.关元(小肠募穴)

【定位】在下腹部，脐中下3寸，前正中线上。

【简便取穴】在下腹部，正中线上，肚脐中央向下4横指处即本穴。

【腧穴解析】关，闭藏也；元，元气，气之始也。即元阴、元阳闭藏之处，又为人身阴阳元气交关之处。

【功效】调理下焦，培肾固本，回阳救逆，补益元气。

【主治】(1)泌尿系统疾病：五淋、尿血、癃闭、尿频。（近治作用）

(2)生殖系统疾病：①男科：遗精、阳痿、早泄、白浊等。《千金方》"男阳卵偏大

不用,颓病,灸关元百壮"。②妇科:月经不调、痛经、经闭、崩漏、带下、阴挺、产后恶露不尽、胞衣不下等。(近治作用)

(3)肠腑病证:少腹疼痛,疝气;腹泻、痢疾、脱肛、便血等。(近治作用)

(4)急证:中风脱证等,重灸,有回阳之用。(腧穴特性)

(5)虚弱性疾患:虚劳冷惫、羸瘦无力、眩晕。全身强壮补益要穴。(腧穴特性)

【操作】直刺1至1.5寸,需要排尿后进行针刺。可灸。孕妇慎用。

3.气海(丹田)

【定位】在下腹部,脐中下1.5寸,前正中线上。

【简便取穴】在下腹部,找到关元折半取之。

【腧穴解析】气海者,大气所归,生气之海,如百川之归于大海。此处为纳气之根,与肺的关系尤为密切。膻中为气之会,盖以后天之气鼓荡于胸,但需脐下先天之气相与送迎,故膻中为上气海,气海为下气海,元气升降全在上下之间。

【功效】升阳补气,培肾补虚,利水通淋,调经止带。

【主治】(1)虚弱性疾患:一切气虚病要穴。治脐下冷及一切真气不足之证。中风脱证,脏气虚惫,真气不足,肌体羸瘦,四肢力弱。(腧穴特性)

(2)前阴、妇科病证:①小便不利、遗尿等泌尿系病证。②遗精,阳痿,疝气。③月经不调、痛经、经闭、崩漏、带下、阴挺、产后恶露不止、胞衣不下等妇科病证。(近治作用)

(3)肠腑病证:水谷不化、绕脐疼痛、腹泻、痢疾、便秘等。(近治作用)

【操作】直刺1至1.5寸,宜灸。

4.神阙

【定位】在脐区,脐中央。

【简便取穴】在下腹部,肚脐中央即本穴。

【腧穴解析】神,指元神,"神者变化之极也"。阙,同缺,又为宫阙。即变化之极的元神出入的缺口。本穴阳居阴位,故宜灸忌针。本穴位置接近人体的大、小肠,中医认为大肠为传导之官,变化出焉;小肠则为受盛之官,化物出焉。所以刺激本穴可以起到健脾、理肠、止泻的良好效果。神阙穴又为先后天连接之道,出生后,剪断脐带,即形成本穴。

【功效】回阳固脱,温化寒湿,调理胃肠。

【主治】(1)急救:虚脱、中风脱证等元阳暴脱。(隔盐灸,咸入肾,大补元气,腧

穴特性)

(2)肠腑病证:腹痛、腹胀、腹泻、痢疾、便秘、脱肛等。(见腧穴解析)

(3)泌尿系统:水肿,小便不利。(助阳,蒸腾汽化水液)

【操作】禁刺。宜灸。《类经图翼》:故神阙之灸,须填细盐,然后灸之,以多为良,若灸之三五百壮。不惟愈疾,亦且延年,若灸少,则时或暂愈,后恐复发,必难救矣。但夏月人神在脐,乃不宜灸。

【宋人献曝】(1)急性荨麻疹、过敏性鼻炎:拔罐。

(2)自汗、盗汗:五倍子炒焦,研粉,醋调,塞脐,外用膏药固定,日换 1 次。

5.下脘

【定位】在上腹部,脐中上 2 寸,前正中线上。

【简便取穴】在上腹部,正中线上,先找脐中与胸剑结合中点(中脘),再找中脘与脐中的中点即为本穴。

【腧穴解析】下,与上、中相对。脘者,胃也。本穴位于胃底处,凡胃下垂、下陷之阴病皆可取之。

【功效】健脾,和胃,止泻。

【主治】近治作用:①治中焦虚寒所致胃肠疾患:腹痛、腹胀、呕吐、腹泻、完谷不化、小儿疳积等。②痞块。

【操作】直刺 1 至 1.5 寸,可灸。

【宋人献曝】本穴进针时,需针尖向上 30°至 45°通利胃腑,胃下垂等胃之阴病才能见效。

6.建里

【定位】前正中线上,脐上 3 寸。

【简便取穴】在上腹部,正中线上,先找中脘与下脘,中、下脘连线的中点即为本穴。

【腧穴解析】建者,强建也,顺流而下亦谓之建;里者,居也,止也。胃腑以通为用,凡属胃气不降,胃气下陷,胃中不安皆可取本穴。

【功效】健脾和胃,消积化滞。

【主治】(1)胃痛、呕吐、食欲不振、腹胀、腹痛等脾胃病证。(近治作用)

(2)水肿。(见腧穴解析)

(3)饮食伤胃。(特殊作用)

【操作】直刺 1 至 1.5 寸。

【宋人献曝】安内重在善后,本穴为善后之要穴,针刺以补为主。

7. 中脘(胃募穴、八会穴之腑会)

【定位】在上腹部,脐中上 4 寸,前正中线上。

【简便取穴】在上腹部,正中线上,脐中与剑胸结合的中点。

【腧穴解析】中,与上、下相对;脘,即胃。本穴位于胃小弯处,以治疗胃腑病为主。

【功效】消食导滞,镇惊安神,降逆利水。

【主治】(1)脾胃病证:胃痛、腹胀、纳呆、呕吐、吞酸、呃逆、小儿疳积等。(近治作用)

(2)心神疾病:癫狂,脏躁。(阳明腑实证)

(3)黄疸。(本穴为小肠、三焦、胃经与任脉的交会穴,小肠主液,三焦为决渎之官,任脉为阴脉之海,胃为肾之关,他们共同维系着水液的正常运行;如功能失常,水湿内停,郁而化热,湿热熏蒸,发为黄疸。故中脘穴,可以从水液代谢方面治疗黄疸。)

【操作】直刺 1 至 1.5 寸,宜灸。

【宋人献曝】(1)治疗前额痛。

(2)对小肠蠕动有促进作用。

(3)解除幽门痉挛。

(4)对消化道有双向调节作用。

8. 上脘

【定位】前正中线上,脐上 5 寸。

【简便取穴】中脘与胸剑结合的上 3/4 与下 1/4 结合处。

【腧穴解析】上,与中、下相对;脘,即胃。本穴近于贲门处,以治疗胃气上逆为主。

【功效】行气止痛,降气止呕。

【主治】(1)胃痛、呕吐、呃逆、腹胀等胃腑病证。(近治作用)

(2)癫痫。(阳明腑实证)

【操作】直刺 1 至 1.5 寸。

【宋人献曝】

$$
\left.\begin{array}{l}上脘\\中脘\\下脘\end{array}\right\} 健胃和中止痛 \left\{\begin{array}{l}胃气上逆:吐\\胃腑诸病:痛\\胃气下陷:泻\end{array}\right.
$$

9.膻中(心包募穴、八会穴之气会)

【定位】在胸部,横平第4肋间隙,前正中线上。

【简便取穴】仰卧位,前正中线上,两乳头连线中点即本穴。

【腧穴解析】膻,同袒,即袒胸露乳;中,即胸中。本穴位于两乳之间,需袒胸取之。"膻中为臣使之官",心为君主之官,臣使者即为君主之外围,若外围宗气损弱,各部之气都来填充,故膻中为气之会。

【功效】理气降逆,清肺化痰,宽胸利膈。

【主治】(1)上焦气逆:①呼吸系统:咳嗽、气喘、噎膈、呃逆等胸中气机不畅的病证。②心血管:胸闷、心痛、心悸。(近治作用,气之会)

(2)妇人乳证:产后乳少、乳痈、乳癖等。(近治作用,气之会)

【操作】直刺 0.3 至 0.5 寸,或平刺。可灸。

【宋人献曝】(1)宗气是由水谷之精气与肺吸入自然界的清气结合而成,也就是脾胃与肺形成一个小循环,其间有心。宗气产生、循环于脾胃—心—肺之间,积聚于胸中,灌注于心肺。有司呼吸,贯注心脉而行气血之用。

(2)膻中与气海的联系和区别:

$$
\left.\begin{array}{l}膻中\\气海\end{array}\right\} 治疗气证 \left\{\begin{array}{l}上气海;主宗气;以行气为主\\下气海;主元气;以补气为主\end{array}\right.
$$

10.天突

【定位】在颈前区,胸骨上窝中央,前正中线上。

【简便取穴】仰卧,胸骨上窝中央处即本穴。

【腧穴解析】天,天部,即躯干最上部;突,灶突,即烟囱。本穴犹如胸、肺与外界相通之道。

【功效】理气化痰,清喉利咽。

【主治】近治作用:①咳嗽、哮喘、胸痛、咽喉肿痛、暴喑等肺系病证。②瘿气、梅核气、噎膈等气机不畅病证。

【操作】先直刺,当针尖超过胸骨柄内缘后,即向下沿胸骨柄后缘、气管前缘缓慢向下刺入 0.5 至 1.0 寸。或用无菌脱脂棉将针身捋弯,捏紧针柄,针尖向胸骨,缓慢进针 0.5 至 1.0 寸,可灸。

【宋人献曝】慢性咽炎、梅核气:患者平卧,头垂于床沿之下,医者用两根 40 mm×0.3 mm 规格的针灸针并齐由天突稍下方胸骨柄处沿皮向头部刺入 1.2 寸左右,同时左右横扫,不留针。

11.**廉泉**

【定位】在颈前区,喉结上方,舌骨上缘凹陷中,前正中线上。

【简便取穴】拇指指间横纹对下巴,拇指指尖触及处即本穴。

【腧穴解析】廉,边缘意;泉,见极泉条。

【功效】利咽舒舌,消肿止痛。

【主治】近治作用:①舌疾:舌炎、舌下肿痛、声带麻痹、舌根缩急、舌纵涎出、口舌生疮、中风失语。②咽喉疾患:暴暗、咽喉肿痛、瘿气、梅核气。

【操作】针尖向咽喉部刺入 0.5 至 1.0 寸,可灸。

【宋人献曝】针刺时,针尖需斜 45°向舌根方向深刺。

12.**承浆**

【定位】在面部,颏唇沟的正中凹陷处。

【简便取穴】颏唇沟的正中,按压有凹陷处即本穴。

【腧穴解析】承,承接;浆,口中浆液。本穴以部位命名。

【功效】生津敛液,祛风通络。

【主治】(1)近治作用:①口歪、齿龈肿痛、流涎等口部病证。②暴暗。

(2)精神病:癫、狂、痫等。(任脉最后一个腧穴,通督脉)

【操作】斜刺 0.3 至 0.5 寸,禁艾炷灸。

【宋人献曝】(1)治疗男、女科疾病(首尾配穴法)。

(2)治疗颈项强痛(通督脉)。

(3)口干口渴,《针灸甲乙经》:消渴嗜饮,承浆主之。

《针灸大成》:任脉三八起会阴,曲骨中极关元锐,石门气海阴交仍,神阙水分下脘配。建里中上脘相连,巨阙鸠尾蔽骨下,中庭膻中慕玉堂,紫宫华盖璇玑夜,天突结喉是廉泉,唇下宛宛承浆舍(二十四穴)。

第十五节 经外奇穴

1.四神聪

【定位】在头部,百会前后左右各旁开 1 寸,共 4 穴。

【简便取穴】先找百会,其前后左右各 1 横拇指处即本穴,共 4 穴。

【腧穴解析】经外奇穴,一般以部位和主治命名,下同。

【功效】息风止痛,安神补脑,明目开窍。

【主治】(1)头痛,眩晕。

(2)失眠、健忘、癫痫等神志病。

(3)目疾。

【操作】平刺 0.5 至 0.8 寸。

【宋人献曝】(1)四根针的针尖指向百会为安神定志,如治疗失眠。

(2)针尖指向四周为治疗大脑广泛性病变,如癫痫。

(3)针尖指向病所,如左侧头痛,四根针的针尖指向头左侧;枕部疼痛,四根针的针尖指向后枕部。

2.太阳

【定位】在头部,当眉梢与目外眦之间,向后约 1 横指的凹陷中。

【简便取穴】眉梢与目外眦延长线交点,可触及一凹陷处即本穴。

【功效】解除疲劳,振奋精神,止痛醒脑。

【主治】头痛;目疾;面瘫。

【操作】直刺或斜刺 0.3 至 0.5 寸,或点刺出血。

3.球后

【定位】在面部,眶下缘外 1/4 与内 3/4 交界处。

【简便取穴】把眼眶下缘分成 4 等分,外 1/4 处即本穴。

【功效】清热祛风,明目退翳。

【主治】目疾。

【操作】轻推眼球向上,向眶下缘缓慢直刺 0.5 至 1 寸,不提插。(见睛明穴操作)

4.金津、玉液

【定位】在口腔内,舌下系带的静脉上。左侧为金津,右侧为玉液。

【简便取穴】伸翘舌头,舌底面,系带两侧的静脉上即本穴。

【功效】软舌消肿,清散风热,祛邪开窍,生津止渴。

【主治】(1)舌强,舌肿,口疮,喉痹,失语。

(2)消渴,呕吐,腹泻。

【操作】点刺出血。

5.夹承浆

【定位】在面部,承浆穴左右各旁开1寸。

【功效】舒筋活络,祛风消肿。

【主治】口歪,齿龈肿痛。

【操作】斜刺或平刺0.3至0.5寸。

6.牵正

【定位】在面部,耳垂前0.5至1寸处。

【功效】疏风清热,通筋活络。

【主治】口歪,口疮。

【操作】向前斜刺0.5至0.8寸。

7.翳明

【定位】在颈部,翳风后1寸。

【功效】息风止痛,祛邪开窍,安神明目。

【主治】(1)头痛,眩晕,失眠。

(2)目疾,耳鸣。

【操作】直刺0.5至1寸,可灸。

8.安眠

【定位】在项部,在翳风穴与风池穴连线之中点处。

【功效】安神定志。

【主治】(1)失眠,头痛,眩晕。

(2)心悸。

(3)癫狂。

【操作】直刺0.8至1.2寸。

9.子宫

【定位】在下腹部,脐中下4寸,前正中线旁开3寸。

【简便取穴】先取中极,旁开4横指处即本穴。

【功效】暖宫调经,理气止痛。

【主治】(1)妇产科病证:妇人不孕、子宫内膜炎、附件炎、盆腔炎。

(2)泌尿系统病证:肾盂肾炎、膀胱炎等。

【操作】直刺0.8至1.2寸,可灸,孕妇禁针。

10. 三角灸

【定位】在下腹部,以患者两口角之间的长度为一边,作等边三角形,将顶角置于患者脐心,底边呈水平线,两底角处取穴。

【功效】调气机,利口舌。

【主治】疝气、腹痛。

【操作】艾炷灸5至7壮。

11. 定喘

【定位】在脊柱区,横平第7颈椎棘突下,后正中线旁开0.5寸。

【简便取穴】颈背交界椎骨高突处椎体下缘,大椎穴旁开半横拇指处即本穴。

【功效】止咳平喘,舒筋活络。

【主治】(1)哮喘、咳嗽。

(2)肩背痛、落枕。

【操作】直刺0.5至0.8寸。

【宋人献曝】后循行缺血之眩晕:定喘可改善后循行供血,常配合率谷。(见率谷条)

12. 夹脊

【定位】在脊柱区,第1胸椎至第5腰椎棘突下两侧,后正中线旁开0.5寸,一侧17穴。

【功效】调阴阳,和气血。

【主治】上胸部的穴位治疗心肺、上肢疾病;下胸部的穴位治疗脾胃肝胆疾病;腰部的穴位治疗肾病、腰腹及下肢疾病。

【操作】根据部位的不同直刺0.3至1寸,或用梅花针叩刺。

13. 胃脘下俞(胰俞)

【定位】在脊柱区,横平第8胸椎棘突下,后正中线旁开1.5寸。

【简便取穴】两肩胛下角连线与后正中线相交处向下推1个椎体,肩胛内侧缘与后正中线距离折半处即本穴。

【功效】生津止渴,行气止痛。

【主治】(1)消渴。

(2)胃痛,腹痛,胸胁痛。

【操作】斜刺 0.3 至 0.8 寸。可直接灸。

14.腰眼

【定位】在腰区,横平第 4 腰椎棘突下,后正中线旁开约 3.5 寸凹陷中。

【简便取穴】两侧髂嵴高点水平线与脊柱交点旁开 3.5 寸处即本穴。或站立时,后腰部出现对称的凹陷,在凹陷中点即为本穴。

【功效】补虚,利腰脊。

【主治】(1)腰痛。

(2)月经不调,带下。

(3)虚劳。

【操作】直刺 1 至 1.5 寸。

15.肩前

【定位】在肩前区,正坐垂肩,腋前皱襞顶端与肩髃连线的中点。

【功效】行气,活血,止痛。

【主治】肩臂痛,臂不能举。

【操作】直刺 1 至 1.5 寸。

16.二白

【定位】在前臂前区,腕掌侧远端横纹上 4 寸,桡侧腕屈肌腱的两侧,一肢 2 穴。

【功效】提肛消痔,局部止痛。

【主治】(1)痔疾,脱肛。

(2)前臂痛,胸胁痛。

【操作】直刺 0.5 至 0.8 寸。

17.腰痛点

【定位】在手背,第 2、3 及第 4、5 掌骨基底部前缘凹陷处,一手 2 穴。

【简便取穴】沿手背第 2、3 掌骨间,第 4、5 掌骨间向近心端推,推至腕掌关节交接处的凹陷中即本穴。

【功效】舒筋止痛,活血化瘀。

【主治】急性腰扭伤。

【操作】由两侧向掌中斜刺 0.5 至 0.8 寸。

【宋人献曝】腰痛点多用于腰部膀胱经附近的疼痛。人中穴、后溪穴多用于腰部督脉处疼痛。手三里穴多用于腰部督脉与膀胱经之间的疼痛。

18.外劳宫

【定位】在手背,第 2、3 掌骨间,掌指关节后 0.5 寸处。

【简便取穴】从手背第 2、3 掌骨中点,向后半横拇指处即本穴。

【功效】舒筋活络,活血化瘀,祛风止痛。

【主治】(1)落枕。

(2)手臂肿痛。

(3)脐风。

【操作】直刺 0.5 至 0.8 寸。

【宋人献曝】古称落零伍,可治疗或缓解一切疼痛,垂直进针,拇指向前(一个方向)捻转,至微微滞针时留针,拔针时需反向捻转再出针。

19.八邪

【定位】在手背,第 1 至第 5 指间,指蹼缘后方赤白肉际处,左右共 8 穴。

【简便取穴】手背第 1 至第 5 指间,两手指根部,皮肤颜色深浅交界处即本穴。

【功效】祛风通络,清热止痛,消肿止痛。

【主治】(1)手背肿痛,手指麻木。

(2)烦热。

(3)目痛。

(4)毒蛇咬伤。

【操作】斜刺 0.5 至 0.8 寸,或点刺出血。

20.四缝

【定位】在手指,第 2 至第 5 指掌面的近侧指间关节横纹的中央,一手 4 穴。

【功效】消食导滞,止咳平喘,祛痰化积。

【主治】(1)小儿疳积。

(2)百日咳。

【操作】点刺出血或挤出少许黄色透明黏液。

21.十宣

【定位】在手指,十指尖端,距指甲游离缘 0.1 寸,左右共 10 穴。

【功效】清热止痛,通窍定志,舒筋活络。

【主治】(1)昏迷。

(2)癫痫。

(3)高热、咽喉肿痛。

(4)手指麻木。

【操作】浅刺 0.1 至 0.2 寸,或点刺出血。

22.鹤顶

【定位】在膝前区,髌底中点的上方凹陷中。

【简便取穴】膝部正中,髌骨上缘正中凹陷处即本穴。

【功效】活血止痛,通利关节,舒筋活络。

【主治】膝痛、足胫无力、下肢瘫痪。

【操作】直刺 0.8 至 1 寸。

23.百虫窝

【定位】在股前区,髌底内侧端上 3 寸。

【简便取穴】屈膝,血海上 1 横拇指处即本穴。(见血海条)

【功效】祛风止痒。

【主治】(1)虫积。

(2)风湿痒疹、下部生疮。

【操作】直刺 1.5 至 2 寸。

24.内膝眼

【定位】在膝部,髌韧带内侧凹陷处的中央。

【功效】祛风除湿,舒筋利节,活络止痛。

【主治】(1)膝痛,腿痛。

(2)脚气。

【操作】向膝中斜刺 0.5 至 1 寸,或透刺犊鼻。

25.胆囊

【定位】在小腿外侧,腓骨小头直下 2 寸。

【简便取穴】小腿外侧上部,腓骨小头直下 2 寸,针刺时需找痛点。

【功效】消炎止痛,消石驱虫,通经活络。

【主治】(1)胆囊炎、胆石症、胆道蛔虫病、胆绞痛。

（2）下肢痿痹。

【操作】直刺1至2寸。

26.阑尾

【定位】在小腿外侧,髌韧带外侧凹陷下5寸,胫骨前嵴外1横中指。

【简便取穴】足三里向下2寸处即本穴,针刺时需找痛点。

【功效】消炎止痛,消积散食,通经活络。

【主治】（1）阑尾炎,消化不良。

（2）下肢痿痹。

【操作】直刺1.5至2寸。

27.八风

【定位】在足背,第1至第5趾间,趾蹼缘后方赤白肉际处,左右共8穴。

【简便取穴】足5趾各趾间缝纹头尽处即本穴,一侧4穴。

【功效】消肿止痛,清热解毒,去除脚气。

【主治】（1）足跗肿痛、趾痛。

（2）毒蛇咬伤。

（3）脚气。

【操作】斜刺0.5至0.8寸,或点刺出血。

第四章　刺　灸　法

第一节　针灸体位及治疗量

一、针灸体位

（一）目的

针刺时患者选择适宜的体位,有利于医者的操作、疗效的产生和患者在舒适的体位下接受针灸治疗。

（二）内容

(1)仰卧位:适宜于取头、面、胸、腹部和上下肢部分腧穴。

(2)侧卧位:适宜取身体侧面和上、下肢部分腧穴。

(3)俯卧位:适宜于头、项、背、腰骶部和下肢背侧及上肢部分腧穴。

(4)仰靠坐位:适宜于取前头、颜面、下颌和颈前等部位的腧穴。

(5)俯伏坐位:适宜于取枕、项及背部的腧穴。

注:考针刺体位,实际是考腧穴的定位。

二、针灸的治疗量

（一）针刺治疗量的形成要素

(1)取穴的多少:一般情况下,取穴越多,刺激越大,针灸治疗量越大;取穴越少,刺激越小,针灸治疗量越小。

(2)针具的粗细:一般情况下,粗针泻邪功能较强,刺激量大;细针偏于补虚,刺激量小。

（3）针刺的深度：深刺刺激量大；浅刺刺激量小。

（4）手法的轻重：手法越轻，刺激量越小；手法越重，刺激量越大。

（5）留针的时间：留针时间越长，刺激量相对大；留针时间越短，刺激量相对小。但要根据患者的个体差异及病邪的性质。

（二）艾灸治疗量的形成要素

（1）艾炷的大小：一般情况下，艾炷越大，灸火越强，治疗量越大；艾炷越小，灸火越弱，治疗量越小。

（2）艾炷的壮数：壮数越多，灸火越强，治疗量越大；壮数越少，灸火越弱，治疗量越小。

（3）艾条施灸的距离：距离越近，灸火越强，治疗量越大；距离越远，灸火越弱，治疗量越小。

（4）施灸时间的长短：施灸时间越长，刺激量越大；施灸时间越短，刺激量越小。

（三）针灸治疗量确定的基本原则

（1）得气：得气是取得疗效的前提。

（2）适度：适度是扶正祛邪的前提。

第二节　毫针基本操作技术

一、进针法

（一）进针法

1.单手进针法

指仅运用刺手将针刺入穴位的方法，多用于较短毫针的进针。

2.双手进针法

指切进针法：适用于短针的进针。

舒张进针法：适用于皮肤松弛部位的腧穴。

夹持进针法：适用于长针的进针。

提捏进针法:适用于皮肉浅薄部位的腧穴,如印堂等皮下组织较少的穴位进针。

3.针管进针法:此法进针相对不痛,多用于儿童和惧针者。

二、针刺的角度和深度

(一)角度

(1)直刺:针身与皮肤表面呈90°垂直刺入,此法适用于人体大部分腧穴。

(2)斜刺:针身与皮肤表面呈45°左右倾斜刺入,此法适用于肌肉浅薄处或内有重要脏器,或不宜直刺、深刺的腧穴。

(3)平刺:针身与皮肤表面呈0°～15°的角度刺入,此法适用于皮薄肉少部位的腧穴。

(二)深度

(1)深刺:身强体壮者、阴证久病者、肌肉丰厚处、秋冬季。

(2)浅刺:形瘦体弱者、阳证新病者、肌肉浅薄处、春夏季。

三、行针手法

(一)基本手法

(1)捻转法。

(2)提插法。

(二)辅助手法

循法、弹法、刮法、摇法、飞法、震颤法。

四、得气

(一)概念

得气,古称"气至",近又称"针感",是指毫针刺入腧穴一定深度后,施以提插或捻转等行针手法,使针刺部位获得经气感应。

(二)判断标准

患者的针刺部位有酸胀、麻重等自觉反应,有时还出现热、凉、痒、痛、抽搐、蚁行等感觉,或呈现沿着一定的方向和部位传导和扩散的现象;医者的刺手亦能体会到针下沉紧、涩滞或针体颤动等反应。

五、补泻手法

(一)基本补泻手法

(1)捻转补泻法:(趣味记忆:小轻慢短)即针下得气后,捻转角度小,用力轻,频率慢,操作时间短,结合右手拇指重用力向前、食指向后(左转用力为主)者为补法。捻转泻法与捻转补法完全相反,不要记忆,否则易混淆,只记忆补法即可。

(2)提插补泻法:(趣味记忆:想象给自行车打气并结合捻转补法)即针下得气后,先浅后深,重插轻提,提插幅度小,频率慢,操作时间短,以下插用力者为补法;提插泻法与提插补法完全相反,不要记忆,否则易混淆,只记忆补法即可。

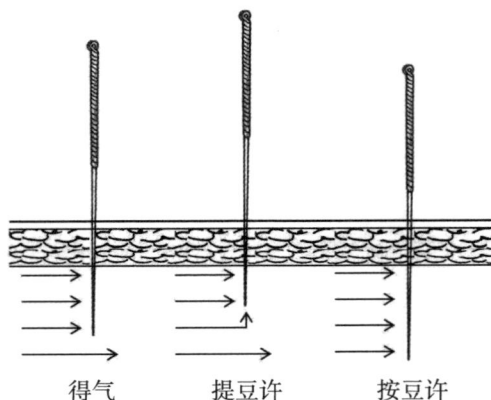

得气   提豆许   按豆许

如上图所示:针刺得气后,提豆许,则经气充盈于针下,是为补法;按豆许,则经气受阻,是为泻法。

注:教材中的基本手法只有捻转法、提插法,没有明确的捻转补泻法、提插补泻法,但研究生考试又经常出现这类题目,请同学们注意。

（二）其他补泻手法

（1）徐疾补泻：进针时徐徐刺入，少捻转，疾速出针者为补法；进针时疾速进针，多捻转，徐徐出针者为泻法。

（2）随迎补泻：（趣味记忆：想象给患者静脉输注白蛋白）进针时针尖随着经气循行去的方向刺入为补法，针尖迎着经气来的方向刺入为泻法。

（3）呼吸补泻：患者呼气时进针，吸气时出针为补法；吸气时进针，呼气时出针为泻法。

（4）阖开补泻：出针后迅速按压针孔为补法；出针时摇大针孔且不按为泻法。

（5）平补平泻：进针得气后均匀地提插、捻转后即可出针。

记忆时，按我修改的顺序，第一个字与第三个字相对应。只记忆补法，不要记忆泻法，易混淆，泻法与补法完全相反。

（三）临床应用

针灸补泻手法在临床上应用非常广泛，对疗效有着重要影响，对于医者的水平可以高下立判。我们以"迎随补泻"为例，如肩关节前缘疼痛，肩关节前缘为大肠经循行所过的部位，以痛为主，属实证，实则泻其子穴。大肠经五行属金，其子穴五行应属水，为二间穴。实则泻之，针刺二间时，针尖要迎着经气来的方向，向指尖倾斜45°刺入。如果肩部前缘以酸胀为主，酸胀为虚证，虚则补其母穴，曲池穴五行属土，为大肠经母穴。针刺时，针尖要随着经气去的方向，向肩关节部倾斜45°刺入。如果肩部前缘以痛为主，兼有酸胀。我们先泻二间穴，再补曲池穴。如以酸胀为主，兼有疼痛。我们先补曲池穴，再泻二间穴。

六、晕针的处理

（一）原因

患者体质虚弱，精神紧张，或疲劳、饥饿、大汗、大泻、大出血之后或体位不当，或医者在针刺时手法过重，而致针刺时或留针过程中发生此现象。

（二）表现

患者突然出现精神疲倦，头晕目眩，面色苍白，恶心欲吐，多汗，心慌，四肢发冷,血压下降,脉象沉细,或神志不清,仆倒在地,唇甲青紫,二便失禁,脉微细欲绝。针刺过程中,患者在正常情况下突然出现哈欠,此为大脑缺血缺氧的表现,需立即判断是否属晕针现象。

(三)处理

一停二拔三平卧,四饮五刺六急救。

①立即停止针刺;②将针全部拔出;③使患者平卧,轻者仰卧片刻,即可恢复;④重者给饮温开水或糖水后,也可恢复正常;⑤如还不能恢复正常者,可刺人中、素髎、内关等腧穴;⑥如仍不能恢复,则需考虑配合其他治疗手段或采取急救措施。

第三节 灸 法

一、概念

灸者,从火、从久,即用艾火长时间熏灸。灸者,灼也。灸法主要是借灸火的热力,长时间给人体某一部位以温热性刺激,通过经络腧穴的作用,以达到防治疾病目的的一种方法。

二、灸法的作用

(一)温经散寒

《素问·异法方宜论》:脏寒生满病,其治宜灸焫。

(二)扶阳固脱

《伤寒杂病论·辨厥阴病脉证并治》云:下利,手足逆冷,无脉者,灸之。

(三)消瘀散结

《灵枢·刺节真邪》:脉中之血,凝而留止,弗之火调,弗能取之。

(四)防病保健

《扁鹊心书·须识扶阳》:人于无病时,常灸关元、气海、命门、中脘,虽未得长生,亦可保百年寿也。

（五）引热外行

《医学入门·针灸》:热者灸之,引郁热之气外发。

三、灸法种类

常用灸法
- 艾灸法
  - 艾炷灸
    - 直接灸
      - 瘢痕灸
      - 无瘢痕灸
    - 间接灸
      - 隔姜灸
      - 隔蒜灸
      - 隔盐灸
      - 隔附子饼灸
  - 艾条灸
    - 悬起灸
      - 温和灸
      - 雀啄灸
      - 回旋灸
    - 实按灸
      - 太乙神针
      - 雷火神针
  - 温针灸
  - 温灸器灸
- 非艾灸法
  - 灯火灸
  - 天灸
    - 白芥子灸
    - 细辛灸
    - 蒜泥灸
    - 斑蝥灸
  - 其他

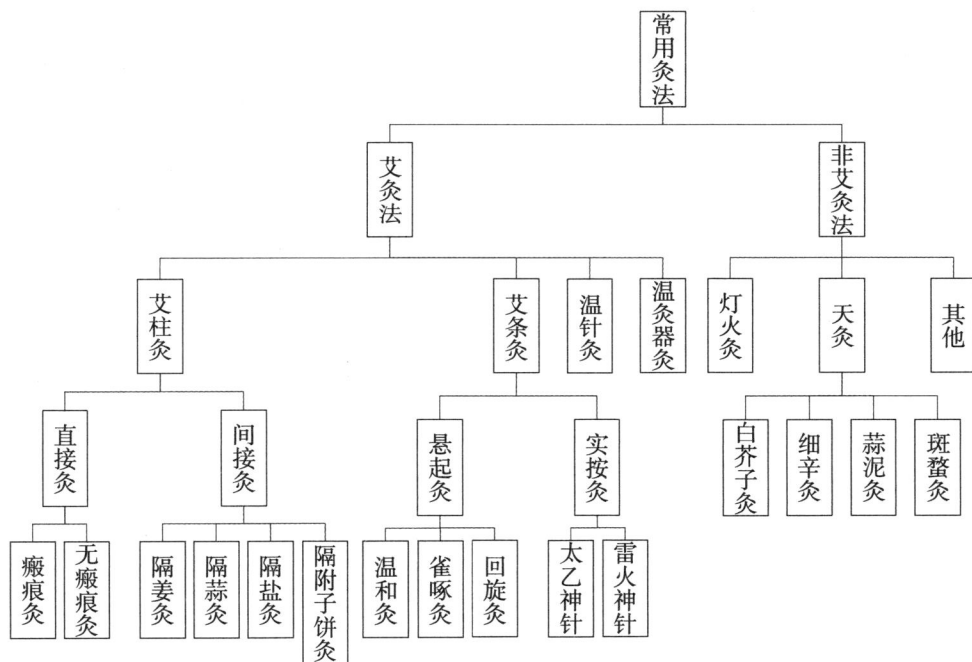

（1）上表一定要注意从属关系,考试时不要把范畴搞混淆,如"间接灸包括隔姜灸、隔盐灸、温和灸",这就混淆了从属关系。

（2）瘢痕灸与无瘢痕灸考点在历年研究生入学考试中,已经多次出现。它们的区别如下:

①瘢痕灸又名化脓灸。施灸时先将所灸腧穴部位涂以少量的大蒜汁,以增强黏附和刺激作用,然后将大小适宜的艾炷置于腧穴上,用火点燃艾炷施灸。每壮艾炷必须燃尽,除去灰烬后,方可继续易炷再灸,待规定壮数灸完为止。施灸时由于艾火烧灼皮肤,可产生剧痛,此时可用手在施灸腧穴周围轻轻拍打,借以缓解疼痛。临床上常用于治疗哮喘、肺痨、瘰疬等慢性顽疾。②无瘢痕灸又称非化脓灸。施灸

时先在所灸腧穴部位涂以少量的凡士林,以使艾炷便于黏附,然后将大小适宜的(约如苍耳子大小)艾炷,置于腧穴上点燃施灸,当艾炷燃剩2/5或1/4而患者感到微有灼痛时,即可易炷再灸,待将规定壮数灸完为止。一般应灸至局部皮肤出现红晕而不起疱为度。因其皮肤无灼伤,故灸后不化脓,不留瘢痕。一般虚寒性疾患均可采用此法。

(3)隔物灸功效与临床应用考点在历年研究生入学考试中,也多次出现。一定要记忆下述各条,不能想当然地选择。现总结如下:

①隔姜灸:有温胃止呕、散寒止痛的作用。用于因寒而致的呕吐、腹痛及风寒痹痛等病证。②隔蒜灸:有清热解毒、杀虫等作用。多用于治疗瘰疬、肺痨及初起的肿疡等病证。③隔盐灸:有回阳、救逆、固脱之力。多用于治疗伤寒阴证或吐泻并作、中风脱证。④隔附子饼灸:有温补肾阳之力。多用于治疗命门火衰而致的阳痿、早泄或疮疡久溃不敛。

(4)其他灸法

①灯火灸:用灯心草一根,以麻油浸之,燃着后快速对准穴位,猛一接触听到"叭"的一声迅速移开,如无爆焠之声可重复一次,以局部微黄为度。②天灸:又称药物灸、发泡灸,用对皮肤有刺激性的药物涂敷于穴位或患处,使局部充血、起疱,犹如灸疮,故名天灸。现在的三伏贴、三九贴就是天灸。

四、灸法的注意事项

(一)施灸的先后顺序

部位先阳后阴,艾炷先小而后大,壮数先少而后多。

(二)施灸的补泻方法

《灵枢·背腧》:"以火补者,毋吹其火,须自灭也。以火泻者,疾吹其火,传其艾,须其火灭也。"

第四节　其他疗法

一、拔罐法

（一）罐的吸附方法

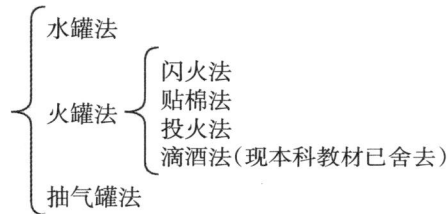

$$
\left\{
\begin{array}{l}
水罐法 \\
火罐法 \left\{
\begin{array}{l}
闪火法 \\
贴棉法 \\
投火法 \\
滴酒法（现本科教材已舍去）
\end{array}
\right. \\
抽气罐法
\end{array}
\right.
$$

（二）拔罐的操作方法

（1）留罐法。

（2）走罐法。

（3）闪罐法。

（4）留针拔罐法。

闪火法属于罐的吸附方法中的火罐法；闪罐法属于拔罐的操作方法。留针拔罐法的针刺，必须是垂直进针，故前胸、后背近肺处，不适宜用本法。

二、三棱针法

点刺法是指点刺具体腧穴挤出少量血液或少量体液的方法。

散刺法是对病变局部进行散刺的一种方法。此法多用于治疗局部瘀血、血肿或水肿、顽癣等。

刺络法是针对某一腧穴附近曲张的络脉，放出适量血液的方法。此法多用于曲泽、委中等肘膝横纹处，治疗急性吐泻、中暑、发热等。

挑刺法是挑断穴位皮下纤维组织以治疗疾病的方法。用于治疗小儿疳积、肩周炎、胃痛、颈椎病、失眠、支气管哮喘、血管神经性头痛、痔疮等。

注：这四种三棱针法中容易混淆的是点刺法与刺络法，点刺法针对具体腧穴，

刺络法针对曲张的络脉或血管。

三、皮肤针法

（一）叩刺方法

循经叩刺、穴位叩刺、局部叩刺。

（二）刺激强度

轻刺：用力稍小，皮肤以仅现潮红、充血为度。适用于头面部、老弱妇女患者，以及病属虚证、久病者。

重刺：用力较大，以皮肤有明显潮红，并有微出血为度。适用于压痛点、背部、臀部、年轻体壮患者，以及病属实证、新病者，属于泻法。

中刺：介于轻刺与重刺之间，以局部有较明显潮红，但不出血为度，适用于一般部位，以及一般患者。

第五章 针灸治疗总论

第一节 针灸治疗作用

一、针灸治疗作用

（一）疏通经络

疏通经络是最基本和最直接的治疗作用，针灸具有祛除经络瘀阻，使其恢复通畅，"解结"即为疏通经络。

（二）调和阴阳

调和阴阳是针灸最根本的目的，指使患者机体从阴阳失衡状态向平衡状态转化的作用。例如：阳跷（通申脉）和阴跷（通照海）主眼睑开合，若不寐之阳强阴弱证：泻阳跷申脉，补阴跷照海；多寐嗜睡之阳弱不出于阴时：补阳跷申脉，泻阴跷照海。

（三）扶正祛邪

扶正祛邪即扶助机体正气及祛除病邪，是疾病的发生、发展及其转归的过程。

二、针灸治疗作用之间的关系

(1)疏通经络是调和阴阳和扶正祛邪的基础，经络的疏通有利于调和阴阳和扶正祛邪作用的发挥。

(2)扶正祛邪是治疗疾病的作用过程，目的是达到阴阳平衡。

(3)调和阴阳依赖于扶正祛邪的作用。

第二节　针灸治疗原则

一、治神守气

（一）定义

治神：神，是机体生命活动的外在表现和心、脑的内在功能；主要包括两方面：一是在针灸操作过程中，医者专一其神，意守神气，患者神情安定，意守感传。二是指在施治前后注重调治患者的精神状态。

守气：气，主要指经气，即守住所得之气。要求医者在针灸治疗中掌握和重视患者的精神状态和机体变化，主要包括两方面：一是要求医者仔细体察针下感应，并根据患者的变化及时施以手法，主要体现在行针过程中要专心致志；二是要求患者专心体会针刺感应，配合医者治疗，促使气至病所，达到治疗的目的。

（二）内容

医者专一其神，意守神气；患者神情安定，意守感传。

二、补虚泻实

补虚泻实即虚证用补法，实证用泻法。

（一）虚则补之

1. 概念

虚证采用补法治疗。

2. 内容

(1)针灸方法的选择，灸偏于补。

(2)针灸补泻手法的选择，虚证当用补法。

(3)选用偏补的腧穴。

3. 几种补法的适应证

(1)阳虚、气虚：针用补法，或灸用补法。

（2）血虚、阴虚：针用补法,血虚可酌情使用灸法,阴虚一般不用灸法。

（3）阴阳两虚："阴阳皆虚,火自当之"。

（4）诸小者（六部脉小）,阴阳形气俱不足："调以甘药也"。

（二）陷下则灸之

1.概念

气虚下陷的治疗原则是用灸法。

2.陷下的内容

（1）指脉象沉伏（血寒、气虚脉）。

（2）虚证在相应的穴位处可见下陷（"实则必见,虚则必下"）。

（3）脏腑组织的下垂。

（三）实则泻之

1.概念

实证采用泻法治疗。

2.内容

（1）针灸方法的选择,多针少灸。

（2）针灸补泻手法的选择,实证当用泻法。

（3）选用偏泻的穴位。

（四）菀陈则除之

1.概念

"菀"：同"瘀",有瘀结、瘀滞之义；"陈"：即陈旧,引申为时间长久；"菀陈"：泛指经络瘀阻之类的病证；"除"：即络脉瘀阻之类的病证用清除瘀血的刺血疗法。

2.内容

（1）刺血：如闪挫扭伤、丹毒、红丝疔等引起的肌肤红肿热痛、青紫肿胀、红丝串行,可用刺血法。

（2）刺液：腱鞘囊肿、小儿疳积,分别在局部阿是穴、四缝穴点刺放液治疗也属于"菀陈则除之"范畴。

注：如在井穴处点刺出血泄热,属热则疾之的范畴。

（五）不盛不虚，以经取之

1.概念

本经自病，当取本经穴，用平补平泻的手法。

2.内容

(1)并非指病证本身无虚实而言，而是脏腑、经络的虚实表现不甚明显。

(2)本经自病，不涉及他经、他脏腑。

(3)多用平补平泻的针刺手法。

(4)穴位的选取，一般以五输穴和原穴最为常用。

三、清热温寒

即热性病证的治疗用"清"法，寒性病证的治疗用"温"法。

（一）热则疾之

1.概念

针灸治疗热证的原则是浅刺疾出或点刺出血，手法宜轻而快，少留针或不留针，针用泻法。适用于各种热证的治疗。

2.内容

(1)浅刺疾出，《灵枢·九针十二原》：刺诸热者，如以手探汤。

(2)井穴处点刺出血泄热，属热则疾之范畴。

（二）寒则留之

1.概念

寒性病证的治疗原则是深刺而久留针，以达温经散寒的目的。主要适用于各种寒证的治疗，如风寒湿痹所致的肌肉、关节疼痛以及寒邪入里之证等。

2.内容

(1)深刺而久留针，艾灸法较为相宜；《灵枢·九针十二原》：刺寒清者，如人不欲行。

(2)寒邪在表，留于经络者，艾灸施治最为相宜；若寒邪在里，凝滞脏腑，则针刺应深而久留，或配合施行"烧山火"等复式针刺手法，或加用艾灸。

寒则留之的治法

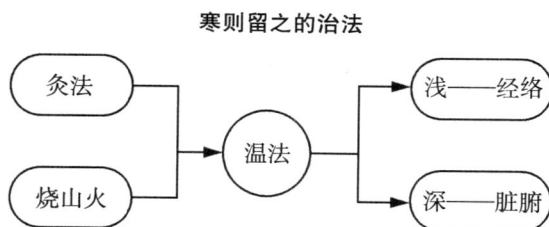

四、治病求本

急则治标：当标病处于紧急的情况下，首先要治疗标病，这是在特殊情况下采取的一种权宜之法，目的在于抢救生命或缓解患者的急迫症状，为治疗本病创造有利的条件。

缓则治本：在大多数情况下，治疗疾病都要坚持"治病求本"的原则，尤其对于慢性病和急性病的恢复期有重要的指导意义。

标本同治：在临床上也可见到标病和本病并重的情况，这时我们应当采取标本同治的方法。

五、三因制宜

因时制宜：在应用针灸治疗疾病时，考虑患者所处的季节和时辰有一定意义，因为四时气候的变化对人体的生理功能和病理变化有一定的影响。

因地制宜：由于地理环境、气候条件，人体的生理功能、病理特点也有所区别，治疗应有差异。

因人制宜：就是根据患者的性别、年龄、体质等不同特点而制订适宜的治疗方法。

第三节　针　灸　处　方

腧穴的选择

（一）选穴原则

1. 近部取穴：腧穴所在，主治所在

(1)举例：目疾取承泣；耳鸣取听会；鼻病取迎香；偏头痛取太阳等。

(2)"病在筋，调之筋；病在骨，调之骨。"

(3)局部有痛点，以痛为腧，选取阿是穴。

2. 远部取穴：经脉所过，主治所在

(1)举例：目疾取足少阳胆经光明穴；耳鸣取手少阳三焦经中渚；偏头痛取手少阳三焦经四渎穴等。

(2)"病在上者下取之，病在下者高取之，病在头者取之足，病在足者取之腘。"

四肢肘膝关节以下的穴位治疗头面、五官、躯干、脏腑病证皆为远部取穴。

3. 辨证取穴：根据疾病的证候特点，分析病因病机而辨证选取穴位的方法

(1)适用于"无明确病变部位，呈现全身症状"的疾病。如发热取大椎，汗证取复溜。

(2)根据其病因病机而选取穴位。如更年期综合征之肾阴不足证，取肾俞穴、太溪穴；中风之肝阳化风证，取太冲、太溪、行间穴等。

4. 对症取穴：根据疾病的特殊性或主要症状选穴

举例：小儿疳积取四缝；面瘫取牵正；痔疮取二白；哮喘取定喘穴；胆囊病变取胆囊穴等。

（二）配穴方法

1. 按经脉配穴法

(1)本经配穴法：选取该病变脏腑经脉的腧穴配成处方。

(2)表里经配穴法：①以脏腑、经脉的阴阳表里配合关系，选择相表里经的腧穴进行配伍。②原络主客配穴法的应用属于本法：即先病脏腑的原穴和后病相表里经脉的络穴相配合应用的方法。

（3）同名经配穴法：即"同气相求"法，将手足同名经的腧穴相互配伍的方法。

2.按部位取穴

（1）上下配穴法：将腰部以上或上肢腧穴与腰部以下或下肢腧穴相配合的方法。

（2）前后配穴法：胸腹部和背腹部的腧穴配伍应用，常用于治疗脏腑疾病。①俞募穴的配合应用是前后配穴法的典范。②《内经》中称此法为"偶刺"。

（3）左右配穴法：基于人体十二经脉左右对称分布和经脉左右交叉的特点，左右经脉皆取穴配伍而成。

附：同气相求

《周易·乾卦》："同声相应，同气相求。水流湿，火就燥，云从龙，风从虎，圣人作而万物睹。本乎天者亲上，本乎地者亲下，则各从其类也。""同气"其实质就是性质相同。

首先，经名相同，其气亦同。如阳明经无论是手阳明经还是足阳明经，它们性质相同，其特点为多气多血。同理如太阴经，则足太阴经与手太阴经，都属同气。十二经的其余八经，以此类推。如治疗肝的病变，可以取手、足厥阴经的腧穴进行治疗；心的病变，可以取手、足少阴经腧穴进行治疗，其他同理。

其次，部位相似，其气亦同。如肩关节的活动度对应着髋关节，肘关节对应着膝关节，腕关节对应着踝关节。前对应后，上对应下，左对应右。如肩关节处疼痛，可以在对侧肩关节相应部位找反应点，也就是痛点，进行针刺，以疏通经络。同理，也可以在对侧髋关节相应部位进行针刺。膝关节疼痛，可以在对侧肘关节附近找反应点，进行针刺。肘关节疼痛，同样可以在对侧膝关节附近找反应点进行针刺。腰部疼痛，可在颈部找反应点进行针刺，也可以在痛点对应的腹部进行针刺。需要注意的是，根据"维筋相交"理论，我们一般取斜对侧相应部位的腧穴进行治疗。

《素问·阴阳应象大论》："善用针者，从阴引阳，从阳引阴，以右治左，以左治右"，"上病下治，下病上治"，"左病右治，右病左治"，这就是以左病刺右，右病刺左，上病刺下，下病刺上为特点的一种交叉刺法。真正的针灸高手，根据天人地相应理论，也就是当代的全息理论，在一根手指上都可治疗全身疾患。

第六章　针灸治疗各论

在治疗各论中,《针灸学》与《针灸治疗学》对同一个病证的主穴与配穴不尽相同,教材的内容与真题的选项也不尽相同,这就需要我们掌握《针灸学》的学科特点,以不变应万变,这才是我们临床行之有效,考试拿到高分的保障。在学习前,我们必须要牢记以下几点:

(1)四字真言要贯穿解题始终

"定、靠、选、排"答题四法注释表

条目	注释
定	定性质,通过题目判断出该题的"寒、热、虚、实"四性。根据"四性",可立即将选项中犯了"虚虚、实实"之弊的选项排除。如实热性质的病案,选项中出现命门、气海、关元等具有补益性质的腧穴即可排除;如虚寒性质的病案,可排除选项中出现行间、侠溪、厉兑等具有泻实性质的腧穴
靠	靠脏腑经络、靠病邪性质,即通过题目判断出该题的脏腑经脉所属以及病邪性质
选	1.选特定穴,选取该脏腑经脉上的相应特定穴。如五输穴、俞募穴、络穴、下合穴、郄穴等。五脏有疾首选原穴、背俞穴;六腑病变首选下合穴、募穴;痹证选输穴等 2.选经验穴(对症选穴),即选取治疗该病的经验效穴。如胆囊穴、阑尾穴等 3.辨证选穴。根据病邪性质,如痰证选丰隆、湿证选阴陵泉、血瘀证选膈俞等
排	排除法,当出现两个选项皆符合题意,但只有一个最佳选项的时候,只能选择特定穴多的一项,或选择腧穴离相应病变脏腑更近的一项

例题1:

患者情绪激动后头痛,目眩,伴心烦易怒,面赤口苦,舌红苔黄,脉弦数,选取下列哪一组穴位进行治疗(　　　　)

A.百会、四神聪、阿是穴、太冲　B.百会、四神聪、阿是穴、内庭　C.百会、四神聪、阿是穴、关元　D.百会、四神聪、阿是穴、后溪　E.百会、四神聪、阿是穴、阴陵泉

解析:

一定:定性质,本题的题眼为"目眩""心烦易怒""面赤口苦""脉弦数",判断为

实证,可立即排除 C 选项,该选项的关元穴为补益的腧穴,犯了"实实之弊"。

二靠:靠脏腑经络,根据题眼,联系脏象学说,可定位在肝,证型为肝火上炎,解题思路就要往肝经火热上靠。

三选:选对证的腧穴,B 选项内庭穴,为胃经的荥穴可泻胃热,排除;E 选项阴陵泉,为祛湿之要穴,排除;D 选项,后溪穴通督脉,与本题不符合,为干扰项。

例题 2:

患者,女,30 岁,行经前后出现周期性小腹疼痛,以冷痛为主,得热痛减,经量少,色暗。苔白,脉紧。治疗时除取主穴外,还应选取的穴位是(　　)

A. 关元、归来　　B. 太溪、关元　　C. 中极、地机　　D. 肾俞、太溪　　E. 血海、太冲

解析:

一定:定性质,本题的题眼为"小腹疼痛,以冷痛为主,得热痛减",这是寒证,"脉紧"为实寒证,可排除 E 选项,E 选项中太冲为疏肝理气、泄热之要穴。

二靠:靠病邪性质。该病邪为寒邪,治疗上是助阳以祛寒邪。

三选:A、B、D 选项都可以助阳以祛寒邪,C 选项的腧穴都为治疗痛经的经验穴,是主穴而非配穴,可排除。

四排:A、B、D 选项都符合题意,但 A 选项归来穴,位于脐下 4 寸,旁开 2 寸,可作为局部选穴,又可作为痛经的经验穴,故答案为 A。

(2)解题时,要边读题边用中医理论翻译

①如痛甚,得热痛减即寒邪;急躁易怒即肝热;受惊易恐即胆腑不宁;足跟痛,腰膝酸软,神疲乏力,遗精即肾虚;神疲乏力,面色无华即气血亏虚;脘腹痞满,呕吐痰涎即痰湿困脾;有外伤史,痛处固定不移,痛如椎刺即瘀血;发热恶风,口渴烦闷为热邪;皮肤病之渗出液黄色或黄白色,黄属脾等。②读题时出现证型含糊不清,乃至于前后矛盾的时候,看舌脉,题目中舌脉一般不好设干扰项。如脉弦为肝脉,脉沉为肾脉,脉濡为湿;脉紧为寒;脉数为热;脉滑为痰;脉涩为瘀;脉细数为阴虚有热等。舌红或绛,苔黄或燥为热;苔白腻为痰湿;舌暗为瘀;舌红苔少为阴虚;舌淡苔白为气血虚等。

(3)要注意题目要求,真正地读懂题目,特别是主穴与配穴的区别

按症状的选穴就是选择主穴,是患者主观感觉最痛苦、迫切需要医者解决的症状。

证是医者通过"望、闻、问、切"四诊合参,得到的患者在疾病发展过程当中某一

阶段的证型,与证型相配的选穴即配穴。

总之,症状是患者主观感觉的,是需要主穴进行治疗的病症;证是医者通过四诊合参得到的一个客观存在,也就是需要配穴进行治疗的证型。

几种不同的提问:

①除取主穴外,还需选取什么腧穴:配穴。②治疗本病需选取什么主穴:主穴。③治疗本病需选取什么腧穴:主穴加配穴。

(4)在治则中,如出现"以取……经穴为主",则不完全是病变的脏腑经脉,而是以主穴所属的经脉为主,有时考试题目选项与教材内容并不一致,需灵活选择。

(5)平时学习过程中,要注意积累特异性很强的及很偏的腧穴,部分整理如下,留白处读者自己添加。

湿:阴陵泉

流泪:承泣

癫痫:鸠尾

闭经:归来

阴挺:子宫

阴痒:蠡沟

乳痈:肩井

少泽:催乳

崩漏:灸隐白

落枕:外劳宫

足跟痛:天柱

肠痈便秘:腹结

全身酸痛:身柱

诸痨虚损:膏肓

胃火上逆:天枢

呼吸困难:天突

热秘:合谷,腹结

痔疮:二白,承山

血证:血海,膈俞

肝火:行间,侠溪

截疟:大椎,陶道

疟母:章门,痞根

噩梦:厉兑,隐白

咳嗽,喘甚:天突

荨麻疹:神阙拔罐

胎位不正:灸至阴

全身酸楚不适:身柱

肩周炎:条口透承山

梅核气:列缺,照海

回乳:少泽点刺出血

呕吐:涌泉(男左女右)

胁肋痛:阳陵泉,丘墟

水样便:关元,下巨虚

舌麻、味觉减退:廉泉

目合困难:攒竹,昆仑

颞下颌关节紊乱:悬钟

发汗:补合谷,泻复溜

止汗:泻合谷,补复溜

听觉过敏:听宫,中渚

疔疮:灵台,身柱,郄门

保胎:泻合谷、补三阴交

肾精:志室,悬钟,髓海

和胃止痛:足三里,梁丘

痰:丰隆(导痰术),中脘

咽喉肿痛:少商,商阳刺血

游走不定痛:开四关加中脘

急、慢性腹泻:隔盐灸神阙

改善呼吸功能:鱼际,素髎

口臭:阳陵泉,厉兑(刺血)

风寒表证:风池,列缺,风门

风热表证:外关,大椎,曲池

肝阳上亢:太冲,太溪,三阴交

气逆,呃逆:攒竹,膈俞,翳风

暴喑:通里,太溪,开四关,膻中

脓血便:曲池,合谷,三阴交,内庭

饮食伤胃:梁门,天枢,中脘,建里

寒证:助阳以祛寒邪,取肾俞,腰阳关,命门

风(风寒,风热,外风,内风):风池,风府

汗证:阴郄(为心经的郄穴,心在液为汗)

肝郁:期门,太冲(引火下行,疏肝解郁,泄热,惊痫风)

通调三焦:外关(风、热、痛、利尿),支沟(风、热、痛、通便)

"输主体重节痛"。需要注意的是手阳明大肠经中,合谷一般代替其输穴三间;手少阳三焦经中,外关可代替其输穴中渚;足太阳膀胱经中,昆仑、申脉可代替束骨;其他还有几个腧穴可相互替代,如滋阴的照海、太溪、三阴交可同时出现,也可相互替代。

(6)需要特别说明的是,为了将临床与考试在形式上统一起来,本书治疗各论中的病证及针灸治疗的内容,引自梁繁荣、王华主编的本科《针灸学》(中国中医药出版社,2021年6月第5版)教材。主穴、配穴的解析,均源于作者的个人理解,于临床医者,亦不无裨益。

一、中风

1. 基本治疗

(1)中经络

治法:调神导气,疏通经络。以督脉、手厥阴及足太阴经穴为主。

主穴:水沟、内关、三阴交、极泉、尺泽、委中。

配穴:肝阳暴亢配太冲、太溪;风痰阻络配丰隆、风池;痰热腑实配曲池、内庭、丰隆;气虚血瘀配足三里、气海;阴虚风动配太溪、风池。口角㖞斜配颊车、地仓;上肢不遂配肩髃、手三里、合谷;下肢不遂配环跳、阳陵泉、阴陵泉、风市、足三里、解溪;头晕配风池、完骨、天柱;足内翻配丘墟透照海;便秘配天枢、丰隆、支沟;复视配风池、天柱、睛明、球后;尿失禁、尿潴留配中极、曲骨、关元。

操作：水沟用雀啄法，以眼球湿润为佳；刺三阴交时，沿胫骨内侧缘与皮肤呈45°角，使针尖刺到三阴交穴，用提插补法；刺极泉时，在该穴位置下1寸心经上取穴，避开腋动脉，直刺进针，用提插泻法，以患者上肢有麻胀和抽动感为度；尺泽、委中直刺，用提插泻法使肢体有抽动感。可在患侧上、下肢各选2个穴位，采用电针治疗。

（2）中脏腑

治法：醒脑开窍，启闭固脱。以督脉穴和手厥阴经穴为主。

主穴：水沟、百会、内关。

配穴：闭证配十二井穴、合谷、太冲；脱证配关元、气海、神阙等。

2.解析

（1）中经络

主穴：中脏腑、中经络是以是否有神志意识的改变为判断标准。无神志意识的改变为中经络，有神志意识的改变为中脏腑。本病的主穴有水沟、内关、三阴交、极泉、尺泽、委中，是石学敏院士的醒脑开窍针法。醒脑开窍针法能刺激神经干，有利于肌力的恢复。内关、三阴交、极泉、尺泽、委中这几个腧穴都是在上下肢的神经干附近，每穴针刺时需让肢体抽搐三次。水沟穴是督脉腧穴，督脉是唯一一条直接进入大脑的经脉，有醒脑开窍的功效。

配穴：

肝阳暴亢　其本质为肾阴亏虚。配穴时用太溪来滋补肾阴；太冲是肝经的原穴，它有疏肝解郁、引火下行、泄热的功效。

风痰阻络　风池穴既治内风，又治外风；既治风寒，又治风热。在此处配穴为治疗内风，又为局部取穴。丰隆为化痰之要穴，针刺时需用导痰术，导痰术是针刺得气后将针退至皮下，针尖向脚尖方向斜刺，得气后再退至皮下，针尖斜向肺的方法斜刺，最后留针。

痰热腑实　见痰用丰隆穴。内庭穴为足阳明胃经的荥穴，荥主身热，可泄阳明之热。曲池穴为手阳明大肠经合穴，有泄热之功效。内庭配曲池，为同名经配穴，共泄阳明热甚。

气虚血瘀　足三里为补益气血之要穴，气海为生气之海，两穴合伍，共奏益气补血之效。但此处无活血的膈俞、血海等穴。

阴虚风动　为阴液亏虚，阴不敛阳，阳气妄动于上，表现出抽搐等风动症状。

治疗时以太溪滋补肾阴,风池祛除内风。

便秘 配天枢、丰隆、支沟。天枢、支沟为治疗便秘的经验效穴,但天枢穴有双向调节的作用,既治便秘,又治腹泻。丰隆为大肠经络穴与手太阴肺经相联系,肺的肃降有利于大肠的传导功能的正常运行。

尿失禁、尿潴留 配中极、曲骨、关元。中极为膀胱的募穴,对尿失禁、尿潴留有双向调节功效。关元穴是足三阴经与任脉的交会穴,足三阴经与泌尿生殖系统关系密切,曲骨、关元又为局部取穴。

其他配穴均为近部取穴之近治作用。

(2)中脏腑

主穴:督脉是唯一一条直接进入大脑的经脉,水沟、百会均为督脉腧穴。水沟穴又名人中,把人中沟分成三等分,分别是天、人、地,人中的定位在天部和人部的交会点,有醒脑开窍之功效。百会为局部取穴;内关通阴维脉,又为心包经络穴,可代心受邪,理气宽胸,醒脑开窍。

配穴:

闭证配十二井穴、合谷、太冲,十二井穴可直通脏腑,醒脑开闭。

合谷、太冲为开四关,可调节一身的气机。

天三生木,地八成之。太冲为厥阴风木的第三个腧穴,厥阴风木主升。太冲属阴,主血,重浊下行。

地四生金,天九成之。合谷为阳明燥金的第四个腧穴,阳明燥金主降。合谷属阳,主气,清轻升散。

两穴伍用,一阴一阳,一气一血,一升一降,相互制约,相互为用,可以调节人体气血阴阳的升降平衡,使机体气机通畅,升降协调。

"开四关"主治:①"通则不痛,不通则痛",气行则血行,气滞则血瘀,行气活血可以治疗全身的痛证;②厥阴风木不升,气郁于下,发为郁证,"开四关"调节气机,可以治疗郁证;③阳明燥金不降,气郁于上,发为狂证,"开四关"可以治疗狂证;④阳不入阴,发为不寐,"开四关"可以治疗不寐症;⑤阳不出于阴则嗜睡,"开四关"可以治疗嗜睡。

脱证为元气大脱,配关元、气海、神阙;关元、气海、神阙用灸法,皆为补气之要穴,神阙隔盐灸可大补元气。

二、眩晕

1. 基本治疗

（1）实证

治法：平肝潜阳，化痰定眩。以督脉及手足厥阴经穴为主。

主穴：百会、风池、内关、太冲。

配穴：肝阳上亢配行间、侠溪、太溪；痰湿中阻配中脘、丰隆、阴陵泉。

操作：毫针泻法。眩晕重症可每日治疗 2 次。

（2）虚证

治法：益气养血，补肾益精。以督脉穴及肝、肾之背俞穴为主。

主穴：百会、风池、肝俞、肾俞、足三里。

配穴：肾精亏虚配志室、悬钟、三阴交；气血不足配气海、脾俞、胃俞。

操作：风池用平补平泻法、肝俞、肾俞、足三里等穴用补法。

2. 解析

（1）实证

主穴：百会、风池为局部取穴，风池可以治疗内风，内关通阴维脉，"阴维为病苦心痛"。可以理气宽胸，定眩止呕。太冲为足厥阴肝经原穴，"诸风掉眩，皆源于肝"，可以引火下行，平肝潜阳。内关配太冲为同名厥阴经配穴，加强了平肝潜阳、定眩止晕的功效。

配穴：

肝阳上亢　肾阴亏虚，肝阳上亢。太溪滋阴补肾，行间、侠溪降肝火（肝胆经的荥穴，一般同时使用，肝阳上亢、肝火上炎证，行间、侠溪均可为对穴出现）。

痰湿中阻　中脘、丰隆为化痰的对穴；见湿用阴陵泉，阴陵泉为脾经的合穴，中脘为胃的募穴。两穴合用，健脾和胃，运化水湿。

（2）虚证

主穴：百会、风池为局部取穴，肝俞、肾俞为肝、肾的背俞穴，可滋补肝肾；足三里为补益气血之要穴。

配穴：

肾精亏虚　肾之精为志，肾精亏虚取志室；悬钟为髓之会，脑为髓海，悬钟可填精补髓；三阴交为肝、脾、肾三脏之交会穴，可滋补三脏之阴。

167

注:肾精是肾中所藏精微物质的总称,包括先天之精和后天之精,维持人体正常的生长发育。肾阴是指肾本身之阴液,是人体阴液的根本,对脏腑组织有濡润、滋养的作用。精属阴,肾阴包含肾精,肾精是肾阴的根本。肾阴虚有虚热的表现,肾精不足没有明显的热证。肾阴与肾精在一定情况下,可以相互转化。

气血不足　脾胃为气血生化之源,脾俞、胃俞,可健脾胃,化生气血;气海为生气之海。

三、头痛

1.基本治疗

治法:疏调经脉,通络止痛。按部位局部选穴和远端循经选穴。

主穴:

阳明头痛　头维、印堂、阳白、阿是穴、合谷、内庭。

少阳头痛　风池、太阳、率谷、阿是穴、外关、足临泣。

太阳头痛　天柱、后顶、阿是穴、后溪、申脉。

厥阴头痛　百会、四神聪、阿是穴、内关、太冲。

全头痛　风池、百会、头维、率谷、太阳、合谷。

配穴:

外感头痛　风寒头痛配风门、列缺;风热头痛配大椎、曲池;风湿头痛配偏历、阴陵泉。

内伤头痛　肝阳上亢配太冲、侠溪、三阴交;肾精不足配肾俞、太溪、三阴交;气血亏虚配气海、足三里;痰浊上扰配中脘、丰隆;瘀阻脑络配血海、膈俞。

操作:风门拔罐或艾灸;大椎点刺出血。瘀血头痛可在局部及膈俞行点刺放血并加拔火罐。头痛急性发作时可每日治疗2次,每次留针时间宜长。

2.解析

主穴:痛证的治疗都是远近结合,近部取穴和远部取穴相结合,远部取穴一般是以输穴为主,"输主体重节痛"。需要注意的是手阳明大肠经中,合谷一般代替其输穴三间;手少阳三焦经中,外关可代替其输穴中渚;足太阳膀胱经中,昆仑、申脉可代替输穴束骨;手厥阴心包经中,内关代替大陵穴。此外,还有几个滋阴的腧穴可相互替代,如照海、太溪、三阴交可同时出现,也可相互替代。

外感头痛配穴：

风寒头痛　风门以治疗外风为主，列缺是肺经的络穴，风门配列缺为治疗风寒表证的对穴。

风热头痛　大椎、曲池是以泄热为主，两穴合用，为治疗上焦风热之对穴。

风湿头痛　见湿用阴陵泉；偏历，为大肠经的络穴，属大肠经络肺经，肺主皮毛，主表证。

内伤头痛配穴：

肝阳上亢　三阴交滋补肾阴，太冲、侠溪降肝火。

肾精不足　肾俞，肾的背俞穴；太溪，肾经的原穴；三阴交，肝、脾、肾同补。

气血亏虚　气海，生气之海；足三里补益气血。其实我们可以发散思维，在此处可以用脾俞、胃俞、关元、血海等补益气血的腧穴，这就是针灸学的学科特点。

痰浊上扰　中脘、丰隆为化痰之对穴。

瘀阻脑络　血海、膈俞，为活血化瘀之对穴，常常同时出现。

注：我们解题或临床时一定要有发散性思维，用这种思维去找寻答案的唯一性，也就是用广泛性思维去套答案的唯一性，这样考试或临床的准确率就会大幅度地提升。

四、面瘫

1. 基本治疗

治法：祛风通络，疏调经筋。以局部穴和手足阳明经穴为主。

主穴：阳白、颧髎、颊车、地仓、翳风、合谷。

配穴：风寒证配风池、列缺；风热证配外关、曲池；气血不足配足三里、气海。人中沟歪斜配水沟；人中沟浅配迎香；颏唇沟歪斜配承浆；舌麻、味觉减退配廉泉；目合困难配攒竹、昆仑；流泪配承泣；听觉过敏配听宫、中渚。

操作：在急性期面部穴位手法宜轻，针刺宜浅，取穴宜少，肢体远端的腧穴手法宜重。

2. 解析

主穴：阳白、颧髎、颊车、地仓、翳风为局部取穴；"面口合谷收"，合谷穴为远部取穴。

配穴：

风寒证 风池在此处以治疗外风为主,列缺是肺经的络穴,肺主皮毛。

风热证 外关通阳维脉,"阳维为病苦寒热";曲池是以泄热为主,两穴合用,治疗风热表证。

气血不足 见头痛气血亏虚证配穴。

目合困难 攒竹为局部取穴;昆仑,五输穴解析的时候讲过,输穴可以治疗五官疾病,足太阳膀胱经的昆仑穴,临床上经常可以代替其输穴束骨。

听觉过敏 听宫为局部取穴;中渚穴为手少阳三焦经的输穴,三焦经从耳后入耳中,出走耳前,中渚穴治疗听觉过敏为远部取穴。

余为近部取穴。

注:(1)辨部位:额纹消失为周围性面瘫;额纹存在为中枢性面瘫。

(2)断深浅:嗅觉、味觉存在,病位浅,多为贝尔氏面瘫,预后相对较好;一侧耳部剧痛,舌前 1/3 味觉及嗅觉减弱或消失,病位深,多为亨特综合征,预后相对较差。

(3)急性期面部穴位手法宜轻,针刺宜浅,取穴宜少。

(4)最严重的并发症为倒错。

五、痹证

1.基本治疗

治法:通经活络,行气止痛。以病痛局部穴为主,结合循经选穴及辨证选穴。

主穴:阿是穴、局部经穴。

配穴:行痹配膈俞、血海;痛痹配肾俞、腰阳关;着痹配阴陵泉、足三里;热痹配大椎、曲池。

操作:寒痹、湿痹可加灸法。大椎、曲池可点刺出血。局部穴位可加拔罐,亦可用电针。

2.解析

主穴:以痛为输,近部选穴。

配穴:

行痹 风邪为患,治风先治血,血行风自灭,故取膈俞、血海。

痛痹 寒邪为患,助阳以祛寒,故取肾俞、腰阳关。

着痹　湿邪为患,见湿用阴陵泉;足三里是胃的下合穴,两穴相伍,健脾和胃以祛湿邪。

热痹　热邪为患,取大椎、曲池。浅刺疾出或点刺出血,以泄热邪。

六、咳嗽

1.基本治疗

(1)外感咳嗽

治法:疏风解表,宣肺止咳。以手太阴、手阳明经穴为主。

主穴:肺俞、列缺、合谷。

配穴:外感风寒配风门;外感风热配大椎、风池。咽喉痛配少商放血。

操作:毫针泻法,风寒袭肺者宜留针或针灸并用,或针后在背部腧穴拔罐。

(2)内伤咳嗽

治法:肃肺理气,止咳化痰。以肺之背俞穴、募穴和原穴为主。

主穴:肺俞、中府、太渊、三阴交。

配穴:痰湿侵肺配阴陵泉、丰隆;肝火犯肺配行间、鱼际;肺阴亏虚配膏肓、太溪。胸痛配膻中;胁痛配阳陵泉;咽喉干痒配太溪;咯血配孔最;盗汗配阴郄;面肢浮肿、小便不利配阴陵泉、中极;气短乏力配足三里、气海。

操作:主穴用毫针平补平泻,或加用灸法。

2.解析

(1)外感咳嗽

主穴:肺俞为肺的背俞穴,列缺为肺经的络穴,合谷为大肠经的原穴。肺和大肠相表里,大肠腑气通降正常,肺气肃降功能才能正常发挥。

配穴:

外感风寒　风门穴以治疗外风为主,补之祛肺寒,泻之清肺热。

外感风热　大椎穴灸之助阳,泻之清热;风池在此处为清风热。

咽喉痛　少商为咽喉肿痛的经验效穴。

(2)内伤咳嗽

主穴:五脏有疾首选原穴,次选背俞穴,其他的特定穴按具体要求进行选择。太渊为肺经的原穴;肺俞为肺的背俞穴;中府为肺的募穴;三阴交为肝脾肾的交会穴,疏肝健脾益肾,有助于肺宣发肃降功能的正常发挥。

配穴：

痰湿侵肺　见痰用丰隆，有湿用阴陵泉。

肝火犯肺　行间是肝经的荥穴，降肝火；鱼际是肺经的荥穴，清肺热。

肺阴亏虚　太溪为肾经的原穴，此处有金水相生意；诸痨虚损取膏肓穴，肺阴亏虚相当于现在的肺结核病。

阳陵泉为胆经的合穴，胆经循行经过胁肋部，故治疗胁肋痛。太溪为肾的原穴，滋阴补肾，肾经循行经过咽喉部，故可以治疗咽喉干痒。孔最为肺的郄穴，"阴主血，阳主痛"，故可以治疗咯血。阴郄为心经的郄穴，心在液为汗，故可以治疗汗证。小便不利，面肢水肿取中极，阴陵泉，中极为膀胱的募穴，阴陵泉是脾经的合穴，两穴合用，可以健脾利水以消肿。气短乏力为气血亏虚，选生气之海及足三里。

七、不寐

1. 基本治疗

治法：调和阴阳，安神利眠。以督脉、手少阴及足太阴经穴、八脉交会穴（跷脉）为主。

主穴：百会、神门、三阴交、照海、申脉、安眠。

配穴：肝火扰心配太冲、行间、侠溪；心脾两虚配心俞、脾俞、足三里；心肾不交配心俞、肾俞、太溪；心胆气虚配心俞、胆俞；脾胃不和配丰隆、中脘、足三里。噩梦多配厉兑、隐白；头晕配风池、悬钟；重症不寐配神庭、印堂、四神聪。

操作：毫针刺，泻申脉，补照海，其他按虚补实泻操作。

2. 解析

主穴：跷脉司眼睑之开合，照海穴通阴跷脉，申脉穴通阳跷脉，照海配申脉可以治疗失眠；百会为局部取穴，可安神定志；神门为心经原穴，可宁心安神；三阴交，肝、脾、肾同治，安眠穴为治疗失眠的经验效穴。

配穴：

肝火扰心　行间、侠溪为祛肝火之对穴，太冲引火下行。

心脾两虚　脾为气血生化之源，脾虚则生化乏源，气血亏虚，心无所养，发为失眠，心俞、脾俞补益心脾，足三里补益气血。

心肾不交　肾阴亏虚，不能上交于心火，心火独亢于上；心火不能下济于肾水，使肾水独寒于下，故心俞、肾俞，可以交通心肾。太溪既滋阴又补阳，以滋阴为主，加强疗效。

脾胃不和　脾虚不能运化水湿,水湿内停,聚而成痰,丰隆、中脘为化痰之对穴;丰隆又为胃经络穴,联系脾胃;足三里为胃的下合穴,可以健胃和中化痰。

厉兑、隐白为治疗梦魇的经验效穴。悬钟为髓之会,脑为髓海;风池为局部取穴,既治内风,又治外风;既治风寒,又治风热,此处为治疗内风,祛风止晕。神庭、印堂、四神聪,加强疗效。

八、胃痛

1. 基本治疗

治法:和胃止痛。以胃之下合穴、募穴为主。

主穴:足三里、中脘、内关。

配穴:寒邪犯胃配胃俞、神阙;饮食伤胃配梁门、天枢;肝气犯胃配期门、太冲;气滞血瘀配膻中、膈俞;脾胃虚寒配神阙、胃俞、脾俞;胃阴不足配胃俞、三阴交。

操作:毫针刺,按虚补实泻操作。疼痛发作时,远端穴持续行针 1～3 分钟,直到痛止或缓解。寒邪犯胃、脾胃虚寒者,中脘可用隔姜灸。

2. 解析

主穴:六腑有疾,首选下合穴,次选募穴。足三里为胃的下合穴,中脘为胃的募穴;内关通阴维脉,"阴维为病苦心痛"可以理气宽胸。

寒邪犯胃　寒邪侵犯人体,疼痛最为剧烈,治疗寒邪以助阳祛寒,灸胃俞、神阙。

饮食伤胃　梁门为局部取穴,可以补益胃气,为治疗饮食伤胃的经验效穴;天枢为胃的募穴,可以通降腑气,治疗饮食停滞。

肝气犯胃　肝气郁结,期门、太冲为首选对穴。

气滞血瘀　膻中为气之会,可以行气导滞;膈俞为血之会,可以活血化瘀,两穴合用共奏行气活血之效。

脾胃虚寒　虚寒的本质为阳虚,灸神阙、胃俞、脾俞,以助脾胃阳气,益火之源,以消阴翳。

胃阴不足　三阴交滋补肝脾肾三脏之阴,胃俞益胃气、补胃阴双向调节。

九、腹痛

1.基本治疗

治法：通调腑气，缓急止痛。以胃之下合穴及大肠、小肠募穴为主。

主穴：足三里、天枢、关元。

配穴：寒邪内积配神阙、公孙；湿热壅滞配阴陵泉、内庭；气滞血瘀配太冲、血海；脾阳不振配脾俞、神阙。

操作：毫针刺，按虚补实泻操作。寒证可用艾灸。腹痛发作时，足三里持续强刺激1～3分钟，直到痛止或缓解。

2.解析

主穴：六腑有疾，首选下合穴，次选募穴。足三里为胃的下合穴，关元为小肠的募穴，天枢为大肠的募穴，配合应用可通调腑气。

配穴：

寒邪内积　灸神阙助阳以祛寒，"脾冷胃痛泻公孙而立痊"。

湿热壅滞　湿用阴陵泉，内庭穴为足阳明胃经荥穴，可以泄胃肠之热。

气滞血瘀　太冲疏肝解郁行气，血海补血活血，两穴共用，可以行气导滞。

脾阳不振　灸神阙可振奋一身之阳气，灸脾俞可以补益脾阳。

十、泄泻

1.基本治疗

治法：运脾化湿，理肠止泻。以大肠募穴、背俞穴及下合穴为主。

主穴：神阙、天枢、大肠俞、上巨虚、阴陵泉。

配穴：寒湿内盛配关元、水分；湿热伤中配内庭、曲池；食滞胃肠配中脘、建里；脾胃虚弱配脾俞、胃俞；肝气乘脾配肝俞、太冲；肾阳虚衰配肾俞、命门、关元。慢性泄泻配脾俞、足三里；久泻虚陷者配百会。有明显精神心理症状配神门、内关；泻下脓血配曲池、合谷、三阴交、内庭。

操作：寒湿证及脾、肾虚证，针灸并用（肾阳亏虚者可用隔附子饼灸）；神阙穴用隔盐灸或隔姜灸；急性泄泻针灸治疗每日2次。

2.解析

主穴：上巨虚为大肠腑的下合穴，天枢为大肠腑的募穴，大肠俞为大肠腑的背俞穴;灸神阙增强大、小肠的功能(见腧穴解析),灸神阙既治疗急性泄泻,又可治疗慢性泄泻;阴陵泉为脾经合穴,可以健脾运化水湿,利小便,以实大便。

配穴:

寒湿内盛　灸关元助阳以祛寒,水分穴可以利小便。无形的寒邪和有形的水湿结合在一起,利小便以祛有形之水,而祛无形之寒邪。

湿热伤中　内庭、曲池为同名经配穴。内庭穴为足阳明胃经荥穴,可以泄胃热;曲池穴为手阳明大肠经合穴,也可以清热,两穴合用共奏清热之功效。湿由主穴阴陵泉来治疗。

食滞胃肠　中脘、建里健胃和中,化积导滞。

脾胃虚弱　脾俞、胃俞健脾和胃。

肝气乘脾　肝强脾弱,太冲疏肝解郁,柔肝泻热;肝俞为肝的背俞穴,有双向调节作用。

肾阳虚衰　灸肾俞、命门、关元可以补益肾阳。

慢性泄泻　慢性泄泻为脾阳不振,脾主升清失常。灸脾俞可以补益脾阳,足三里为胃的下合穴,两穴一升一降可以健脾和胃止泻。

神门可以宁心安神,调节神志,内关理气宽胸;脓血便为热盛灼伤血络,内热盛、阴血伤,故以内庭、曲池泄内热,三阴交滋补阴血。合谷为大肠经的合穴,调节大肠腑病,也可泄大肠之热。

十一、癃闭

1.基本治疗

治法:调理膀胱,行气通闭。取膀胱的背俞穴、募穴为主。

主穴:中极、膀胱俞、秩边、三阴交、阴陵泉。

配穴:膀胱湿热配委中、行间;肝郁气滞配蠡沟、太冲;瘀血阻滞配膈俞、血海;脾气虚弱配脾俞、足三里;肾阳亏虚配肾俞、命门。

操作:毫针刺,按虚补实泻操作。针刺中极时针尖向下,使针感能到达会阴并以引起小腹收缩、抽动为佳,若膀胱充盈,针刺不可过深,以免伤及膀胱;秩边透向水道。肾阳亏虚、脾气虚弱者可温针灸。

2.解析

主穴:膀胱俞、中极为俞募配穴法,秩边为膀胱经在背部循行的最后一个腧穴,可以调理膀胱气化功能,通利小便;三阴交为肝、脾、肾交会穴,调理肝脾肾,助膀胱气化功能正常运行。阴陵泉为脾经的下合穴,可以健脾祛湿、通利小便。

配穴:

膀胱湿热　肝经的荥穴行间,泄肝热,委中为膀胱的下合穴,通利小便,又为血郄,泄热功效强大。

肝郁气滞　蠡沟、太冲为本经配穴,疏肝理气。

瘀血阻滞　膈俞、血海活血化瘀。

脾气虚弱　脾俞为脾的背俞穴,足三里是胃的下合穴,两穴合用,增强健脾和胃的功效。

肾阳亏虚　灸肾俞、命门以助肾阳。

十二、便秘

1.基本治疗

治法:调理肠胃,行滞通便。以大肠的背俞穴、募穴及下合穴为主。

主穴:大肠俞、天枢、上巨虚、支沟、足三里。

配穴:热秘配合谷、内庭;气秘配中脘、太冲;气虚配脾俞、气海;血虚配脾俞、三阴交;冷秘配神阙、关元。

操作:毫针刺,按虚补实泻法操作。冷秘、虚秘者神阙、关元用灸法。

2.解析

主穴:大肠腑气不通,首选下合穴上巨虚,次选大肠腑募穴天枢,大肠俞为大肠的背俞穴,三穴合用,通调大肠腑气。足三里是胃的下合穴,可以调理胃肠,通降阳明腑气。支沟穴为治疗便秘的经验效穴。

配穴:

热秘　内庭是足阳明胃经荥穴,合谷属手阳明大肠经原穴,两穴相伍,属同名经配穴,泄阳明之热。

气秘　气秘属实证,为肝气郁结,由于肝的疏泄功能失常引起的。选择肝经原穴太冲疏肝解郁,中脘穴为局部取穴,又为胃的募穴,可通调阳明经腑气。

冷秘　灸神阙、关元助阳以祛寒。

气虚　气海为生气之海,脾为气血生化之源,故取气海、脾俞。

血虚　配三阴交,滋阴补血,脾俞化生气血。

十三、痿证

1. 基本治疗

治法:祛邪通络,濡养筋肉。以手、足阳明经穴和夹脊穴为主。

主穴:

上肢　肩髃,曲池,手三里,合谷,外关,颈、胸夹脊。

下肢　髀关、伏兔、阳陵泉、足三里、三阴交、腰夹脊。

配穴:肺热伤津配尺泽、肺俞;湿热浸淫配阴陵泉、大椎;脾胃虚弱配脾俞、胃俞、中脘;肝肾亏虚配肝俞、肾俞、太冲、太溪。上肢肌肉萎缩在手阳明经上多针排刺;下肢肌肉萎缩在足阳明经上多针排刺。

操作:夹脊穴向脊柱方向斜刺。肢体穴位可加用灸法,亦可用电针。大椎、尺泽可用三棱针点刺出血。

2. 解析

主穴:"治痿独取阳明",阳明经多气多血,因此治疗痿证以手足阳明经腧穴为主。夹脊穴为神经干分出处,可通调脏腑,运行气血。筋会于阳陵泉,三阴交健脾益肝肾,诸穴合用治疗痿证。

配穴:

肺热伤津　尺泽为肺经合穴,五行属水,又为子穴,实则泻其子;肺俞为肺的背俞穴,热则泄之,虚则补之。

湿热浸淫　大椎浅刺疾出以泄热,阴陵泉健脾运化水湿。

脾胃虚弱　脾俞、胃俞健脾和胃,中脘为胃的募穴,胃俞配中脘为俞募配穴法,加强了对脾胃的调节。

肝肾亏虚　五脏有疾首选原穴、背俞穴,太冲、太溪分别为肝肾的原穴,肝俞、肾俞是肝肾的背俞穴。诸穴合用,以补益肝肾。

十四、月经不调

1. 基本治疗

(1)月经先期

治法:理气调血,固摄冲任。以任脉及足太阴经穴为主。

主穴:关元、血海、三阴交、地机。

配穴:实热证配曲池、太冲;虚热证配太溪;气虚证配足三里、气海、脾俞。月经过多配隐白。

操作:气虚者针后加灸或用温针灸。配穴中隐白用灸法。

(2)月经后期

治法:益气和血,调畅冲任。以任脉及足太阴经穴为主。

主穴:气海、三阴交、归来。

配穴:实寒证配天枢、神阙、子宫;虚寒证配命门、关元。

操作:常规针刺,配穴按虚补实泻法操作,可用灸法或温针灸。神阙用灸法。

(3)月经先后不定期

治法:调补肝肾,调理冲任。以任脉及足太阴经穴为主。

主穴:关元、三阴交、肝俞。

配穴:肝郁配期门、太冲;肾虚配肾俞、太溪;脾虚配脾俞、足三里。胸胁胀痛配膻中、内关。

操作:常规针刺,虚证可加灸。

2.解析

(1)月经先期:①热邪灼伤了冲、任二脉,月经先期而至。②气主统血,气虚统血不能,月经先期而至。

主穴:关元穴为足三阴经与任脉的交会穴,可以调节冲、任二脉;脾主统血,血海、三阴交、地机均为脾经腧穴。地机为脾经郄穴,阴郄主血;血海为治血之要穴,三阴交肝脾肾同调。隐白为治疗月经过多之经验效穴,灸之。

配穴:

实热证　曲池、太冲泄热,热清则血止,月经周期回归正常。

虚热证　虚热用太溪,有"壮水之主,以制阳光"之意。

气虚证　足三里、气海、脾俞为健脾,补益气血的要穴。

(2)月经后期:①寒性凝滞收敛,寒邪易造成月经后期。②阳虚则生内寒,虚寒证也易造成月经后期。

主穴:气海为生气之海,灸之可温经散寒,补益气血;三阴交,肝脾肾同调;归来穴,为局部取穴,可以调经和血。

配穴:命门、关元、神阙、腰阳关、气海等助阳补气为主的腧穴,灸之可大补元气以祛寒,实寒、虚寒皆可用之。天枢、子宫穴为局部取穴。

（3）月经先后不定期：①肝郁则疏泄不能，冲任二脉充盈滞后，月经后期；肝郁化火，灼伤冲任二脉，月经先期而至。②肾阴虚，冲任二脉充盈乏源，则月经后期；阴虚则生虚热，灼伤冲任二脉，月经先期。③脾虚，脾为气血生化之源，脾虚则气血生化乏源，月经后期；血虚生内热，灼伤冲任二脉，月经先期。

主穴：关元为任脉与足三阴经相交会穴，补肾培元，又为局部取穴；三阴交是肝、脾、肾之交会穴，有补益肝肾，疏肝健脾的功效。

配穴：

肝郁　期门、太冲为疏肝解郁之对穴。

肾虚　肾俞为肾的背俞穴，虚热可泄，虚证可补；太溪为肾的原穴，既滋阴又补阳，以滋阴为主。两穴合用有"益火之源，以消阴翳"的功效。

脾虚　脾俞、足三里健脾和胃，化生气血。

胸胁胀痛　为气滞证，气会膻中，行气导滞，又为局部选穴；内关理气宽胸。

注：（1）月经先期：月经周期提前 7 天以上，甚至 10 余日一行。经期正常，连续两个月经周期以上。

（2）月经后期：月经推迟 7 日以上，甚至 3～5 个月一行。经期正常，连续两个月经周期以上。（经闭：女子年过 16 岁，月经尚未来潮者称为原发性闭经。或初潮一年以上，月经周期已经建立，又复断 6 个周期以上者称为继发性闭经。）

（3）月经先后无定期：月经或提前或错后 1～2 周，月经经期正常，连续 3 个月经周期以上者。

十五、痛经

1.基本治疗

（1）实证

治法：行气活血，调经止痛。以任脉、足太阴经穴为主。

主穴：中极、三阴交、地机、次髎、十七椎。

配穴：寒凝血瘀配关元、归来；气滞血瘀配太冲、血海。

操作：毫针泻法，寒凝者加艾灸。

（2）虚证

治法：调补气血，温养冲任。以任脉、足阳明、足太阴经穴为主。

主穴：关元、足三里、三阴交、次髎、十七椎。

配穴:肾气亏虚配太溪、肾俞;气血不足配气海、脾俞。

操作:毫针补法,可加灸。

2.解析

(1)实证

主穴:三阴交、十七椎、次髎、地机均为治疗痛经的经验效穴,中极为足三阴经与任脉的交会穴,属于近部取穴,疏通局部经气,活血止痛。

配穴:

寒凝血瘀　关元,助阳以祛寒;归来为局部取穴,促使局部血液循环,行气活血。

气滞血瘀　太冲疏肝行气、血海活血化瘀。

(2)虚证

主穴:三阴交、次髎、十七椎均为治疗痛经的经验效穴;关元为任脉与足三阴经相交会穴,有补肾培元助阳的功效,又为局部取穴;足三里,补益气血。

配穴:

肾气亏损　肾俞为肾的背俞穴,太溪为肾经的原穴,俞原配穴,补肾助阳。

气血不足　气海、脾俞相伍补气生血。

十六、崩漏

1.基本治疗

治法:理冲任,固崩止漏。以任脉及足太阴经穴为主。

主穴:关元、三阴交、隐白。

配穴:血热配血海、行间、曲池;血瘀配血海、太冲;脾虚配脾俞、足三里;肾阳虚配肾俞、命门;肾阴虚配肾俞、太溪。

操作:关元针尖向下斜刺,使针感传至耻骨联合处;隐白穴用灯火灸或麦粒灸;气滞血瘀可配合刺络法;肾虚、脾虚可在腹部和背部施灸。

2.解析

主穴:关元是足三阴经与任脉的交会穴,有调冲任、摄经血的作用。三阴交肝、脾、肾同治,隐白为治疗崩漏的经验穴。

配穴:

血热　行间为肝经荥穴,曲池为大肠经合穴,两穴合用清泄血热;血海凉血养血;三穴相伍凉血止血。

血瘀 太冲疏肝解郁调气,血海活血止血,两穴合用行气活血止血。

肾阳虚 肾俞、命门灸法或针用补法,温阳止血。

肾阴虚 肾俞、太溪滋阴补肾而止血。

十七、带下病

1.基本治疗

治法:补益肾气,健脾利湿,固摄带脉。以任脉及足太阴经穴为主。

主穴:带脉、中极、白环俞、三阴交、阴陵泉。

配穴:肾虚不固配关元、肾俞;脾虚湿盛配气海、足三里、脾俞;湿热下注配水道、次髎、行间。

操作:毫针刺,带脉用平补平泻法,其余主穴用泻法。

2.解析

主穴:带脉穴调摄带脉经气;中极为膀胱募穴,可利尿化湿止带;白环俞振奋膀胱气机而化湿邪;三阴交肝脾肾同调,健脾补益肝肾而止带;阴陵泉为脾经合穴,健脾利湿止带。

配穴:

肾虚不固 关元、肾俞补肾止带。

脾虚湿盛 脾俞为脾的背俞穴,足三里是胃的下合穴,两穴合用健脾和胃而运化水湿;气海为生气之海,助脾气而运化水湿。

湿热下注 湿热,无形之热邪吸附于有形之湿邪。水道利水祛湿,祛有形之水湿,以祛无形之热邪;次髎振奋膀胱功能,蒸腾汽化水湿,以祛湿邪;行间穴,肝经荥穴,泄热功效较强。

十八、绝经前后诸症

1.基本治疗

治法:补益肾精,调理冲任。以任脉穴及肾的背俞穴、原穴为主。

主穴:肾俞、太溪、关元、三阴交。

配穴:肾阴虚配照海;肾阳虚配命门;肾阴阳俱虚配照海、命门。

操作:毫针刺,补法或平补平泻。肾阳虚,可加灸。

2.解析

主穴:肾俞、太溪、关元补肾益精,滋阴助阳,调节冲任;三阴交肝脾肾同治。

配穴:

肾阴虚　　前面讲过,照海穴可替代太溪穴,滋阴补肾。

肾阳虚　　灸命门,益肾助阳。

肾阴阳俱虚　　照海、命门相伍,滋阴助阳。

十九、遗尿

1.基本治疗

治法:调理膀胱,温肾健脾。以任脉穴及膀胱的背俞穴、募穴为主。

主穴:关元、中极、膀胱俞、肾俞、三阴交。

配穴:肾气不足配命门、太溪;脾肺气虚配肺俞、气海、足三里;肝经郁热配蠡沟、太冲。夜梦多配百会、神门。

操作:毫针补法,多灸。下腹部穴位针尖向下斜刺,以针感达到前阴部为佳。

2.解析

主穴:遗尿为膀胱汽化功能失常,肾的蒸腾汽化功能失司。膀胱俞为膀胱的背俞穴,中极为膀胱的募穴,两穴合用俞募配穴法,有利于膀胱功能的正常发挥。关元为任脉与足三阴交会穴,肾俞为肾的背俞穴,两穴合用补肾助阳;三阴交,肝、脾、肾三脏共调。

配穴:

肾气不足　　命门、太溪补肾助阳止尿。

脾肺气虚　　脾主升清、运化水液;肺主通调水道,又为水之上源。足三里健脾益气,肺俞、气海补益肺气。

肝经郁热　　太冲疏肝解郁,泄热;蠡沟为肝经络穴。蠡沟、太冲相伍,为本经配穴,疏肝解郁泄热。

百会安神定志,神门宁心安神。

二十、小儿食积

1.基本治疗

治法:健脾和胃,消食化积。以胃、大肠的募穴、下合穴为主。

主穴:中脘、天枢、足三里、上巨虚。

配穴:乳食内积配梁门、建里;脾胃虚弱配脾俞、胃俞。呕吐配内关。

操作:常规针刺。

2.解析

主穴:小儿食积为胃和大肠的功能紊乱,六腑有疾,首选下合穴,次选募穴。足三里为胃的下合穴,中脘为胃的募穴;上巨虚为大肠的下合穴,天枢为大肠的募穴。

配穴:

乳食内积　梁门、建里消食导滞。

脾胃虚弱　脾俞、胃俞健脾和胃,促进胃肠功能的恢复。

内关为心包经的络穴,通阴维脉,"阴维为病,苦心痛",可理气宽胸止呕。

二十一、隐疹

1.基本治疗

治法:祛风止痒,养血和营。以手阳明、足太阴、足太阳经穴为主。

主穴:曲池、合谷、血海、委中、膈俞。

配穴:风热袭表配大椎、风池;风寒袭表配风门、肺俞;胃肠积热配足三里、天枢;血虚风燥配足三里、三阴交。呼吸困难配天突;恶心呕吐配内关。

操作:毫针浅刺。委中、膈俞可点刺出血。急性者每日1～2次,慢性者隔日1次。

2.解析

主穴:"病阳之阳者,刺阳之合",曲池为手阳明大肠经的合穴;委中穴为足太阳膀胱经合穴,又为血郄,泄热功效强大。合谷配曲池疏风解表,泄阳明之热。血海、膈俞,养血活血,治风先治血,血行风自灭。

配穴:

风热袭表　大椎浅刺疾出以泄热,风池可治外风,祛风热。

风寒袭表　风门以治外风为主,风寒、风热皆可,此处以祛风寒为主。灸肺俞可补肺气,祛风寒。

胃肠积热　足三里是胃的下合穴,通调腑气;天枢,大肠的募穴,对于便秘、腹泻双向调节,此处以通利大便为主。两穴合用,通利肠腑,下有形之便,以祛无形之热。

血虚风燥　足三里、三阴交为补益气血的一组对穴,治风先治血,血行风自灭。

天突是肺与外界相交的通道,针之可治疗呼吸困难;内关穴通阴维脉,"阴维为病,苦心痛",可理气宽胸止呕。

二十二、蛇串疮

1.基本治疗

治法:泻火解毒,通络止痛。以局部阿是穴、病变相应节段夹脊穴及手足少阳经穴为主。

主穴:阿是穴、夹脊穴、支沟、阳陵泉、行间。

配穴:肝经火毒配侠溪、太冲;脾经湿热配阴陵泉、血海;瘀血阻络配合谷、血海。便秘配天枢。心烦配神门。

操作:皮损局部围针、浅刺,在疱疹带的头、尾各刺一针,两旁则根据疱疹带的大小选取数点,向疱疹带中央沿皮平刺。或用三棱针点刺疱疹及周围,拔火罐,令每罐出血3~5 ml。夹脊穴向脊柱方向斜刺1.5寸,行捻转泻法,可用电针。

2.解析

主穴:蛇串疮,好发于胁肋部,胁肋部为少阳经循行所过之处,支沟穴为手少阳三焦经经穴,阳陵泉为足少阳经合穴。两穴合用,清泄少阳之热。行间为足厥阴肝经荥穴,有疏肝泄热之功效。相应节段夹脊穴可调节患处气血;阿是穴可活血祛瘀,清热解毒。

配穴:

肝经火毒　侠溪,足少阳胆经荥穴;太冲,为足厥阴肝经输穴,两穴合用,清泄肝胆之热。

脾经湿热　见湿用脾经合穴阴陵泉,血海为脾经腧穴,可凉血活血。两穴合用,清泄脾经湿热。

瘀血阻络　合谷行气,调节气机,又能泄热;血海,活血养血。两穴合用,行气活血。

天枢是治疗便秘的经验穴;神门宁心安神,治疗心烦。

【宋人献曝】民间治疗该病用火燎法,古用蜘蛛网,今用脱脂棉轻轻撕成很薄的网状,覆盖于病变处,点燃燎过患处,思之理论基础为"阳极必阴,火郁发之"。蛇串疮发作时灼热疼痛,此时邪未极盛正亦未衰,邪正交争,症状很重。以火助火,热邪短时间内到达极点,物极必反,则犹如暑极返凉。其二,火燎法可打开皮肤腠理,以泄热邪,即火郁发之。

二十三、痄腮

1.基本治疗

治法:泻火解毒,消肿散结。以手少阳、手足阳明经穴为主。

主穴:翳风、颊车、外关、合谷、关冲。

配穴:温毒在表配风池、少商;温毒蕴结配商阳、曲池、大椎;温毒内陷配劳宫、曲泉、大敦。高热配大椎、商阳;睾丸肿痛配蠡沟、太冲;神昏抽搐配水沟、十宣或十二井。

操作:毫针刺,用泻法。关冲、商阳、十宣、十二井穴点刺出血。

2.解析

主穴:痄腮为瘟毒之邪,好发于耳下、腮部,郁结于少阳、阳明经。翳风为足少阳经腧穴,颊车为足阳明经腧穴,两穴合用,为近部取穴,疏散局部温热之邪,郁结之热。远部取穴,取少阳经外关穴,阳明经合谷穴,两穴合用清热解毒。关冲穴为手少阳经井穴,点刺出血,泄少阳之热。

配穴:

温毒在表 风池穴既治内风,又治外风;既治风寒,又治风热。少商穴为手太阴肺经井穴,肺主皮毛,故风池配少商治疗温毒在表。

温毒蕴结 商阳为手阳明大肠经井穴,温毒之邪,由表而里,热结于阳明经,故取阳明经商阳、曲池以泄在里之温毒。大椎穴浅刺疾出,泄热功效强大。

温毒内陷 温毒内陷类似于脓毒血症、败血症,伴有神志意识的改变。劳宫为手厥阴心包经荥穴,心包经代心受邪。曲泉为足厥阴肝经合穴,五行属水,水能清热。大敦穴属肝经井穴,点刺出血,以泄厥阴火盛。

睾丸肿痛是痄腮最严重的并发症,为温毒从少阳逆传至厥阴,肝经"入毛中,过阴器",以肝经本经腧穴蠡沟、太冲配伍治疗。神昏抽搐配水沟、十宣或十二井以醒脑开窍,清热解毒。

二十四、疔疮

1.基本治疗

治法:泻火解毒。以督脉穴为主。

主穴:身柱、灵台、合谷、委中。

配穴:火毒流注经络,配曲池、大椎;红丝疔,可沿红丝从终点依次点刺到起点,以泻其恶血;若为疔疮走黄,配十二井穴、大椎、曲泽点刺出血。高热配大椎、十宣;神昏配水沟、十二井。还可根据患部所属的经脉循经取穴:发于面部,属阳明经配商阳、内庭,属少阳经配关冲、足临泣,属太阳经配少泽、足通谷。发于手,配足部同名经穴;发于足,配手部同名经穴。或用经脉首尾配穴法,如发于迎香穴处可配对侧的商阳,发于食指端配对侧的迎香。

操作:毫针泻法,或点刺出血。

2.解析

主穴:身柱、灵台为治疗疮的经验用穴。合谷穴,泻之可清阳明之热、祛火毒之邪。委中又名血郄,刺血可清泄血分热毒。

配穴:

火毒流注经络 曲池、大椎为泄热常用腧穴。

疔疮走黄 相当于现代的脓毒血症、败血症,可伴有意识障碍,故刺血十二井穴,以醒脑开窍、泄热;曲泽是心包经合穴,心包代心受邪,大椎、曲泽刺血泄热功效强大。

注:疔疮未肉腐成脓时,禁止局部针刺,以远部选穴,刺血泄热为主。

二十五、痔疮

1.基本治疗

治法:清热利湿,化瘀止血。取督脉和足太阳经穴为主。

主穴:长强、会阳、次髎、承山、二白。

配穴:气滞血瘀配太冲、血海;湿热下注配中极、阴陵泉;脾虚气陷配神阙、百会。肛门肿痛配孔最、飞扬;便秘配支沟、天枢;便后出血配孔最、膈俞。

操作:长强沿尾骶骨内壁进针1～1.5寸,要求针感扩散至肛门周围;承山穴向上斜刺,使针感向上传导。脾虚气陷用补法,配合灸神阙、百会。

2.解析

主穴:长强为近部取穴,可疏导局部经气。足太阳膀胱经经别别入肛中,取足太阳膀胱经的腧穴会阳、次髎、承山治疗,以疏导膀胱经之气。承山、二白为治疗痔疮的经验效穴。

配穴：

气滞血瘀 太冲穴行气导滞,血海穴养血活血,两穴共用,治疗气滞血瘀证。

湿热下注 中极为膀胱募穴,利小便以泄热;阴陵泉为脾经合穴,健脾祛湿。两穴合用,治疗湿热下注证。

脾虚气陷 灸神阙大补元气,灸百会升阳举陷,可以治疗脾虚气陷证。

孔最为肺经郄穴,"阴主血,阳主痛",郄穴可用于急性肿痛及血证,肺和大肠相表里,故孔最可治疗便血。飞扬为膀胱经络穴,膀胱经经别别入肛中,可治疗肛门肿痛。支沟、天枢为治疗便秘的经验效穴。膈俞为血之会,活血止血。

二十六、项痹

1.基本治疗

治法：舒筋骨,通经络。取局部穴位及手足太阳经穴为主。

主穴：颈夹脊、阿是穴、天柱、后溪、申脉。

配穴：督脉、足太阳经证配风府、昆仑;手太阳经证配小海、少泽;手阳明经证配肩髃、曲池、合谷。风寒痹阻配风门、大椎;劳伤血瘀配膈俞、合谷;肝肾亏虚配肝俞、肾俞。头晕头痛配百会、风池;恶心、呕吐配中脘、内关;耳鸣、耳聋配听宫、外关。

操作：毫针泻法或平补平泻法。颈夹脊针刺时强调针感传至患侧肩背、前臂。

2.解析

主穴：颈夹脊、阿是穴、天柱穴属局部选穴,疏导颈项局部气血。后溪、申脉为八脉交会穴,"后溪督脉内眦颈,申脉阳跷络亦通",两穴相伍,治疗颈椎病。

配穴：按经络辨证,均属于近部取穴、本经取穴。

风寒痹阻 风门为治疗外风要穴,大椎灸之可祛风寒,浅刺疾出治疗风热。风门配大椎,此处为治疗寒痹证。

劳伤血瘀 合谷行气调气,膈俞活血化瘀,两穴配伍,治疗气滞血瘀证。

肝肾亏虚 肝俞、肾俞补益肝肾。

百会、风池为近部取穴,风池又为祛风之要穴,两穴相伍,治疗头晕头痛。中脘为胃之募穴,内关通阴维脉,两穴相配,治疗恶心呕吐。听宫为近部取穴,三焦经从耳后,入耳中,出走耳前,外关穴属三焦经腧穴,刺之疏通三焦经气,可治疗耳鸣、耳聋。

二十七、漏肩风

1.基本治疗

治法:通经活络,舒筋止痛。以局部穴位为主,配合循经远端取穴。

主穴:肩前、肩髃、肩髎、肩贞、阿是穴、曲池、阳陵泉。

配穴:手阳明经证配合谷;手少阳经证配外关;手太阳经证配后溪;手太阴经证配列缺。

操作:先刺远端穴,行针后鼓励患者运动肩关节(运动针法);肩部穴位要求有强烈的针感,可加灸法、电针治疗。

2.解析

主穴:肩髃、肩髎、肩贞、肩前、阿是穴为局部选穴;曲池是阳明经腧穴,阳陵泉为少阳经腧穴,又为筋之会,两穴相伍,远部选穴,疏通肩部阳明、少阳经气。诸穴为方,远近配穴,可运行肩部经络气血,行气活血止痛。

配穴:我们前面讲过,合谷穴可以代替手阳明大肠经输穴三间,外关穴可以代替手少阳三焦经的中渚穴,后溪为手太阳小肠经的输穴。"输主体重节痛",故该三穴可以分经治疗漏肩风的疼痛。列缺为手太阴肺经络穴,可以治疗漏肩风之手太阴肺经证。

【宋人献曝】对侧条口处找痛点,痛点透承山,其疗效如"滚水泼雪"。

二十八、肘劳

1.基本治疗

治法:舒筋通络,活血止痛。以局部阿是穴为主。

主穴:阿是穴。

配穴:手阳明经筋证配肘髎、合谷;手少阳经筋证配外关、天井;手太阳经筋证配阳谷。

操作:在局部压痛点采用多向透刺,或做多针齐刺,得气后留针。局部可加温和灸、隔姜灸或天灸。亦可取阿是穴和配穴用电针治疗。

2.解析

本病的主穴、配穴均以近部选穴治疗为主。

二十九、腱鞘囊肿

1.基本治疗

治法:祛瘀散结。以囊肿局部阿是穴为主。

主穴:阿是穴。

配穴:发于腕背部配阳溪、阳池或外关;发于足背部配解溪。

操作:暴露患处,常规消毒,术者以左手拇指、食指挤住囊肿,将内容物推至一边,避开血管及肌腱,使囊肿突起,然后用粗毫针或三棱针自囊肿顶部刺入,并向四周深刺,将囊壁刺破,迅速用力挤出浓稠胶冻状物质。加压包扎 3~5 天。囊肿较大者,可用注射器抽吸囊液,复针刺数孔,并加压包扎。

2.解析

本病的主穴、配穴均以近部选穴治疗为主。需要注意的是要加压包扎,以防复发。

三十、腰痛

1.基本治疗

治法:舒筋活络,通经止痛。以局部阿是穴及足太阳经穴为主。

主穴:肾俞、大肠俞、阿是穴、委中。

配穴:督脉证配命门、后溪;足太阳经证配昆仑。寒湿腰痛配腰阳关;瘀血腰痛配膈俞;肾虚腰痛配志室、太溪。腰骶疼痛配次髎、肾俞;腰眼部疼痛明显配腰眼。

操作:寒湿证加灸法;瘀血证局部加拔火罐,委中刺络放血。

2.解析

主穴:肾俞、大肠俞、阿是穴均为局部选穴,委中穴为四总穴之一,“腰背委中求”。

配穴:

督脉证　命门为近部取穴,后溪通督脉。

足太阳经证　昆仑穴可以代替足太阳膀胱经输穴束骨,输主体重节痛。

寒湿腰痛　腰阳关助阳祛寒止痛。

瘀血腰痛　膈俞为血之会,活血化瘀止痛。

肾虚腰痛　志室、太溪补肾填精,治疗腰痛。

次髎、肾俞、腰眼均为近部取穴。

三十一、目赤肿痛

1.基本治疗

治法:疏风散热,消肿止痛。以局部穴及手阳明、足厥阴经穴为主。

主穴:睛明、太阳、风池、合谷、太冲。

配穴:外感风热配少商、外关;肝胆火盛配侠溪、行间。

操作:毫针泻法,太阳点刺放血。

2.解析

主穴:睛明、太阳为近部取穴。风池穴属足少阳胆经,太冲穴属足厥阴肝经,两穴合用,泄肝胆之热。合谷属手阳明经腧穴,刺之可以泄阳明之热。本处合谷、太冲非"开四关"的用法。

配穴:

外感风热　少商穴是手太阴肺经井穴,肺主皮毛,泻之可以治疗外感风热证。外关穴为手少阳三焦经络穴,亦可清泄风热。

肝胆火盛　侠溪、行间相伍,泄肝胆火盛。

三十二、耳聋耳鸣

1.基本治疗

(1)实证

治法:疏风泻火,通络开窍。以局部穴及手足少阳经穴为主。

主穴:听会、翳风、中渚、侠溪。

配穴:外感风邪配风池、外关;肝胆火旺配行间、丘墟。

操作:听会、翳风的针感宜向耳内或耳周传导为佳,余穴常规针刺,泻法。

(2)虚证

治法:补肾养窍。以局部选穴及足少阴经穴为主。

主穴:听宫、翳风、太溪、肾俞。

操作:听宫、翳风的针感宜向耳内或耳周传导为佳;太溪、肾俞针刺补法,肾俞可加灸或用温针灸。

2.解析

(1)实证

主穴:听会、翳风为近部选穴,疏通局部经气。少阳经经气,从耳后入耳中,出走耳前。中渚是三焦经输穴,输穴可以治疗五官孔窍病变;侠溪为足少阳胆经荥穴,荥主身热,两穴相伍,泄少阳之热。

配穴:

外感风邪　风池、外关相伍,治疗外感风热证。

肝胆火旺　行间是肝经荥穴,荥主身热,丘墟为胆经原穴。两穴泻之,降肝胆火旺。

(2)虚证

主穴:听宫、翳风为近部选穴,疏通局部经气。太溪、肾俞补肾通窍。

三十三、牙痛

1.基本治疗

治法:祛风泻火,通络止痛。以手足阳明经穴为主。

主穴:颊车、下关、合谷。

配穴:胃火牙痛配内庭、二间;风火牙痛配外关、风池;肾虚牙痛配太溪、行间。

操作:主穴用泻法,合谷可左右交叉刺,持续行针 1～3 分钟。配穴太溪用补法,余穴均用泻法。痛甚时可延长留针时间至 1 小时。

2.解析

主穴:颊车、下关为近部选穴,疏通局部经气。合谷穴为四总穴之一,面口合谷收。

配穴:

胃火牙痛　内庭为足阳明胃经荥穴,二间为手阳明大肠经荥穴,荥主身热。两穴合用,属同名经配穴,以泄阳明经热。

风火牙痛　外关穴是三焦经络穴,清三焦风热。风池穴既治内风又治外风,既治风寒又治风热。在此处,风池配伍外关穴,治疗风火牙痛。

肾虚牙痛　太溪滋阴补肾,行间为肝经荥穴,可降虚火。两穴合用,滋阴降火,治疗肾虚牙痛。

第七章　考研真题及解析

2025 年针灸学试题

A 型题

52. 体现"经脉所通,主治所及"的是

A. 针刺曲池治疗眩晕　　　　　　　B. 针刺飞扬治疗头痛

C. 针刺八邪治疗手指麻木　　　　　D. 针刺胃脘下俞治疗消渴

解析:本题的考点为选穴原则。曲池善清上焦风热,治疗眩晕属于辨证选穴;针刺八邪治疗手指麻木属于近部选穴;针刺胃脘下俞治疗消渴属于对症选穴。足太阳膀胱经"上额,交巅……从巅络脑",故针刺飞扬治疗头痛属于远部选穴,即"经脉所过,主治所及"。答案:B。

53. 下列有关毫针单式补泻手法,属于泻法的是

A. 进针时徐徐刺入,疾速出针　　　　B. 针尖随着经脉循行的方向刺入

C. 先深后浅,轻插重提　　　　　　　D. 患者呼气时进针、吸气时出针

解析:本题的考点为补泻手法。单式补泻手法:①徐疾补泻。进针时徐徐刺入,少捻转,疾速出针者为补法;进针时疾速刺入,多捻转,徐徐出针者为泻法。②随迎补泻(趣味记忆:想象给患者静脉输注白蛋白)。进针时针尖随着经气循行去的方向刺入为补法,针尖迎着经气来的方向刺入为泻法。③呼吸补泻。患者呼气时进针,吸气时出针为补法;吸气时进针,呼气时出针为泻法。④阖开补泻。出针后迅速按压针孔为补法;出针时摇大针孔且不按为泻法。⑤平补平泻。进针得气后均匀地提插、捻转后即可出针。答案:C。

54. 下列选穴中,体现了对症选穴的是

A. 腰痛昆仑　　　B. 便秘照海　　　C. 口喎合谷　　　D. 膝痛血海

解析:本题的考点为选穴原则。腰部主要为膀胱经循行所在的部位,昆仑属膀胱经腧穴,故腰痛选昆仑属远部选穴法;"面口合谷收",合谷属大肠经,大肠经脉循

行过面口,故口㖞选合谷属于远部选穴;膝痛选血海属于近部选穴;支沟、天枢、照海均为治疗便秘的经验效穴,故便秘选照海属对症选穴。答案:B。

55. 治疗心绞痛的主穴是

A. 百会、大陵、心俞、肺俞　　　　　B. 神门、郄门、心俞、巨阙

C. 内关、郄门、阴郄、膻中　　　　　D. 神门、内关、百会、三阴交

解析:本题的考点为主穴的临床应用。心绞痛属急症,郄穴主要应用于急症的治疗,阴郄为心经郄穴。对心脏疾病的治疗,心包经腧穴的疗效强于心经的腧穴,内关为心包经络穴,有理气宽胸的作用;郄门为心包经郄穴。膻中为气之会,又为近部选穴。故本题最佳答案为 C。答案:C。

(69～70 题共用题干)

男,65 岁。头痛 3 天。3 天前感受风寒,经治疗有所缓解,但头痛仍作,遂来就诊。既往有高血压病史。刻下症见痛及(连)后项,拘急疼痛,心烦不安,舌淡红,苔薄白,脉弦紧。

69. 在主穴基础上,宜选用

A. 外关、太溪、太冲 B. 合谷、血海、膈俞 C. 率谷、外关、足临泣 D. 天柱、后溪、昆仑

70. 若用毫针刺,宜选用何种手法

A. 泻法　　　　　B. 补法　　　　　C. 先补后泻　　　　　D. 先泻后补

解析:69 题的考点为辨经配穴。“痛及(连)后项”主要为太阳经病变,后溪为手太阳小肠经腧穴,昆仑为足太阳膀胱经腧穴,天柱属足太阳经,又为近部选穴。故 69 题答案为 D。

70 题的考点为补泻手法,题干表述为风寒表实证,“拘急疼痛,心烦不安,舌淡红,苔薄白,脉弦紧”的描述也为实证,故针用泻法。

答案:D、A。

(71～73 题共用题干)

女性,45 岁。1 年来神疲乏力,面色萎黄,月经量少,带下色白,质稀无臭,绵绵不断,舌淡,苔薄白,脉细。

71. 针灸治疗宜主选的是

A. 任脉、足太阴经　B. 任脉、足少阴经　C. 督脉、足太阴经　D. 督脉、足少阴经

72. 在主穴基础上,应配用

A. 蠡沟,太冲　　　B. 足三里,脾俞　　　C. 肾俞,关元　　　D. 阴陵泉,行间

73. 若采用艾灸治疗,应首选

A. 隔盐灸　　　　　B. 隔蒜灸　　　　　C. 温和灸　　　　　D. 雀啄灸

解析:71 题的考点为主穴的归经。本病为带下病,其基本病机为湿邪阻滞、任脉不固、带脉失约,脾主运化水湿,故治疗宜选任脉、足太阴经。

72 题的考点为带下病的配穴。脾主四肢肌肉,脾为气血生化之源,脾虚则"神疲乏力,面色萎黄,月经量少","带下色白,质稀无臭,绵绵不断,舌淡,苔薄白,脉细"辨为虚证,综上所述本证型为脾虚湿盛,故选 B。另外,从带脉之气由脾胃所化生的解题思路来看,胃经的合穴足三里,脾的背俞穴脾俞,亦为最佳选项。

73 题的考点为灸法的适应证。温和灸多用于慢性病的治疗;雀啄灸、回旋灸多用于急性病的治疗;隔盐灸有回阳、救逆、固脱之功,多用于伤寒阴证、中风脱证等病证的治疗;隔蒜灸有清热解毒、杀虫等作用,多用于瘰疬、肺结核及肿疡初起等病证的治疗。故本题选择温和灸。

答案:A、B、C。

102. 天柱的定位是

A. 在脊柱区,第 1 胸椎棘突下后,正中线旁开 3 寸

B. 在脊柱区,第 3 胸椎棘突下凹陷中,后正中线上

C. 在颈后区,横平第 2 颈椎棘突上际,斜方肌外缘凹陷中

D. 在颈后区,枕骨之下,胸锁乳突肌上端与斜方肌上端之间的凹陷中

解析:本题的考点为腧穴定位。答案:C。

103. 身柱的定位是

A. 在脊柱区,第 1 胸椎棘突下后,正中线旁开 3 寸

B. 在脊柱区,第 3 胸椎棘突下凹陷中,后正中线上

C. 在颈后区,横平第 2 颈椎棘突上际,斜方肌外缘凹陷中

D. 在颈后区,枕骨之下,胸锁乳突肌上端与斜方肌上端之间的凹陷中

解析:本题的考点为腧穴定位。答案:B。

B 型题

A. 太白　　　　　B. 隐白　　　　　C. 公孙　　　　　D. 地机

104. 腰骶痛甚,经血色黯,四肢酸冷,宜选用

105. 带下白稀,疲乏无力,小腹坠胀,宜选用

解析:104、105 题的考点为腧穴主治。104 题题干的表述为痛经,三阴交、十七椎、次髎、地机均为治疗痛经的经验效穴,痛甚为寒邪所致,故 104 题答案为 D 选项。105 题题干的表述为带下病,脾主四肢肌肉、主运化、主升清,"带下白稀,疲乏无力,小腹坠胀"辨证为脾虚湿盛,太白为脾经原穴,故 A 选项较 D 选项更符合题意。答案:D、A。

X 型题

111. 循行于肩部的经脉有

A. 足阳明经　　　B. 足少阳经　　　C. 手少阳经　　　D. 手阳明经

解析:本题的考点为经脉循行所过部位。足阳明胃经循行仅过缺盆穴,不过肩部。其他经脉均循行于肩部。答案:BCD。

158. 手三阳经均可治疗的病症

A. 热病　　　　　B. 眼病　　　　　C. 泄泻　　　　　D. 齿痛

解析:本题的考点为腧穴的主治规律。

经名	本经特点	二经相同	三经相同
手阳明经	前头、鼻、口、齿病		目病
手少阳经	侧头、胁肋病	耳病	咽喉病
手太阳经	后头、肩胛病,神志病		热病

答案:AB。

159. 以下都属于足少阳经的穴位是

A. 悬钟　　　　　B. 肩井　　　　　C. 带脉　　　　　D. 蠡沟

解析:本题的考点为腧穴归经。蠡沟穴是足厥阴肝经络穴。答案:ABC。

160. 下列各组腧穴中,相距 7 寸的是

A. 条口、足三里　　B. 飞扬、昆仑　　C. 偏历、手三里　　D. 郄门、大陵

解析:本题的考点为腧穴定位。A 选项,足三里在小腿前外侧,当犊鼻穴下 3 寸,距胫骨前缘外开一横中指处。条口穴在犊鼻穴下 8 寸,距胫骨前缘外开一横中指处。两穴相距 5 寸。D 选项,郄门穴在腕横纹上 5 寸,掌长肌肌腱与桡侧腕屈肌肌腱之间。大陵穴在腕掌横纹的中点处,当掌长肌肌腱与桡侧腕屈肌肌腱之间。两穴相距 5 寸。B 选项,飞扬在昆仑直上 7 寸,腓肠肌外下缘与跟腱移行处。C 选项,偏历、手三里均在阳溪与曲池连线上,手三里穴在曲池下 2 寸,偏历穴在曲池下 9 寸,两穴相距为 7 寸。答案:BC。

161.下列腧穴中,均不宜深刺、直刺的是

A. 太溪　　　　　B. 少海　　　　　C. 日月　　　　　D. 大包

解析:本题的考点为针刺的深度与角度。日月、大包均位于肺脏周围,不宜深刺、直刺。答案:CD。

162.下列病证中,可用三棱针治疗的是

A. 喉痹初期　　B. 高热惊厥　　　C. 中暑昏迷　　　D. 蛇串疮

解析:本题的考点为三棱针法。三棱针法具有通经活络、开窍泻热、调和气血、消肿止痛的作用,喉痹初期、高热惊厥、中暑昏迷、蛇串疮皆可用此法治疗。三棱针法共有四种:①点刺法,是指点刺具体腧穴挤出少量血液或体液的方法。此法多用于指、趾末端和头面、耳部,如十宣、十二井穴、印堂、攒竹、耳尖等。②散刺法,是对病变局部进行散刺的一种方法。此法多用于治疗局部瘀血、血肿或水肿、顽癣等。③刺络法,是针对某一腧穴附近曲张的络脉,放出适量血液的方法。此法多用于曲泽、委中等肘膝横纹处,治疗急性吐泻、中暑、发热等。④挑刺法,是挑断穴位皮下纤维组织以治疗疾病的方法。用于治疗小儿疳积、肩周炎、胃痛、颈椎病、失眠、支气管哮喘、血管神经性头痛、痔疮等。答案:ABCD。

注:这四种针法中容易混淆的是点刺法与刺络法,点刺法针对具体腧穴,刺络法针对曲张的络脉或血管。

163.五行属木且为输穴的是

A. 陷谷　　　　　B. 后溪　　　　　C. 涌泉　　　　　D. 大陵

解析:本题的考点为五输穴的五行属性。阳经的输穴五行属木,阴经的输穴五行属土。涌泉与大陵分别为肾经和心包经的腧穴,故排除。答案:AB。

164. 下列用针刺治疗咳嗽的配穴中正确的是

A. 肝火灼肺用肝俞、肺俞
B. 痰湿阻肺用丰隆、阴陵泉
C. 风热犯肺用大椎、曲池
D. 风寒犯肺用太渊、列缺

解析:本题的考点为配穴的临床应用。荥主身热,肝火灼肺的配穴需取肝经的荥穴行间,肺经的荥穴鱼际,以降肝肺之热。答案:BCD。

165. 选用中极、膀胱俞、三阴交治疗小儿遗尿,蕴含的配穴方法是

A. 远近配穴法　　B 俞募配穴法　　C. 同名经配穴法　　D. 表里配穴法

解析:本题的考点为配穴方法。中极属任脉,位于耻骨联合中点上缘,是膀胱的募穴;膀胱俞属膀胱经,横平第 2 骶后孔,后正中线旁开 1.5 寸,是膀胱的背俞穴;三阴交属脾经,位于小腿内侧,内踝尖上 3 寸。答案:AB

2024 年针灸学试题

A 型题

52. 角孙与厉兑分别对应的经脉是

A. 手阳明经、足太阳经
B. 手少阴经、足太阴经
C. 手少阳经、足阳明经
D. 手太阴经、足少阴经

解析:本题的考点是腧穴归经。角孙属手少阳三焦经,厉兑属足阳明胃经。答案:C。

53. 下列穴中,均属于足三阳经的是

A. 中府、少府、中冲
B. 太白、肓俞、大敦
C. 商阳、丝竹空、颧髎
D. 头维、足窍阴、至阴

解析:本题的考点是腧穴归经。A 选项,中府属手太阴肺经,少府属手少阴心经,中冲属手厥阴心包经;B 选项,太白属足太阴脾经,肓俞属足少阴肾经,大敦属足厥阴肝经;C 选项,商阳属手阳明大肠经,丝竹空属手少阳三焦经,颧髎属手太阳小肠经;D 选项,头维属足阳明胃经,足窍阴属足少阳胆经,至阴属足太阳膀胱经。

答案:D。

54.五输穴中,主"逆气而泄"的穴多位于

A. 手足之末端　　　　　　　　B. 掌指或路趾关节之前

C. 肘膝关节附近　　　　　　　D. 掌指或路趾关节之后

解析:本题的考点是特定穴的分布及特点。"合主逆气而泄",合穴大多分布于肘膝关节附近。答案:C。

55.下列穴中,两穴之间相距7寸的是

A. 曲泽、间使　　　B. 犊鼻、条口　　　C. 列缺、孔最　　　D. 三阴交、地机

解析:本题的考点是腧穴定位。曲泽位于肘横纹处,肱二头肌肌腱尺侧缘凹陷中;间使位于腕掌侧远端横纹上3寸,掌长肌肌腱与桡侧腕屈肌肌腱之间,两穴相距9寸。条口位于犊鼻下8寸。列缺位于腕掌侧远端横纹上1.5寸,孔最位于腕掌侧远端横纹上7寸,两穴相距5.5寸。三阴交位于内踝尖上3寸,内踝尖距阴陵泉13寸,地机位于阴陵泉下3寸,两穴相距7寸。答案:D。

(68～70 共用题干)

男性,55 岁,咳嗽阵作 3 个月,痰多色白,胸胁满闷,恶心呕吐,纳呆食少,舌淡润苔白,脉滑。

68.主选经脉为

A. 手太阴和手阳明　　　　　　B. 手太阴和足太阴

C. 手太阴和足阳明　　　　　　D. 手阳明和足阳明

69. 根据辨证选穴原则,配用的穴是

A. 孔最、膈俞　　　B. 行间、鱼际　　　C. 丰隆、阴陵泉　　　D. 太溪、膏肓

70.若症见恶心呕吐,纳呆食少,宜加用

A. 肝俞、合谷　　　　　　　　B. 胃俞、三阴交

C. 脾俞、足三里　　　　　　　D. 中脘、内关

解析:本题的考点是咳嗽的针灸治疗。

68 题,主选经脉一般以主穴的腧穴的所属经脉为主。结合该患者症状和体征,辨证为"内伤咳嗽",五脏有疾,首选原穴,次选背俞穴。主穴为太渊、肺俞、中

府、三阴交。同气相求,选经以手足太阴经穴为主。

69 题,考查的是咳嗽的配穴治疗。该患者"痰多色白,胸胁满闷,恶心呕吐,纳呆食少,舌淡润色白,脉滑",辨为痰湿侵肺证,"肺为贮痰之器,脾为生痰之源",应配丰隆、阴陵泉健脾化痰祛湿。

70 题,考查咳嗽配穴的选择。患者兼有"恶心呕吐,纳呆食少",为脾胃不和证,应配脾俞、足三里健脾和胃。D 选项也符合题意,但足三里是胃的下合穴,治疗六腑病要首选下合穴,中脘是胃的募穴,有消食导滞、降逆利水之功效;内关偏于理气宽中止呕,脾俞偏于健脾助运化,故 D 选项不是最佳答案。

答案:B、C、C。

(71～73 共用题干)

女性,41 岁。月经 38～50 天来一次,月经量少,小腹冷痛剧烈,得热则减,舌紫暗苔薄白,脉沉细。

71. 主选经脉为

A. 任脉和足少阴经 　　　　　　B. 任脉和足厥阴经

C. 任脉和足太阴经 　　　　　　D. 任脉和足阳明经

72. 所选用的主穴为

A. 归来、气海、三阴交 　　　　B. 关元、足三里、血海

C. 中极、三阴交、地机 　　　　D. 气海、足三里、阳陵泉

73. 根据辨证选穴,所选用的配穴是

A. 血海、子宫 　　　B. 期门、太冲 　　　C. 肾俞、太溪 　　　D. 命门、关元

解析:本题的考点是月经后期的针灸治疗。患者兼症"小腹冷痛剧烈,得热则痛减,舌紫暗",辨证为寒瘀证,"苔薄白,脉沉细",辨证为肾虚,故本病为虚寒证。治以活血调经、温经散寒,主选经脉为任脉(助阳散寒)和足太阴经(三阴交为妇科第一要穴、痛经经验穴)。本病为"月经后期",其主穴为气海、三阴交、归来。B、D 选项无治疗痛经的效穴,故排除。A、C 选项都符合题意,但 C 选项无助阳祛寒的腧穴,且归来穴是治疗闭经及月经后期的经验穴。针灸配穴可选命门、关元、腰阳关、肾俞等腧穴助阳以祛寒。答案:C、A、D。

B 型题

A. 养老、听宫、小海   B. 大敦、行间、期门

C. 隐白、大包、太白   D. 关冲、外关、支沟

102. 上面各组输穴中,均属于手少阳三焦经的是

103. 上面各组输穴中,均属于足厥阴肝经的是

解析:本题的考点是腧穴归经。养老、听宫、小海属小肠经;大敦、行间、期门属肝经;隐白、大包、太白属脾经;关冲、外关、支沟属三焦经。答案:D、B。

A. 合谷、内庭   B. 太冲、中脘

C. 脾俞、气海   D. 足三里、三阴交

104. 大便干结,腹胀腹痛,口干口苦,舌红苔黄,脉滑数,除主穴外,配穴应选

105. 大便秘结,面色无华,神疲少气,舌淡苔薄白,脉细,除主穴外,配穴应选

解析:本题的考点是便秘的配穴。便秘为六腑之一的大肠腑气不降,六腑有疾首选下合穴,次选募穴。主穴为上巨虚、天枢、大肠俞、支沟、足三里。104 题题眼是"口干口苦,舌红苔黄,脉滑数",为热秘。105 题题眼是"面色无华,神疲少气,舌淡苔薄白,脉细",为虚秘之气虚证。配穴:热秘配合谷、内庭以泄阳明之热通便;气秘配中脘、太冲以行气通便;冷秘配神阙、关元以助阳通便;气虚配脾俞、气海以补气通便;血虚配脾俞、气海、三阴交以滋阴养血通便。答案:A、C。

X 型题

158. 下列治疗所选穴宜用灸法的是

A. 中极治痛经之寒湿凝滞证   B. 归来治闭经之血瘀证

C. 关元治月经先期之虚热证   D. 气海治崩漏之气虚证

解析:本题的考点是灸法。中极治疗痛经,为局部取穴,灸之可散寒;灸归来行气活血;灸气海可补气;灸关元适合阳虚证,"月经先期之虚热证"以阴虚为主,阴虚一般不用灸法。答案:ABD。

159. 下列关于腧穴定位的叙述,正确的是

A. 章门位于第 11 肋游离端下际

B. 大包位于侧胸部腋中线上,第 6 肋间隙处

C. 归来位于脐下 4 寸,前正中线旁开 2 寸

D. 志室位于第 4 腰椎棘突下,旁开 3 寸

解析:本题的考点是腧穴的定位,志室位于第 2 腰椎棘突下,旁开 3 寸。答案:ABC。

160. 下列关于腧穴归经的叙述,正确的是

A. 关冲、翳风归三焦经　　　　　　　B. 风府、风门归督脉

C. 小海、支沟归小肠经　　　　　　　D. 中脘、中极归任脉

解析:本题的考点是腧穴的归经。风门属于膀胱经,支沟属于三焦经。答案:AD。

161. 下列穴位可留罐的是

A. 脾俞、志室　　　B. 天枢、天柱　　　C. 肩髎、肩井　　　D. 环跳、大椎

解析:本题的考点是罐法的操作,天柱穴横平第 2 颈椎棘突上际,后正中线旁开 1.3 寸,毛发较多,不适宜拔罐;肩髎穴位于肩峰角与肱骨大结节两骨凹陷中,此处留罐不好操作;肩井下有肺尖,留罐有气胸风险,且不好操作,不宜留罐。答案:AD。

162. 下列说法中,不正确的是

A. 次髎、肾俞治孕妇腰痛,用补法

B. 承泣、风池,治目痛,大幅度捻转

C. 肺俞、中府,治咳嗽,斜刺或浅刺

D. 中极、气海治尿潴留实证直刺,用泻法

解析:本题的考点是腧穴针刺的禁忌。承泣位于眼周,风池位于延髓附近,不宜大幅度提插捻转;尿潴留急性期直刺中极易刺破膀胱。答案:BD。

163. 下列穴常用体表解剖标志定位的是

A. 百会、条口　　　B. 公孙、太溪　　　C. 小海、阳陵泉　　　D. 申脉、昆仑

解析:本题的考点是腧穴的定位方法,条口适合骨度分寸法。答案:BCD。

164.下列各组腧穴中,分别属于本经原穴、郄穴的是

A. 阳池、会宗　　　B. 孔最、列缺　　　C. 神门、阴郄　　　D. 合谷、三间

解析:本题的考点是五输穴。A选项,阳池是三焦经的原穴,会宗是三焦经的郄穴;B选项,孔最为肺经郄穴,列缺为肺经络穴;C选项,神门是心经的原穴,阴郄是心经的郄穴;D选项,合谷是大肠经的原穴,三间是大肠经的输穴。答案:AC。

165.下列各项属于辨证选穴的是

A. 目赤肿痛选耳尖、侠溪　　　　B. 脾虚泄泻选太白、脾俞

C. 带下阴痒选蠡沟、太冲　　　　D. 肾虚牙痛选太溪、行间

解析:本题的考点是选穴原则。目赤肿痛选侠溪属远部选穴;带下阴痒选蠡沟属对症选穴。答案:BD。

2023 年针灸学试题

A 型题

52.下列腧穴中,位于肘横纹下 7 寸的是

A. 孔最　　　　B. 偏历　　　　C. 郄门　　　　D. 支沟

解析:本题的考点为腧穴定位。郄门穴在腕横纹上 5 寸,掌长肌肌腱与桡侧腕屈肌肌腱之间。前臂内侧,肘横纹与腕横纹的距离为 12 寸,故郄门位于肘横纹下 7 寸。答案:C。

53.支沟主治而外关不主治的病症是

A. 耳鸣　　　　B. 目赤肿痛　　　　C. 泄泻　　　　D. 便秘

解析:本题的考点为腧穴主治。这一类题,需综合判断:①要知道腧穴的归经,往脏腑靠;②要了解脏腑的生理功能及病理变化;③要掌握腧穴的特性(特殊治疗);④腧穴定位(近治作用);⑤经脉循行的路线(远治作用)。本题中支沟、外关穴皆为三焦经腧穴。三焦经"从耳后入耳中,出走耳前",故支沟、外关皆可治疗耳鸣。三焦经"系耳后直上,出耳上角,以屈下颊至䪼",这一循行经过眼区,故支沟、外关皆可治疗目赤肿痛。三焦经主要通行上、中、下三焦气机,故支沟、外关皆不可治疗泄泻。支沟为三焦经经穴,是治疗便秘的经验效穴;外关的主要功能为散风解表、疏经活络,无治疗便秘之效。答案:D。

54. 下列腧穴中,宜针不宜灸的是

A. 睛明　　　　　B. 气海　　　　　C. 大椎　　　　　D. 百会

解析:本题的考点为灸法的注意事项。施灸时,面部穴位、乳头、大血管等处均不宜直接灸。答案:A。

55. 下列各组腧穴中,均可用治瘾疹湿疹的是

A. 阴陵泉、太溪　　B. 阳陵泉、曲池　　C. 曲池、血海　　　D. 列缺、血海

解析:本题的考点为腧穴主治。瘾疹湿疹共同的致病邪气为风邪。曲池的功效为清热和营、理气和胃、降逆活络,可祛上焦风热;血海的功效为理血调经、健脾化湿。治风先治血,故血海亦可治疗风邪所致的病证。A 选项中,阴陵泉为健脾祛湿之要穴,太溪为滋阴补肾之要穴,不符合题意。B 选项中,阳陵泉为筋之会,主筋伤病,不符合题意。D 选项中,列缺为肺经络穴,是治疗风寒表证之要穴,不符合题意。答案:C。

(68～70 题共用题干)

女性,40 岁。半年前因紧张劳累出现胃脘不适,时呕,其后每因情绪不畅则出现呕吐嗳气。近日呕吐又作,吞酸口苦,舌淡红苔薄白,脉弦。

68. 针灸治疗除相应的募穴外,还应主取

A. 手厥阴、足阳明经穴　　　　　B. 足厥阴、足少阳经穴

C. 手厥阴、足太阴经穴　　　　　D. 足厥阴、足太阴经穴

69. 其主穴是

A. 下脘、外关、太冲　　　　　　B. 中脘、内关、足三里

C. 梁门、外关、阳陵泉　　　　　D. 上脘、内关、三阴交

70. 针对吞酸,应选用的穴位是

A. 天枢、日月　　　B. 膻中、太白　　　C. 大横、期门　　　D. 建里、公孙

解析:68 题的考点为主穴以何经经穴为主。根据题干描述,本病为肝气犯胃之呕吐(干呕)。六腑有疾,首选下合穴,次选募穴。本病病位在胃,胃的下合穴为足三里,募穴为中脘。内关穴有理气宽胸止呕之功效。故本题以手厥阴、足阳明经穴为主。

69 题的考点为主穴的选择,根据 68 题解析可知,本题选 B。

70 题的考点为配穴的临床应用。吞酸为胃气上逆,冲脉之气上逆。公孙通冲脉,可治疗胸满、腹中气满、逆气里急、气上冲心等冲脉病。A 选项中天枢为治疗便秘及腹泻之要穴;日月为胆之募穴,有疏肝利胆、和胃降逆之功效,不符合题意。B 选项中膻中为气之会,为治气之要穴;太白为脾经之原穴,有调理脾胃、扶助运化之功效,不符合题意。C 选项中大横有通调腑气之功效;期门有疏肝解郁之功效,不符合题意。D 选项中建里有健脾和胃、消积化滞之功效;公孙有降逆止呕之功效,故本题选 D。

答案:A、B、D。

(71～73 题共用题干)

女性,48 岁。因右肩痛月余来诊。缓慢起病,疼痛逐渐加重。刻下以肩外侧为主,酸痛明显,肩关节外展困难,劳累加重。舌淡红苔薄白,脉沉细。

71. 根据经络辨证,属于

A. 手阳明经证　　　B. 手少阳经证　　　C. 手太阳经证　　　D. 手太阴经证

72. 治疗的主穴除肩髃、肩髎、阿是穴外,还应选取

A. 昆仑　　　　　　B. 足临泣　　　　　C. 条口　　　　　　D. 阴陵泉

73. 除主穴外,还可配用

A. 合谷、风池　　　B. 内关、膈俞　　　C. 列缺、关元　　　D. 足三里、气海

解析:本题的考点为肩痹的临床治疗。71 题,"以肩外侧为主""肩关节外展困难"提示为三焦经循行所过处病变,故本题选 B。72 题,条口穴为治疗肩痹的经验效穴,故本题选 C。73 题,"酸痛明显""劳累加重""舌淡红苔薄白,脉沉细"提示为虚证,A 选项为行气祛风之对穴,B 选项为理气活血之对穴,由此可排除 A、B 选项。C 选项中列缺为治疗肩痹之手太阴经证,故排除。D 选项中足三里、气海皆为补益气血之要穴,故本题选 D。答案:B、C、D。

B 型题

A. 行痹　　　　　　B. 着痹　　　　　　C. 痛痹　　　　　　D. 热痹

102. 选阿是穴、局部经穴、阴陵泉、足三里所治疗的病证是

103. 选阿是穴、局部经穴、膈俞、血海所治疗的病证是

解析:本题的考点为腧穴主治。行痹是风邪为患,着痹是湿邪为患,痛痹是寒邪为患,热痹是热邪为患。阿是穴、局部经穴适用于所有痹证。102 题,阴陵泉为健脾祛湿之要穴;足三里为补益气血之要穴,气行则水行,故本题选 B。103 题,膈俞、血海为治血之要穴,"治风先治血,血行风自灭",故本题选 A。答案:B、A。

A.库房、章门　　　B.肾俞、天柱　　　C.志室、秩边　　　D.梁门、天枢

104.以上各组腧穴中,均位于前正中线旁开 2 寸处的是

105.以上各组腧穴中,均位于后正中线旁开 3 寸处的是

解析:本题的考点为腧穴定位。答案:D、C。

X 型题

158.根据十四经腧穴主治规律,可以治疗神志病的是

A.手三阳经穴　　　B.足三阳经穴　　　C.足三阴经穴　　　D.任脉、督脉穴

解析:本题的考点为腧穴的主治规律。具体见本书第二章第二节相关内容。答案:BD。

159.下列五输穴中,五行属水、为荥穴的有

A.侠溪　　　　B.少冲　　　　C.隐白　　　　D.液门

解析:本题的考点为五输穴的五行属性。阴经荥穴五行属火,阳经荥穴五行属水,根据题意排除阴经荥穴。少冲穴为心经井穴,隐白穴为脾经井穴,故排除。答案:AD。

160.下列各组腧穴中,均不常用毫针浅刺的有

A.心俞、少商　　　B.太阳、阳陵泉　　　C.肩髃、肩髎　　　D.印堂、风门

解析:本题的考点为针刺的深度。心俞、风门位于肺脏周围,不宜深刺;少商、印堂皮下组织较少,不宜深刺,故排除 A、D 选项。B、C 选项均可深刺。答案:BC。

161.下列有关两穴之间距离的描述,正确的有

A.尺泽至孔最为 5 寸　　　　　　B.大椎至百会为 10 寸

C.条口至足三里为 5 寸　　　　　D.少海至通里为 10 寸

解析:本题的考点为腧穴定位。答案:ABC。

162.下列各项中,属于预防滞针措施的是

A. 针刺前做好解释工作　　　　　　　B. 行针避免单向捻转

C. 选穴宜少且手法宜轻　　　　　　　D. 避免压迫撞击针柄

解析:本题的考点为针刺异常情况的处理和预防。C 选项属于晕针的预防措施;D 选项属于弯针的预防措施。答案:AB。

163.下列腧穴中,既是八脉交会穴,又是络穴的有

A. 后溪　　　　　　B. 内关　　　　　　C. 公孙　　　　　　D. 外关

解析:本题的考点为特定穴的分类及具体内容。后溪为手太阳小肠经之输穴,又为八脉交会穴之一,但非络穴,其他选项符合题意。答案:BCD。

164.下列各组腧穴中,均属于足太阳膀胱经的是

A. 心俞、晴明　　　　B. 至阴、次髎　　　　C. 飞扬、悬钟　　　　D. 申脉、秩边

解析:本题的考点为腧穴的归经。飞扬属膀胱经,悬钟属胆经。答案:ABD。

165.下列有关腧穴定位的叙述,正确的是

A. 小海位于尺骨鹰嘴与肱骨内上髁之间凹陷处

B. 郄门位于腕掌侧远端横纹上 5 寸,掌长肌腱与桡侧腕屈肌腱之间

C. 尺泽位于肘横纹上,肱二头肌腱桡侧凹陷中

D. 阳陵泉位于腓骨头后下方的凹陷中

解析:本题的考点为腧穴的定位。阳陵泉在腓骨小头前下方的凹陷中。答案:ABC。

2022 年针灸学试题

A 型题

52.下列五输穴中,均属于井穴且五行属金的是

A. 少泽、少冲　　　　B. 关冲、至阴　　　　C. 厉兑、涌泉　　　　D. 商阳、少商

解析:本题考点是五输穴的五行属性。"阴井木,阳井金",阴经的井穴五行属

木,阳经的井穴五行属金。故本题首先要排除的是阴经选项,A选项中少冲穴为心经的井穴,C选项中涌泉穴为肾经的井穴,D选项中少商穴为肺经的井穴。故答案为B。

53.下列各项中,属于远部选穴的是
　　A. 治疗泄泻选脾俞、大横　　　　　B. 治疗感冒选风池、合谷
　　C. 治疗高热选大椎、曲池　　　　　D. 治疗胃痛选梁丘、内关
　　解析:本题考点是选穴原则。选穴原则包括近部选穴、远部选穴、辨证选穴和对症选穴。A选项中泄泻选脾俞为辨证选穴,大横为近部选穴;B选项中感冒选风池为近部选穴或辨证选穴,合谷为远部选穴或辨证选穴;C选项中高热选大椎、曲池为辨证选穴。故答案为D。
　　注:全身性疾病,如发热、汗证,其治疗均为辨证选穴。

54.下列有关腧穴定位的描述中,错误的是
　　A. 期门位于胸部,第6肋间隙,前正中线旁开4寸
　　B. 地机位于小腿内侧,阴陵泉下5寸,胫骨内侧缘后际
　　C. 膀胱俞位于骶区,横平第2骶后孔,骶正中嵴旁开1.5寸
　　D. 头临泣位于头部,前发际上0.5寸,瞳孔直上
　　解析:本题考点为腧穴定位。本题需要对常用腧穴定位比较熟悉,地机位于阴陵泉下3寸。故答案为B。

55.治疗中风、呕吐,均应主取的是
　　A. 足太阴经穴　　　B. 足厥阴经穴　　　C. 手少阴经穴　　　D. 手厥阴经穴
　　解析:本题考点是中风、呕吐共同主穴的归经。中风中经络主穴是水沟、内关、三阴交、极泉、尺泽、委中;中风中脏腑主穴是水沟、百会、内关。呕吐的主穴是中脘、胃俞、内关、足三里。两病的共同主穴是内关,内关穴属手厥阴经穴。如主穴记忆不清,也可以从每一选项经脉的主治特点来思考。A选项,足太阴脾经,脾主运化,常用于呕吐的治疗;B选项,足厥阴肝经,常用于中风病肝阳暴亢这一证型的治疗;C选项,手少阴心经,在临床上常用于心脏相关疾病及意识障碍的治疗;D选项,手厥阴心包经代心受邪,当外邪侵犯心经的时候,心包经首先受邪,治疗中风及

心脏疾病,经常取心包经腧穴。内关穴为手厥阴心包经络穴,通冲脉"公孙冲脉胃心胸,内关阴维下总同",可以降冲逆之气以治疗呕吐等胃、心、胸方面的疾病。答案:D。

(68～70题共用题干)

女性,63岁。排便不畅,便质不干,临厕努挣乏力,腹胀,舌质淡,脉弱。

68.针灸治疗宜选用的主穴是

A. 天枢、支沟、脾俞、阴陵泉、丰隆　　　B. 天枢、支沟、大肠俞、上巨虚、照海

C. 天枢、支沟、关元俞、下脘、丰隆　　　D. 天枢、支沟、脾俞、三阴交、公孙

69. 根据针灸处方的选穴原则,应辨证配用的腧穴是

A. 气海、足三里　　　B. 太冲、中脘　　　C. 关元、神阙　　　D. 内关、中脘

70. 主穴中选用支沟的意义是

A. 温补肾阳,通畅肠腑　　　　　　B. 和解少阳,健脾益气通腑

C. 宣通三焦气机,通畅肠腑　　　　D. 健脾润燥,通畅肠腑

解析:68题的考点为主穴与配穴的区别。按症状的选穴即主穴,症是患者主观感觉最痛苦的、迫切需要医者解决的症状,也是需要主穴进行治疗的病症。证是医者通过"望、闻、问、切"四诊合参,得到的患者在疾病发展过程中某一阶段的客观证型,与证型相配的选穴是配穴。

题干中的题眼是"便质不干,临厕努挣乏力,腹胀,舌质淡,脉弱",这是虚证的表现,要一边读题,一边翻译成中医语言。便秘的证型分实证和虚证,实证有热秘、冷秘、气秘,虚证分气虚和血虚。从题眼看,应该是虚秘的气虚证。

五脏有疾,主穴首选的是原穴、背俞穴,其他的特定穴按需求依次排列;六腑有疾,首选的是下合穴、募穴,其他的特定穴按需求依次排列。本题是便秘,为六腑之一的大肠出现了病变,主穴首选的是大肠的下合穴上巨虚及它的募穴天枢穴。综上所述,68题可以排除A、C、D选项,B选项中大肠俞为大肠的背俞穴,支沟、照海为治疗便秘的经验效穴,照海穴为八脉交会穴,通阴跷脉,临床应用上可以代替太溪穴使用。69题,气海穴为生气之海,足三里为补益气血的要穴,故配穴选A。B选项为肝气犯胃的配穴,C选项偏于寒邪犯胃的配穴,D选项偏于理气和胃宽胸。70题,支沟穴为三焦经腧穴,有宣通三焦气机、通畅肠腑的功效。答案:B、A、C。

（71～73题共用题干）

男性，38岁。自觉左耳内如火车鸣响2周，头胀痛，面赤，烦躁易怒，入睡困难，口苦咽干，舌红，苔薄黄，脉弦数。

71.治疗除取局部穴外，宜主选

A. 手太阳、足阳明经穴　　　　　　B. 手阳明、足阳明经穴

C. 手少阳、足少阴经穴　　　　　　D. 手少阳、足少阳经穴

72.依据辨证选穴原则，宜配用的腧穴是

A. 行间、丘墟　　　B. 外关、合谷　　　C. 丰隆、阴陵泉　　　D. 肝俞、肾俞

73.用耳针治疗，宜选用的耳穴是

A. 肾、内耳、脾、脑、肾上腺、交感　　　　B. 肾、内耳、肝、心、皮质下、神门

C. 肾、内耳、肝、脾、皮质下、三焦　　　　D. 肾、内耳、胆、心、内分泌、神门

解析：题干中的题眼是"头胀痛，面赤，烦躁易怒""口苦咽干，舌红，苔薄黄，脉弦数"，通过题眼，我们可以很快定位在肝胆，性质是实证。手阳明经又称齿脉，手少阳经又称耳脉，手太阳经又称肩脉。手足少阳经同气相求，故71题治疗本病首选手足少阳经腧穴。72题，根据题眼，判断证型为肝胆火旺，故选择肝经的荥穴行间，胆经的原穴丘墟。B选项中外关穴为手少阳三焦经络穴，它的主治特点是风、热、痛、利（小便），可作为外感风邪的配穴用；合谷一般用于面口疾病。C选项中丰隆为化痰之要穴，阴陵泉为健脾利湿之要穴，不符合题意。D选项，背俞穴一般以补益为主，肝俞、肾俞可补益肝肾，于本题犯了实实之弊。73题，考的是耳穴，根据题眼，首先排除含脾的A、C选项，题干中有"烦躁易怒"，耳穴首选肝，因此排除D选项，又有"入睡困难"，需宁心安神，故选择心和神门，B选项为最佳选项。答案：D、A、B。

B型题

A. 养老、听宫、小海　　　　　　B. 曲泉、蠡沟、章门

C. 隐白、大包、太白　　　　　　D. 角孙、中渚、关冲

102.上述各组腧穴中，均属于手少阳三焦经的是

103.上述各组腧穴中，均属于足厥阴肝经的是

解析：历年研究生考试中对腧穴的归经考得比较多，它可以采取不同的方式来进行考察。本题是很明确的选择归经。同学们针对这一类题型，一定要把《针灸大

成》中关于腧穴归经的歌诀进行背诵,在前面我们已有总结。答案:D、B。

A. 取翳风、外关治疗耳聋　　　　　B. 取列缺、曲池治疗咳嗽

C. 取中极、次髎治疗痛经　　　　　D. 取风池、太冲治疗眩晕

104. 依据本经配穴法取穴的是

105. 依据上下配穴法取穴的是

解析:本题的考点是配穴方法。这里面暗含着两个考点,第一个是腧穴的归经,第二个是腧穴的定位。配穴方法包括按经脉配穴和按部位配穴。按经脉配穴包括本经配穴法、同名经配穴法、表里经配穴法。而按部位配穴包含上下配穴法、左右配穴法、前后配穴法。如果对腧穴的归经及它的定位记忆不清楚,这种题目是很难做出来的。答案:A、D。

X 型题

158. 下列腧穴中,可用于治疗心痛的有

A. 极泉　　　　　B. 曲泽　　　　　C. 尺泽　　　　　D. 膻中

解析:本题的考点是腧穴的主治。另外两个隐含的考点是腧穴归经及定位(近治作用)。腧穴一般的主治包含三个方面:第一个是近治作用;第二个是远治作用,远治作用又要分脏腑主治,以及经脉循行所过部位的主治;第三个是腧穴的特殊作用,特殊作用是我们必须要进行记忆的。这些治疗,可以参考前面腧穴各论所讲解的内容。心经上的腧穴对心脏疾病有治疗作用,极泉是心经的第一个腧穴。曲泽是心包经的腧穴,心包可以代心受邪,而且心包经上的腧穴对心脏病的疗效优于心经的腧穴。尺泽是肺经的合穴,可以治疗肺部疾病,治疗心脏病的效果不是很明显。我们可以把膻中穴作为一个局部治疗的穴位来理解,而且它又是气之会,有行气止痛的功效。答案:ABD。

159. 选用合谷、列缺、肺俞、中府治疗哮喘,蕴含的配穴方法有

A. 前后配穴法　　　　　　　　　B. 表里经配穴法

C. 上下配穴法　　　　　　　　　D. 本经配穴法

解析:本题的考点是配穴方法,实际是腧穴的归经及定位。合谷归属手阳明大肠经;列缺是手太阴肺经的络穴;肺俞既是膀胱经的腧穴,又是肺的背俞穴;中府是

肺的募穴。肺俞配中府属于前后配穴法,列缺配合谷属于表里经配穴法,列缺配中府属于本经配穴法。这四个腧穴都在人体的上半部位,故没有上下配穴法这一选项。答案:ABD。

160. 下列各组腧穴中,均属于足少阳胆经的有
   A. 角孙、阳陵泉   B. 阳白、带脉
   C. 肩井、足窍阴   D. 率谷、足临泣
   解析:本题的考点是腧穴的归经。答案:BCD。

161. 下列有关治疗郁证配穴的叙述中,正确的是
   A. 气郁化火者配期门、膻中   B. 痰气郁结者配丰隆、天突
   C. 心脾两虚者配脾俞、三阴交   D. 肝肾亏虚者配肝俞、太溪
   解析:本题的考点是证型的选穴,也就是配穴的临床应用。A 选项中有"气郁化火",气郁配期门、太冲等疏肝理气的腧穴;膻中又为气之会,可以行气导滞,但无泻火之功效。B 选项中的"丰隆"是化痰之要穴,天突临床上一般用于气郁于内、呼吸困难的治疗,是肺与外界相交的通道。C 选项中的"心脾两虚"指的是脾虚,气血生化乏源,则心无所养,脾俞可以健脾生血;三阴交滋补肝脾肾阴。D 选项中有"肝肾亏虚",我们可以选择补益肝肾的腧穴,肝俞可以治疗肝虚,太溪既滋阴又补阳,以滋阴为主,可以治疗肾的阴阳两虚,但是以肾阴虚为主。答案:BCD。

162. 下列各组腧穴中,均位于前臂内侧的有
   A. 孔最、间使   B. 通里、郄门   C. 尺泽、养老   D. 偏历、内关
   解析:本题的考点为腧穴的定位。答案:AB。

163. 下列五输穴中,五行属性属金的有
   A. 阳溪   B. 少冲   C. 关冲   D. 商丘
   解析:本题的考点为五腧穴的五行属性。答案:CD。

164. 下列选项中,手阳明经穴和足阳明经穴均可主治的病证有
   A. 脾胃病   B. 五官病   C. 前头病   D. 热病

解析:本题的考点为两经合病,参考前面的歌诀。另一个考点是各经脉的主治概要,请参考前面内容。"大肺下齿口挟鼻,胃眼口齿鼻喉乳",阳明经循行经过前额,又主热证。答案:BCD。

165. 下列各项中,体现针灸"因时制宜"治疗原则的有

A. 针灸治疗膝关节骨性关节炎,春季宜毫针深刺

B. 针灸治疗头痛,依据子午流注针法选取五输穴

C. 针灸治疗不寐,宜在下午进行

D. 针灸治疗痛经,宜在行经前开始

解析:本题的考点是因时制宜的内容。选项 A,春季阳气浮于表,故在春季进行针刺,宜浅刺。其他的都符合题意。B 选项,五输穴中输穴的主治是"病时间时甚者"及"输主体重节痛",我们可以把十二经脉与十二时辰相对应,肺经对应的是寅时,其他的依次类推,头痛我们可以用子午流注的方法进行治疗。不寐是夜间发生的疾病,治疗时接近夜晚进行针刺,效果尤佳。痛经是周期性发作的疾病,在月经来前 1 周左右的时间进行针刺,效果尤佳。答案:BCD。

2021 年针灸学试题

A 型题

52. 符合"腧穴所在,主治所在"特点的是

A. 针刺丰隆治疗癫狂   B. 针刺阴谷治疗膝痛

C. 针刺通里治疗失语   D. 针刺鱼际治疗咽痛

解析:本题的考点是近治作用,但是有一个隐含的考点就是腧穴的定位。丰隆治疗癫狂,通里治疗失语属于特殊治疗作用;鱼际治疗咽痛,属远治作用。阴谷穴横坐标在大腿内侧腘窝横纹上,纵坐标为半腱肌肌腱与半膜肌肌腱之间,针刺阴谷治疗膝痛属近治作用,符合"腧穴所在,主治所在"。答案:B。

53. 下列有关毫针单式补泻手法的叙述,属于补法的是

A. 进针时徐徐刺入,急速出针

B. 针尖迎着经脉循行来的方向刺入

C. 吸气时进针,呼气时出针

D. 捻转时拇指向后用力重,向前用力轻

解析:本题的考点是补泻手法。补泻手法分基本补泻和其他补泻。

基本补泻:①捻转补泻(趣味记忆:小轻慢短)。即针下得气后,捻转角度小,用力轻,频率慢,操作时间短,结合右手拇指用力向前、食指向后(左转用力为主)者为补法。捻转泻法与捻转补法完全相反,不能记忆,否则易混淆,只记忆补法即可。②提插补泻(趣味记忆:想象给自行车打气并结合捻转补法)。即针下得气后,先浅后深,重插轻提,提插幅度小,频率慢,操作时间短,以下插用力者为补法;提插泻法与提插补法完全相反,不能记忆,否则易混淆,只记忆补法即可。

其他补泻:①徐疾补泻。进针时徐徐刺入,少捻转,疾速出针者为补法;进针时疾速刺入,多捻转,徐徐出针者为泻法。②随迎补泻(趣味记忆:想象给患者静脉输注白蛋白)。进针时针尖随着经气循行去的方向刺入为补法,针尖迎着经气来的方向刺入为泻法。③呼吸补泻。患者呼气时进针,吸气时出针为补法;吸气时进针,呼气时出针为泻法。④阖开补泻。出针后迅速按针孔为补法;出针时摇大针孔且不按者为泻法。⑤平补平泻。进针得气后均匀地提插、捻转后即可出针。

答案:A。

54. 下列各项中,属于远部选穴的是

　　A. 治疗咳嗽选风门　　　　　　B. 治疗不寐选神门

　　C. 治疗胃痛选内庭　　　　　　D. 治疗多汗选复溜

解析:本题的考点是腧穴的选穴原则。选项 A,咳嗽选风门属于近部选穴;选项 B 治疗不寐选神门属于对症选穴;胃痛选内庭属于远部选穴;多汗选复溜属于辨证选穴。答案:C。

55. 治疗郁证的主穴是

　　A. 内关、郄门、膻中、心俞、巨阙　　B. 水沟、大椎、内关、中冲、劳宫

　　C. 内关、水沟、后溪、太冲、丰隆　　D. 印堂、百会、内关、太冲、神门

解析:本题的主要考点是主穴的选穴,另一个考点是脏腑的生理功能与经脉的主治概要。郁证主要是心主神明、心藏神的功能出现问题,故首先定位要在心,选择心经原穴神门。其次,郁证与肝的关系最为密切,故选择肝的原穴太冲。印堂、百会宁心安神,又为督脉腧穴,督脉是唯一一条直接进入大脑的经脉;内关理气宽

胸,故选项 D 为最佳答案。A 选项中,郄门穴是心包经郄穴,其主治一般为突发性心脏病或心区疼痛。膻中穴可理解为局部治疗,但以理气为主。心俞、巨阙属治疗心脏病的俞募配穴法。郄门、膻中、心俞、巨阙治疗心脏器质性、功能性改变尚可,如调节情志病欠缺。B 选项中,中冲、劳宫属心包经,心包代心受邪,可用于热扰心神类证型的治疗;大椎穴为督脉穴,一般艾灸用于寒证的治疗,热证则浅刺疾出或点刺出血;水沟穴可以醒脑开窍。这些都与本题不符。C 选项中,丰隆穴一般用于痰气郁结的证型,属于配穴用。答案:D。

(71～73 题共用题干)

女性,46 岁。近半年烘热汗出,情志不宁,行经或提前或错后,伴见头晕目眩,心烦易怒,胸胁胀满,舌红少苔,脉弦细。

71. 针灸治疗应主选任脉穴、相应背俞穴以及

A. 足太阴经穴   B. 足厥阴经穴   C. 足少阴经穴   D. 足少阳经穴

72. 其主穴是

A. 中极、三阴交、带脉、脾俞、白环俞   B. 关元、三阴交、肾俞、足三里

C. 气海、三阴交、太溪、肾俞、肝俞   D. 气海、三阴交、脾俞、足三里

73. 其配穴是

A. 志室、命门   B. 照海、涌泉   C. 中脘、丰隆   D. 风池、太冲

解析:本题的考点为与疾病发生相关的脏腑经脉,以及治疗某一疾病时主穴选取相关的经脉腧穴,这两者并不完全一致。

71 题,很多同学选择足厥阴经穴或足少阴经穴,肝、肾与更年期综合征的发生、发展是密切相关的。但三阴交为治疗妇科疾病的第一要穴,它属于足太阴脾经,故答案为 A。这一类主选什么经穴,一定要知道具体主穴,再根据主穴归经进行选择。

72 题,其主穴是什么?教材上绝经前后诸症的证型有肾阴虚、肾阳虚、肾阴阳俱虚,与肾是密切相关的,故首选肾经的原穴及背俞穴太溪、肾俞。肝肾同源,本病又与肝的关系比较密切,故要选择肝经的原穴及背俞穴,选项中只有肝俞。三阴交是治疗妇科疾病第一要穴,它以滋补肝、脾、肾阴为主。气海是生气之海,此为阳中求阴,又为局部选穴。A 选项中带脉穴以治疗带下病为主,B 和 D 选项符合题意,但没有体现肝、肾在更年期综合征治疗中的作用,并不是最佳答案。

73题,其配穴是什么?在本科教材中没有与肝相关的配穴,这个时候我们一定要把握住针灸学的学科特点。题干中的题眼是"心烦易怒,胸胁胀满,舌红少苔,脉弦细"。我们马上要定位在肝经,因此我们选择 D 选项。风池是少阳胆经的腧穴,它可以治疗头晕目眩,既治内风,又治外风。太冲穴泄热、引火下行、疏肝解郁。A 选项,志室、命门以补肾精助肾阳为主,犯了实实之弊。B 选项,照海穴为肾经腧穴,可以滋补肾阴,涌泉穴是肾经井穴,可以引火下行、醒脑开窍,与本题不符。C 选项,中脘、丰隆是一组对穴,用于治疗痰浊之类的证型,与本题不符。答案:A、C、D。

B 型题

A. 太白　　　　　B. 束骨　　　　　C. 侠溪　　　　　D. 行间

102. 位于跖区,第 1 跖趾关节近端赤白肉际凹陷中的腧穴是

103. 位于跖区,第 5 跖趾关节近端赤白肉际处的腧穴是

解析:本题的考点为腧穴定位。答案:A、B。

A. 曲池　　　　　B. 外关　　　　　C. 足三里　　　　　D. 上巨虚

104. 胃脘胀痛,呕吐酸腐量多者,治宜选用

105. 腹胀肠鸣,大便秘结难下者,治宜选用

解析:本题的考点为六腑有疾,首选下合穴进行治疗。104 题中"呕吐酸腐",是胃出了问题,因此选择胃的下合穴足三里。105 题中"腹胀肠鸣,大便秘结难下者",是大肠出了问题,首选大肠的下合穴上巨虚。答案:C、D。

X 型题

158. 手阳明经、足阳明经腧穴均可治疗的病证是

A. 神志病　　　　　B. 热病　　　　　C. 耳病　　　　　D. 口齿病

解析:本题的考点为两经同治的疾病。"大肺下齿口挟鼻,胃眼口齿鼻喉乳",由歌诀可知,手足阳明经均可治疗口齿病、鼻病。另外,手三阳经均可治疗眼、咽喉及热病,足三阳经均可治疗神志病及热病。故热病也为手足阳明经共治之病。答案:BD。

159. 下列腧穴中,属于手少阳三焦经的是

A. 丝竹空　　　　B. 阳溪　　　　　C. 肩髎　　　　D. 翳风

解析:本题的考点为腧穴归经。答案:ACD。

160. 下列各组腧穴中,相距 3 寸的是

A. 手三里、曲池　　　　　　　B. 足三里、上巨虚

C. 命门、志室　　　　　　　　D. 地机、阴陵泉

解析:本题的考点为腧穴的定位。答案:BCD。

161. 下列腧穴中,不宜直刺与深刺的是

A. 肓俞　　　　B. 小肠俞　　　　C. 风门　　　　D. 天池

解析:本题的考点为针刺的深浅。凡是在延髓部位的腧穴,针刺时须向下颌角方向进行斜刺;前胸和后背在肺的区域范围内,针刺不宜直刺与深刺,脊柱两侧的腧穴需向脊柱中线方向斜刺,其他的腧穴平刺或斜刺。答案:CD。

162. 下列病证中,常用隔姜灸治疗的是

A. 休息痢　　　　B. 痛痹　　　　C. 寒秘　　　　D. 瘰疬初起

解析:本题的考点为隔物灸的功效及适应证。隔姜灸常用于因寒而致的呕吐、腹痛及风寒痹痛等,有温胃止呕、散寒止痛的作用。休息痢,邪伏于少阳半表半里之间,邪出于表,与阳争则热;入于里,与阴争则寒,治疗上需要助阳以祛邪。痛痹又叫冷痹,与寒秘的病邪性质是一致的。隔姜灸可以治疗风寒痹痛,有祛寒的功效。隔蒜灸有清热解毒、杀虫等作用,可以治疗瘰疬、肺痨及初起的肿疡等病证。答案:ABC。

163. 下列五输穴中,五行属土且为输穴的是

A. 神门　　　　B. 太白　　　　C. 阳陵泉　　　　D. 曲池

解析:本题的考点为五输穴的五行属性。在五输穴中,阴经的井穴五行属木,阳经的井穴五行属金。本题中五行属土且为输穴的只有阴经,因此排除 C 和 D 选项。阳陵泉为足少阳胆经的合穴,曲池为手阳明大肠经的合穴。答案:A、B。

164. 下列治疗眩晕的配穴中,正确的是

A. 肝阳上亢证配行间、侠溪、太溪　　　　　B. 痰湿中阻证配头维、中脘、丰隆

C. 气血虚弱证配气海、脾俞、胃俞　　　　　D. 肾精不足证配太溪、悬钟、三阴交

解析:本题的考点为相应证型的配穴。A 选项,肝阳上亢时一般同时伴有肾阴亏虚的证型,肝阳上亢首先要选择肝经荥穴行间,以泄肝热;肝胆不分,又要选取胆经的荥穴侠溪,一般情况下,降肝火时,行间、侠溪同时使用。太溪穴滋补肾阴,有壮水之主以制阳光的功效。B 选项,有痰可选择中脘、丰隆以化痰,头维为治疗头晕的局部取穴。C 选项,气海为生气之海,脾为气血生化之源,脾俞配合胃俞有健脾和胃、生化气血的功效。D 选项,太溪穴为肾经原穴,既滋阴又补阳,以滋阴为主,悬钟穴为髓之会,可填精补髓;三阴交可同时滋补肝、脾、肾三脏之阴。其实,肾精不足首选的是志室,肾之精为志。答案:ABCD。

165. 选用中极、次髎、三阴交治疗痛经,蕴含的配穴方法是

A. 本经配穴法　　　　　　　　　B. 前后配穴法

C. 表里经配穴法　　　　　　　　D. 远近配穴法

解析:本题的考点为腧穴的定位及归经。答案:BD。

2020 年针灸学试题

A 型题

52. 既可用于治疗胃腑病,又可用于治疗乳腺病的腧穴是

A. 梁丘　　　　　B. 三阴交　　　　　C. 内庭　　　　　D. 肩井

解析:本题的考点为腧穴的主治,实际考的是腧穴的归经及经脉循行。A 选项,梁丘为胃经的郄穴,可以治疗胃腑病,因为胃经循行经过乳腺,它又可以治疗乳腺疾病。B 选项,三阴交为脾经的腧穴,以治疗妇科病为主。C 选项,内庭为胃经的荥穴,可以治疗胃腑病,但它以泄热为主,治疗乳腺疾病用的相对较少。D 选项,肩井穴主要治疗乳腺疾病,是治疗乳痈的经验穴。答案:A。

53. 适用于颈肩腰腿痛病机分析的经络理论是

A. 经别理论　　　　B. 经筋理论　　　　C. 经脉理论　　　　D. 皮部理论

解析:本题的考点为十二经筋的主治范围。颈肩腰腿痛的病理基础为筋肉骨节体系的病变。十二经筋是十二经脉之气输布于筋肉骨节的体系,是附属于十二

经脉的筋肉系统。答案:B。

54.针灸治疗癃闭、痛经,均主取的是

A. 足少阴经穴　　B. 足太阴经穴　　C. 足少阳经穴　　D. 足太阳经穴

解析:本题的考点为经脉的主治概要。脾主运化,它既可以运化水液,又可以运化水谷之精微,癃闭为水液代谢出现异常。足太阴脾经的腧穴三阴交,又为治疗痛经的经验效穴。答案:B。

55.位于第4趾末节外侧,趾甲根角侧后方0.1寸的腧穴是

A. 厉兑　　　　B. 至阴　　　　C. 大敦　　　　D. 足窍阴

解析:本题的考点为腧穴定位。答案:D。

(68～70题共用题干)

女性,46岁。近2年,月经1～3个月一潮,量少色淡,潮热汗出,烦躁失眠,胸闷痰多,脘腹胀满,纳少,便溏,舌胖,苔白腻,脉滑。

68.针灸治疗除主取相应的背俞穴外,还宜主选

A. 任脉、足太阴经穴　　　　　　B. 任脉、足厥阴经穴

C. 任脉、足少阴经穴　　　　　　D. 任脉、手厥阴经穴

69.根据辨证选穴原则,宜配用的腧穴是

A. 风池、太冲　　B. 关元、命门　　C. 中脘、丰隆　　D. 照海、阴谷

70.针对烦躁失眠,宜选用的腧穴是

A. 肝俞、太冲　　B. 胃俞、三阴交　　C. 脾俞、内关　　D. 心俞、神门

解析:本题的考点为针对某一疾病选择相应的经脉腧穴及其配穴。题干中题眼"46岁",提示更年期女性;"量少色淡,纳少,便溏",提示脾虚;"潮热汗出""烦躁失眠",提示阴血亏虚、虚火上炎,血不养心、心在液为汗;"胸闷痰多,脘腹胀满",提示脾运化乏力,痰湿内生;"舌胖,苔白腻",提示阳虚水泛;"脉滑",提示主痰。任脉又为"妊脉",主女性妊娠、信水。综上所述,68题的答案为A。

69题,根据题眼所示,主要证型为脾虚痰盛。以化痰为主,故选C选项。A选项中风池、太冲为肾阴亏虚、肝火上炎的配穴。B选项中关元、命门为肾阳虚的配穴。D选项中照海、阴谷皆为肾经腧穴,主治肾阴不足。

70题,肝俞、太冲针对肝火扰心的失眠烦躁;胃俞、三阴交针对胃不和卧不安的失眠;脾俞、内关针对脾虚气郁的失眠。根据题意,需宁心安神,故选择D选项。

答案:A、C、D。

注:本题的选项与教材内容并不相同,答题时一定要抓住针灸学的学科特点,灵活应答。

(71～73题共用题干)

男性,15岁。右上腹绞痛,呈钻顶样、阵发性,加重2天,痛处不能触按,痛引肩背,恶心欲吐,不能安睡,舌淡苔白,脉弦紧。

71.针灸治疗宜主选

A. 足厥阴经穴　　　B. 足阳明经穴　　　C. 足少阳经穴　　　D. 手少阳经穴

72.针灸治疗的主穴是

A. 肝俞、太冲、丘墟、中脘　　　　　B. 胆俞、日月、阳陵泉、胆囊

C. 脾俞、梁门、侠溪、公孙　　　　　D. 胃俞、内庭、阴陵泉、三阴交

73.针对病因,宜配用的腧穴是

A. 内关、足三里　　　　　　　　　B. 太冲、丘墟

C. 内庭、阴陵泉　　　　　　　　　D. 迎香、四白

解析:本题的考点为胆道蛔虫病的特征性表现及临床选穴。

71题,"右上腹绞痛,呈钻顶样、阵发性"即胆道蛔虫病的特征性表现,归于足少阳胆经。

72题,既然是胆腑的胆道蛔虫病,故首选胆的下合穴阳陵泉,其次选择胆的募穴日月,再选择背俞穴胆俞及经验穴胆囊穴,故选B。

73题,治疗胆道蛔虫病的特效穴为迎香透四白穴。

答案:C、B、D。

B型题

A. 太渊、通里、经渠　　　　　　　B. 曲泽、小海、偏历

C. 曲池、尺泽、少海　　　　　　　D. 大陵、神门、太渊

102.以上各组腧穴中,均位于肘横纹上的是

103.以上各组腧穴中,均位于腕横纹上的是

解析:本题的考点为腧穴定位。答案:C、D。

A. 散刺法　　　　　B. 点刺法　　　　　C. 挑刺法　　　　　D. 刺络法

104. 患者目赤肿痛,头痛,发热,脉数,治疗取少商、太阳,宜采用

105. 患者皮肤灼热刺痛,出现簇集性疱疹,治疗取疱疹局部,宜采用

解析:本题的考点为三棱针四种刺法的临床应用。点刺法是指点刺具体腧穴挤出少量血液或少量体液的方法。散刺法是对病变局部进行散刺的一种方法。刺络法是针对某一腧穴附近曲张的络脉,放出适量血液的方法。挑刺法是挑断穴位皮下纤维组织以治疗疾病的方法。这四种方法中容易混淆的是点刺法与刺络法,点刺法针对具体腧穴,刺络法针对曲张的络脉或血管。答案:B、A。

X 型题

158. 下列腧穴中,属于本经母穴的是

A. 太渊　　　　　B. 复溜　　　　　C. 曲池　　　　　D. 后溪

解析:本题的考点为腧穴归经及五输穴的五行属性。"阴井木,阳井金",太渊属肺经腧穴,五行属土,肺属金,土生金,故太渊是本经母穴。复溜归属于肾经,五行属金,金生水,肾属水,故为肾经的母穴。曲池属于大肠经,五行属土,土生金,肺属金,故为肺经的母穴。后溪归属于小肠经,五行属木,木生火,小肠属火,故为小肠经的母穴。答案:ABCD。

159. 足三阳经腧穴共同主治的病证是

A. 热病　　　　　B. 眼病　　　　　C. 腹部病　　　　　D. 神志病

解析:本题的考点为分经主治,见前文讲解。教材中"眼病"是足少阳、足太阳两经相同主治,"胃眼口齿鼻喉乳""胱肾内眦脑眼会""胆肝锐眦入耳位",足阳明胃经"起于鼻,交颏中,旁约太阳之脉,下循鼻外",循行经过眼睛周围,是可以治疗眼病的。同时,足三阳经可治疗热病及神志病。答案:ABD。

160. 下列有关腧穴归经的叙述中,正确的是

A. 至阳归于督脉　　　　　　　　B. 膝眼归于足阳明胃经

C. 后溪归于手太阳小肠经　　　　D. 角孙归于手少阳三焦经

解析:本题的考点为腧穴的归经。膝眼为经外奇穴,不归十四正经。答案:ACD。

161.下列各组腧穴中,均可直刺、深刺的是

A. 肓俞、曲池、阳陵泉　　　　　　　B. 条口、天枢、胆囊穴

C. 肩井、环跳、大肠俞　　　　　　　D. 大包、外关、足三里

解析:本题的考点为针刺的深浅。凡是在延髓部位的腧穴,针刺时须向下颌角方向进行斜刺,前胸和后背处在肺的区域范围内,针刺不宜直刺与深刺,脊柱两侧的腧穴需向脊柱中线方向斜刺,其他的腧穴平刺或斜刺。肩井、大包其内有肺,不宜深刺。答案:AB。

162.下列有关腧穴定位的叙述中,正确的是

A. 地机位于小腿内侧,阴陵泉下3寸,胫骨内侧缘后际

B. 天柱位于颈后区,横平第2颈椎棘突上际,斜方肌外缘凹陷中

C. 梁门位于上腹部,脐中上4寸,前正中线旁开2寸

D. 郄门位于前臂前区,腕掌侧远端横纹上4寸,掌长肌肌腱与桡侧腕屈肌肌腱之间

解析:本题的考点为腧穴的定位。郄门位于前臂前区,腕掌侧远端横纹上5寸,掌长肌腱与桡侧腕屈肌肌腱之间。答案:ABC。

163.治疗急性寒性腹痛、泄泻宜用的灸法是

A. 隔蒜灸　　　　B. 隔姜灸　　　　C. 隔盐灸　　　　D. 隔附子饼灸

解析:本题的考点为隔物灸的功效及适应证。隔姜灸常用于因寒而致的呕吐、腹痛及风寒痹痛等,有温胃止呕、散寒止痛的作用。隔盐灸有回阳、救逆、固脱之力,多用于治疗伤寒阴证或吐泻并作、中风脱证等。隔蒜灸有清热解毒、杀虫等作用,可以治疗瘰疬、肺痨及初起的肿疡等病证。隔附子饼灸有温补肾阳等作用,多用于命门火衰而致的阳痿、早泄或疮疡久溃不敛。答案:BC。

164.下列选项中,属于远部取穴的是

A. 治疗肢体挛急取阳陵泉　　　　　　B. 治疗腰背痛取委中

C. 治疗多汗取复溜　　　　　　　　　D. 治疗耳鸣取太溪

解析:本题的考点为选穴原则。A选项为对症选穴,C选项中的汗证是全身性疾病,为辨证选穴。答案:BD。

165.下列关于治疗崩漏辨证配穴的叙述中,正确的是

A. 湿热证取中极、阴陵泉　　　　　　B. 血热证取中极、血海

C. 血瘀证取血海、膈俞　　　　　　　D. 肾虚证取肾俞、太溪

解析:本题的考点为辨证选穴。A选项中见湿用阴陵泉以健脾运化水湿,中极为膀胱募穴,可利小便以去热;B选项中,血海可以凉血止血,中极利小便以去热。C选项,膈俞为血之会,可以活血,血海也可以活血,常常两穴合用以活血止血。D选项,肾俞为肾经的背俞穴,太溪为肾经的原穴,两穴合用可以治疗肾虚证。答案:ABCD。

2019年针灸学试题

A型题

52.下列各组腧穴中,息风止痉作用突出的是

A. 风池、风门　　　B. 合谷、太冲　　　C. 水沟、印堂　　　D. 行间、涌泉

解析:本题的考点为腧穴的主治,并非"开四关"的临床应用。合谷穴为手阳明大肠经之原穴,长于清泄阳明之郁热,大肠主津,阳明腑实易伤津动风,热退则风止。太冲穴为肝经原穴,善平肝息风,泄热,引火下行。A选项中风门偏于治疗外风;C选项中水沟以醒脑开窍为主,印堂以安神定志为主;D选项中行间以泄热为主,涌泉可醒脑开窍、引火下行。答案:B。

53.曲泉与肩髎所对应的经脉是

A. 肝经与三焦经　　　　　　　　　　B. 胃经与小肠经

C. 肾经与大肠经　　　　　　　　　　D. 胆经与心包经

解析:本题的考点为腧穴的归经。答案:A。

54.下列操作中,属于毫针泻法的是

A. 出针后迅速按闭针孔　　　　　　　B. 患者吸气时进针,呼气时出针

C. 进针时徐徐刺入,疾速出针　　　　D. 针尖随着经脉循行的方向刺入

解析:本题的考点为针刺的补泻手法,具体见前文讲解。

55.患者膝关节疼痛日久,秋冬季加重,取内膝眼、犊鼻、阳陵泉,毫针刺入 2 寸,留针 40 分钟,所依据的针灸治疗原则是

A. 实则泻之　　　　　　　　　B. 菀陈则除之

C. 不盛不虚以经取之　　　　　D. 寒则留之

解析:本题的考点为针灸治疗原则。根据题眼"疼痛日久,秋冬季加重"即可判断为虚证、寒证,因寒性凝滞而主收引,针刺时不易得气,故应深刺久留针,留针以候气,而达温经散寒的目的。答案:D。

(68～70 题共用题干)

女性,65 岁。头晕 2 年。形体肥胖,常觉头重如裹,头晕眼花,视物旋转,胸闷不畅,呕恶腹胀,舌淡,苔白腻,脉滑。

68.针灸治疗应主取

A. 督脉及足少阳、足厥阴经穴　　　B. 督脉及足阳明、足太阴经穴

C. 督脉及足太阳、足太阴经穴　　　D. 督脉及足太阳、足少阴经穴

69.其主穴是

A. 百会、风池、肝俞、肾俞　　　　B. 百会、风池、太冲、内关

C. 神庭、风府、太冲、外关　　　　D. 神庭、天柱、脾俞、胃俞

70.根据辨证选穴原则,宜配用

A. 关冲、神门、三阴交　　　　　　B. 行间、侠溪、太溪

C. 头维、中脘、丰隆　　　　　　　D. 膈俞、曲池、足三里

解析:本题的考点为相关疾病治疗的主穴、主要经脉及配穴。

68 题以何经经穴为主,与本科教材并不一样,这个时候我们要以主穴的腧穴归经来判断。69 题,百会属督脉,为局部取穴,可清利脑窍,定眩止晕。风池归属于足少阳胆经,也属于局部取穴,可以调节头部气机。"诸风掉眩,皆属于肝",肝经原穴太冲可引火下行,平肝潜阳,是治疗眩晕的常用腧穴。题干中有"胸闷不畅,呕恶腹胀"的症状,内关穴为手厥阴心包经的络穴,它可以理气宽胸止呕,其他选项无一腧穴有此功效,故选 B。我们再回头看 68 题,选项中有督脉,因为百会、神庭属于督脉,足厥阴经必选,通过足厥阴肝经,我们可以排除 B、C、D 选项,通过内关

穴,我们也可以排除 B、C、D 选项,本科教材中的主选经脉是督脉、足厥阴肝经和手厥阴心包经,选项中只有足厥阴肝经,没有手厥阴心包经,但内关穴属手厥阴经,手、足厥阴经为同名经,性质相同。风池穴属于足少阳胆经,因此 68 题选择 A。

70 题,我们从题干中可以看到,患者身体肥胖,肥人多痰;头重如裹,这是痰湿的典型表现。胸闷不畅,呕恶腹胀,为脾虚运化失司的表现。舌淡,苔白腻,脉滑皆为脾虚痰湿内蕴的表现。A 选项,三阴交偏于滋阴,神门宁心安神,不符合题意。B选项,行间、侠溪以降肝火为主,太溪以滋补肾阴为主,符合肾阴亏虚,肝阳上亢的证型,不符合题意。C 选项,中脘、丰隆是治痰之要穴,又可调中焦而化痰湿,头维为局部取穴,以维持阳气在头面部的分布而治疗眩晕。D 选项,膈俞以活血为主,曲池以清热为主,足三里以补气血为主,不符合题意。故选 C。

答案:A、B、C。

(71～73 题共用题干)

男性,32 岁。因腰痛 3 个月来诊。患者素无腰疾,也无明显外伤史,但因长期久坐,渐见腰痛,以右侧为重,痛处固定,无下肢疼痛,阴雨天加重。舌淡红,苔薄白,脉沉滑。

71. 针灸治疗应主取

A. 阿是穴及足少阴经穴　　　　　　B. 阿是穴及足阳明经穴

C. 阿是穴及足少阳经穴　　　　　　D. 阿是穴及足太阳经穴

72. 除阿是穴外,还应选用的腧穴是

A. 大肠俞、申脉、次髎、委中　　　　B. 腰阳关、命门、申脉、委中

C. 夹脊穴、命门、后溪、委中　　　　D. 肾俞、昆仑、太溪、委中

73. 阿是穴施术应采用的方法是

A. 毫针补法　　　　　　　　　　　　B. 梅花针轻叩法

C. 刺络拔罐法　　　　　　　　　　　D. 三棱针刺络法

解析:本题的考点为腰痛的证型及选穴。

71 题,针灸治疗应该选取何经经穴为主,该患者腰痛以右侧为主,属于膀胱经,因此选 D。

72 题,除阿是穴外,还应选取的腧穴是什么,这是主穴的选择。从题干来看,"男性,32 岁",可以排除肾虚腰痛。无明显外伤史,可以排除瘀血腰痛。患者阴雨

天加重,属湿邪为患,但无明显的寒性体征,故可排除寒邪为患。B 选项中腰阳关、命门,助阳祛寒,是治疗寒湿腰痛的首选。C 选项中后溪通督脉,命门为局部选穴,两穴合用,治疗督脉腰痛,同时,命门又是治疗寒邪为患的腧穴。D 选项太溪为肾经原穴,可滋阴补肾,患者并无肾虚腰痛,故 B、C、D 可排除。A 选项,大肠俞、次髎属于局部取穴,膀胱经的输穴束骨,输主体重节痛,但是临床上常用申脉代替,委中穴为四总穴之一,“腰背委中求”,故该问选 A。本题主穴的选择与本科教材并不一样,其证型也不是教材上的肾虚腰痛、瘀血腰痛、寒湿腰痛,只是局部的腰痛,我们选取主穴时,要以局部取穴为主,结合远部取穴。

73 题,毫针补法不符合题意,可以用梅花针重叩局部,行泻法;三棱针刺络法一般用于肘膝关节横纹处,寻找曲张的络脉进行刺血;C 选项,刺络拔罐法可促使局部血液循环,而达到行气止痛的功效。答案:D、A、C。

B 型题

A. 秩边配承山　　　B. 后溪配申脉　　　C. 合谷配太冲　　　D. 日月配侠溪

102. 既属上下配穴法,又属本经配穴法的是

103. 既属上下配穴法,又属同名经配穴法的是

解析:本题的考点为腧穴定位及归经。答案:D、B。

A. 蠡沟　　　　　　B. 飞扬　　　　　　C. 地机　　　　　　D. 光明

104. 位于外踝尖上 5 寸,腓骨前缘的腧穴是

105. 位于内踝尖上 5 寸,胫骨内侧面中央的腧穴是

解析:本题的考点为腧穴定位。答案:D、A。

X 型题

158. 下列特定穴中,常用于协助诊断的有

A. 原穴　　　　　　B. 郄穴　　　　　　C. 背俞穴　　　　　　D. 八会穴

解析:本题的考点为脏腑经气比较集中的特定穴。五输穴中输穴、合穴经气比较集中,可用于疾病诊断(教材中未明确表明输穴、合穴可作为诊断疾病用),日本针灸家用燃着的线香灸井穴,分析井穴对热的敏感程度,此法叫作热感度测定法,可以确定各经的虚实,但不可作为诊断疾病用。此外,原穴、郄穴、背俞穴、募穴、下

合穴脏腑经气比较集中,皆可为诊断疾病用。络穴经气虽没有上述特定穴集中,但"实则必见,虚则必下",也可作为协助诊断用。答案:ABC。

159. 足临泣穴的主治病症有

A. 乳痈   B. 胁痛   C. 偏头痛   D. 目赤肿痛

解析:本题的考点为腧穴的主治特点。腧穴的主治特点无非就是近治作用、远治作用、特殊治疗作用。足临泣穴归胆经,胆经循行经过眼睛、偏头部、胸部、胁肋,因此可以治疗乳痈、胁痛、偏头痛、目赤肿痛。教材中各腧穴的主治作用很难全部记下来,只有知道腧穴的归经及经脉循行所过的脏腑组织器官,才能有效记忆,请大家把我前面讲的经脉循行经过的脏腑组织器官歌诀如"胆肝锐眦入耳位"背诵下来。答案:ABCD。

160. 下列各项中,不宜采用三棱针点刺法的有

A. 顽癣局部   B. 委中   C. 耳尖   D. 十宣

解析:本题的考点为三棱针四种刺法的临床应用。点刺法是指点刺具体腧穴挤出少量血液或少量体液的方法。点刺法针对具体腧穴,选项 C、D 符合。刺络法针对曲张的络脉或血管,常用于肘膝关节横纹处,委中刺血为刺络法;顽癣局部多用散刺法。答案:AB。

161. 下列针灸辨证选穴中,正确的是

A. 月经先期虚热证取曲池、行间   B. 痛经寒凝血瘀证取关元、归来

C. 经闭气滞血瘀证取膈俞、太冲   D. 带下病脾虚证取足三里、气海

解析:本题的考点为辨证配穴。月经先期虚热证的治法为"壮水之主,以制阳光",故应选用肾经原穴太溪等滋阴的腧穴。B 选项中,寒邪一般选择关元、命门、腰阳关等腧穴来助阳祛寒,归来属局部取穴,促使局部气血运行以活血。C 选项,气滞选择太冲穴行气导滞,膈俞为血之会,可以活血。D 选项,由"带脉出于肾中,以周行脾位,由先天交于后天脾者也"可知,带脉源于先天,受养于后天,与脾胃关系尤为密切,故带下病脾虚证取足三里、脾俞等健脾胃的腧穴进行治疗,气海为生气之海,可补先、后天之气。答案:BCD。

162. 下列病证中,可用灸法治疗的是

　　A. 寒湿痹痛　　　　　　　　　B. 急性期蛇串疮

　　C. 疖肿初起　　　　　　　　　D. 气虚脱肛

　　解析:本题的考点为灸法治疗的适应证。寒湿痹痛可用悬起灸、隔姜灸;急性期蛇串疮可用悬起灸、温灸器灸,取"火郁发之"意;疖肿初起可用隔蒜灸;气虚脱肛可在百会穴处实按灸。答案:ABCD。

163. 下列关于腧穴归经的表述中,正确的是

　　A. 侠溪属于足少阳胆经　　　　B. 血海属于足太阴脾经

　　C. 率谷属于手少阳三焦经　　　D. 孔最属于手太阴肺经

　　解析:本题的考点为腧穴归经。答案:ABD。

164. 下列各项中,属于对症选穴的是

　　A. 治疗皮肤瘙痒取百虫窝　　　B. 治疗恶心呕吐取内关

　　C. 治疗落枕、颈项强痛取外劳宫　D. 治疗鼻渊取列缺

　　解析:本题的考点为选穴原则。对症选穴是根据疾病的特殊症状或主要症状选取疗效确切的腧穴进行治疗。D 选项为远部选穴。答案:ABC。

165. 下列五输穴中,五行属金且为经穴的是

　　A. 少泽　　　　B. 支沟　　　　C. 商丘　　　　D. 间使

　　解析:本题的考点为五输穴的五行属性。"阴井木,阳井金",五行属金且为经穴的只能是阴经,排除 A、B 选项。答案:CD。

2018 年针灸学试题

A 型题

52. 根据腧穴主治规律,手、足少阳经穴均主治

　　A. 眼病　　　　B. 胆病　　　　C. 神志病　　　D. 咽喉病

　　解析:本题的考点为经脉循行经过的脏腑组织器官,请记忆前面相关歌诀。"三焦包耳锐眦牵,胆肝锐眦入耳位",手、足少阳经循行均经过目外眦。答案:A。

53. 在腰部,当第 4 腰椎棘突下,旁开 3.5 寸凹陷中的穴位是

　　A. 肾俞　　　　　B. 腰眼　　　　　C. 膀胱俞　　　　　D. 大肠俞

解析:本题的考点为腧穴定位。答案:B。

54. 下列各项中,属于远部选穴的是

　　A. 治疗腰痛选腰痛点　　　　　　　B. 治疗胆绞痛取阳陵泉

　　C. 治疗心绞痛取膻中　　　　　　　D. 治疗痰热内扰不寐取丰隆

解析:本题的考点为腧穴的选穴原则。A 选项为对症选穴。B 选项为远部选穴,C 选项为近部选穴,D 选项为辨证选穴。答案:B。

55. 下列五输穴中,属于本经子穴的是

　　A. 少府　　　　　B. 太白　　　　　C. 行间　　　　　D. 太渊

解析:本题的考点为腧穴归经及五输穴的五行属性。"阴井木,阳井金",少府属心经腧穴,五行属火,心属火,故少府穴是本经本穴。太白归属于脾经,五行属土,脾属土,故为脾经的本穴。行间属于肝经,五行属火,木生火,肝属木,故为肝经的子穴。太渊归属于肺经,五行属土,土生金,肺属金,故为肺经的母穴。答案:C。

(68～70 题共用题干)

女性,17 岁。经行 2 天,少腹胀痛拒按,经色紫红夹有血块,血块下后疼痛减轻,舌有紫点,苔薄白,脉沉涩。

68. 除主穴次髎、中极、三阴交外,还应选配

　　A. 太冲、血海　　B. 肝俞、期门　　C. 归来、关元　　D. 合谷、气海

69. 毫针针刺宜用

　　A. 补法　　　　　　　　　　　　　B. 泻法

　　C. 平补平泻法　　　　　　　　　　D. 先补法后泻法

70. 主穴选取次髎的主要依据是

　　A. 通经止痛　　B. 通调冲任　　C. 行气止痛　　D. 经验取穴

解析:本题的考点为痛经的选穴。题干中"胀痛拒按,经色紫红夹有血块""舌有紫点""脉沉涩"皆可理解为气滞血瘀证。

68 题"除主穴外,还应选配",即表示配穴的选择。A 选项中太冲行气,血海

可以治疗瘀血证;B 选项中期门为疏肝理气解郁之要穴,可治疗气郁证;C 选项,关元可助阳以祛寒,用于寒证的配穴;D 选项,气海为生气之海,是补气之要穴,可以治疗气虚证。

69 题,"少腹胀痛拒按"为实证,实则泻之,故选 B。

70 题,治疗痛经的经验穴有三阴交、十七椎、次髎、地机等。

答案:A、B、D。

(71～73 题共用题干)

女性,83 岁。从左侧背部至脐部的皮肤灼热疼痛,奇痒,难以入睡 3 天。今天出现簇集状黄豆大小的疱疹,渗出黄白色水液。伴脘腹痞闷,舌苔黄腻,脉滑数。

71. 针灸治疗除局部阿是穴、相应夹脊穴外,还应主取

A. 手、足阳明经穴　　　　　　B. 手、足太阴经穴

C. 手、足少阳经穴　　　　　　D. 手、足太阳经穴

72. 除主穴外,还应选配

A. 阴陵泉、血海　　　　　　　B. 侠溪、太冲

C. 合谷、三阴交　　　　　　　D. 天枢、上巨虚

73. 夹脊穴的正确针刺方向是

A. 向背俞穴斜刺　　　　　　　B. 向脊柱斜刺

C. 向上斜刺　　　　　　　　　D. 向下斜刺

解析:本题的考点为带状疱疹的临床选穴及操作。

71 题,主穴的选择,即选取哪一条经的经穴为主。疱疹好发于少阳经所过的胁肋部,本病的疱疹发生的部位为"左侧背部至脐部",故选择手、足少阳经经穴进行治疗,可选取支沟及阳陵泉泄少阳之热。

72 题,"除主穴外,还应选配",即配穴是什么。从题干中可以看出渗出液为黄白色水液,只要看到黄色水液即定位为脾,黄色属脾,有渗液即为湿,可定性为脾经湿热。A 选项中阴陵泉为脾经合穴,有健脾利湿的功效;血海可凉血止痛。故选A。B 选项中穴位可治疗肝经火毒证;C 选项不符合题意;D 选项中大肠下合穴上巨虚,大肠的募穴天枢,不符合题意。

73 题,夹脊穴的正确针刺方向是向脊柱斜刺。

答案:C、A、B。

B 型题

A. 天突、天柱　　　　　　　　　　　B. 风池、期门

C. 志室、肓俞　　　　　　　　　　　D. 郄门、大肠俞

102. 上述腧穴中,位于颈、项部的是

103. 上述腧穴中,位于腰、腹部的是

解析:本题的考点为腧穴定位。答案:A、C。

A. 肺俞、命门　　　B. 印堂、率谷　　　C. 胆俞、蠡沟　　　D. 期门、列缺

104. 上述各组腧穴中,均宜用毫针横刺的是

105. 上述各组腧穴中,均宜用毫针斜刺的是

解析:本题的考点为毫针进针的角度。在脊柱两侧的背俞穴,皆为向脊柱正中斜刺,故肺俞、胆俞都是斜刺。在前胸后背靠近肺部针刺时,均应平刺或斜刺,以免造成气胸,故期门可斜刺;而命门等椎体棘突下的腧穴可以直刺,也可以向上斜刺;皮下组织较少的印堂、率谷、蠡沟皆为平刺。列缺在桡骨茎突上方,腕横纹上 1.5 寸,当肱桡肌与拇长展肌腱之间,针刺时应向上斜刺。答案:B、D。

X 型题

158. 下列腧穴中,常采用艾灸的是

A. 侠溪　　　　　B. 足三里　　　　　C. 神阙　　　　　D. 百会

解析:本题的考点为艾灸的适用腧穴。侠溪穴为荥穴,主身热,不适用于艾灸。答案:BCD。

159. 下列腧穴中,位于两骨之间的是

A. 合谷　　　　　B. 太冲　　　　　C. 劳宫　　　　　D. 支沟

解析:本题考点为腧穴的定位。答案:ABCD。

160. 下列关于公孙穴的叙述中,错误的是

A. 是足太阴脾经的原穴　　　　　　　B. 毫针宜直刺 1.5 寸

C. 属于八脉交会穴　　　　　　　　　D. 可用于治疗胃心胸疾病

解析:本题要求考生对公孙穴的相关知识全面掌握。公孙穴是足太阴脾经的络穴,又为八脉交会穴之一,毫针宜直刺0.6～1.2寸。答案:AB。

161. 下列关于痫病间歇期治疗配穴的叙述中,正确的是

A. 痰火扰神者配曲池、神门、内庭　　B. 风痰闭阻者配内关、公孙、风门

C. 心脾两虚者配心俞、脾俞、足三里　D. 肝肾阴虚者配肝俞、肾俞、三阴交

解析:本题的考点为辨证配穴。风痰闭阻者配合谷、中脘、风池。因其主穴中有丰隆、太冲。合谷配太冲可调节一身之气机;中脘配丰隆,为化痰之对穴;风池属局部治疗,又为祛风之要穴。B选项中,风门一般以祛外风为主;内关配公孙属八脉交会穴,以治疗胃、心、胸疾病为主。答案:ACD。

162. 下列五输穴中,五行属性不属火的是

A. 足临泣　　　B. 然谷　　　C. 间使　　　D. 内庭

解析:本题的考点为五输穴的五行属性。足临泣五行属木,间使五行属金,内庭五行属水。答案:ACD。

163. 下列腧穴中,常用于治疗妇科病的是

A. 三阴交　　　B. 气海　　　C. 太冲　　　D. 脾俞

解析:三阴交为治疗妇科病的第一要穴;气海既为生气之海,又为局部取穴;太冲是肝经原穴,女子以肝为先天,其主治特点为疏肝解郁、引火下行、泄热;脾俞一般用于健脾助运化。答案:ABC。

164. 选用颧髎、合谷、足三里治疗面瘫,蕴含的配穴方法有

A. 本经配穴法　　　　　　B. 同名经配穴法

C. 前后配穴法　　　　　　D. 上下配穴法

解析:本题的考点为腧穴定位与归经。答案:BD。

165. 符合针灸治疗原则"虚则补之"的有

A. 选取原穴、背俞穴　　　　B. 选用皮肤针重刺

C. 施以毫针捻转补法　　　　D. 采用附子饼灸

解析:皮肤针重刺为泻法。答案:ACD。

2017年针灸学试题

A型题

52.下列腧穴中,不属于手太阴肺经的是

A. 鱼际　　　　B. 商阳　　　　C. 孔最　　　　D. 中府

解析:本题的考点为腧穴归经。答案:B。

53.下列选项中,不属于毫针行针手法的是

A. 摇法　　　　B. 震颤法　　　　C. 捻转补泻　　　　D. 提插法

解析:本题的考点是毫针手法的内容。毫针手法包括基本手法(提插法、捻转法)和辅助手法(循法、弹法、刮法、摇法、震颤法、飞法),注意概念的从属关系,避免概念被偷换,捻转补泻属于补泻手法。答案:C。

54.下列五输穴中,属于本经母穴的是

A. 复溜　　　　B. 太白　　　　C. 少府　　　　D. 尺泽

解析:本题的考点为腧穴归经及五输穴的五行属性。"阴井木,阳井金",复溜归属于肾经,五行属金,金生水,肾属水,故为肾经的母穴。太白属脾经腧穴,五行属土,脾属土,故太白是本经本穴。少府属于心经,五行属火,心属火,故为心经的本穴。尺泽归属肺经,五行属水,金生水,肺属金,故为肺经的子穴。答案:A。

55.治疗咳嗽、隐疹,均应主选

A. 手太阴经穴　　B. 足阳明经穴　　C. 足太阴经穴　　D. 手阳明经穴

解析:本题的考点为主穴的归经和经脉的主治概要。本题一定要读懂题目,"均应主选",即在咳嗽、隐疹的主穴中均涉及的经穴。外感咳嗽的主穴是肺俞、列缺、合谷;隐疹的主穴是曲池、合谷 血海、委中、膈俞。合谷穴为咳嗽、隐疹共用的主穴,既可疏风解表,又可清泻阳明。手阳明经与手太阴肺经为表里经,故可治疗肺病咳嗽;阳明经多气多血,易化热生风,治风先治血,故可治疗隐疹。答案:D。

(68～70题共用题干)

男性,35 岁。恶寒发热,全身酸楚不适,鼻塞流清涕 3 天,二便正常,舌淡苔薄白,脉浮紧。

68. 治疗宜主取

A. 手太阳、手少阴经穴   B. 手少阳、手厥阴经穴

C. 手阳明、足阳明经穴   D. 手阳明、手太阴经穴

69. 除主穴外,宜选配

A. 曲池、外关、少商   B. 内庭、阴陵泉、足三里

C. 风门、肺俞、身柱   D. 行间、太溪、迎香

70. 主穴中最常行灸法的是

A. 风池   B. 大椎   C. 列缺   D. 太阳

解析:本题的考点为主穴的相关经脉及其配穴。"恶寒发热",有一分寒热,有一分表证,从题干可以看出,这是表证,"鼻塞流清涕",这是寒证,"脉浮紧"浮为在表,紧为寒证,这是风寒表证。"肺主皮毛",肺与大肠相表里,故 68 题选择手阳明、手太阴经穴为主。

69 题,A 选项中曲池、外关、少商均为祛风热之要穴。B 选项中内庭可以治疗胃的实热和虚热,阴陵泉为祛湿之要穴。D 选项中行间为泄肝火之要穴,太溪可以滋补肾阴。C 选项中风门一般用于外风包括风寒、风热的治疗,肺俞是肺的背俞穴,热能清,寒能温,可以治疗和肺相关的疾病,身柱为治疗全身酸楚不适的经验效穴。

70 题,大椎穴浅刺疾出,可以泄热,艾灸可以助阳祛寒,在临床上操作方便,故选 B。

答案:D、C、B。

(71～73 题共用题干)

男性,46 岁。眼睛红肿疼痛,畏光、流泪 2 天,伴口苦咽干,烦热易怒,溲赤便结,舌红苔黄,脉弦数。

71. 针灸治疗应以

A. 手太阳、足太阳经穴为主 B. 手阳明、足厥阴经穴为主

C. 手少阳、足少阳经穴为主 D. 手阳明、足阳明经穴为主

72. 根据辨证选穴原则,宜配用

A. 少商、上星   B. 少泽、内庭

C. 侠溪、行间   D. 劳宫、足三里

73. 其配穴的用意是

A. 清泻肝胆之火   B. 清泻肺胃之热

C. 疏散风热之邪   D. 清泻阳明之火

解析:本题的考点为目赤肿痛的主穴经脉及其配穴。"眼睛红肿疼痛""口苦咽干""脉弦数",即可定位为肝,且为实热证;"便结"可定位为大肠腑。71 题选 B。

72、73 题,因为是肝胆火盛,所以配穴选择肝经荥穴行间,胆经荥穴侠溪。其配穴的用意是清泄肝胆之火。

答案:B、C、A。

B 型题

A. 足少阴肾经   B. 手太阳小肠经   C. 足阳明胃经   D. 足太阳膀胱经

102. 解溪穴所属的经脉是

103. 后溪穴所属的经脉是

解析:本题的考点为腧穴归经。答案:C、B。

A. 郄穴   B. 经穴   C. 合穴   D. 原穴

104. 大便溏薄,腹胀肠鸣,病势急者,治宜选用

105. 胃脘隐痛,喜温喜按,病程久者,治宜选用

解析:本题的考点为特定穴的临床应用。"合治内腑"大肠腑病,宜选用合穴;病势缓者,病程久者,首选原穴。答案:C、D。

X 型题

159. 下述治疗痿证的配穴中,正确的是

A. 肺热伤津者配尺泽、肺俞、二间   B. 湿热袭络者配丰隆、大椎、行间

C. 脾胃虚弱者配脾俞、胃俞、关元   D. 肝肾亏损者配太溪、肾俞、肝俞

解析:本题的考点为配穴的临床应用。选项 B,湿热袭络,见湿首选阴陵泉,见热可选大椎、曲池等祛热的腧穴。答案:ACD。

160. 下列腧穴中,位于两条肌腱之间的是

A. 解溪 　　　　 B. 昆仑 　　　　 C. 郄门 　　　　 D. 支沟

解析:本题的考点为腧穴的定位。答案:AC。

161. 下列有关曲泽穴的叙述,正确的是

A. 手太阴肺经的合穴 　　　　 B. 位于肘横纹中,肱二头肌腱桡侧缘

C. 可以治疗心痛、心悸 　　　　 D. 可点刺放血

解析:本题的考点为曲泽穴的定位及临床应用。曲泽穴为手厥阴心包经的合穴,它位于肘横纹中,肱二头肌肌腱尺侧缘。因为它是心包经的合穴,故可以治疗心痛、心悸;"病阳之阳者,刺阳之合"可以刺血。答案:CD。

162. 下列五输穴中,五行属性不属土的是

A. 涌泉 　　　　 B. 阳陵泉 　　　　 C. 支沟 　　　　 D. 曲池

解析:本题的考点为五输穴的五行属性。答案:AC。

163. 常用于治疗皮肤病的腧穴是

A. 血海 　　　　 B. 曲池 　　　　 C. 大椎 　　　　 D. 脾俞

解析:本题的考点是治疗皮肤病的中医思维。血海以补血活血为主,"治风先治血,血行风自灭"。曲池、大椎是以祛热为主的腧穴,可以治疗血热为主的皮肤病。脾主四肢肌肉,脾俞可治疗肌肉腠理病变。答案:ABC。

164. 选用天柱、后溪、申脉穴治疗头痛,蕴含的配穴方法是

A. 本经配穴法 　　　　 B. 上下配穴法

C. 表里经配穴法 　　　　 D. 同名经配穴法

解析:本题的考点是腧穴的定位及归经。答案:ABD。

165. 下列各项中,符合针灸治疗原则"实则泻之"的是

A. 选用井穴、募穴 　　　　 B. 选用三棱针法

C. 施以毫针捻转泻法 　　　　 D. 采用温和灸法

解析:本题的考点是针灸治疗原则。"实则泻之",即实证用泻法。井穴三棱针

点刺放血,可达到祛邪的目的。募穴偏于泻,六腑病多以实证为主,首选下合穴,次选募穴。背俞穴偏于补,五脏病多以虚证为主,首选原穴,次选背俞穴。毫针捻转法是基本手法之一,泻法可通过手法实现。温和灸法属补法。答案:ABC。

2016 年针灸学试题

A 型题

72.下列腧穴中,气会穴是

A. 膈俞 　　　　　B. 膻中 　　　　　C. 大杼 　　　　　D. 太渊

解析:本题的考点是八会穴。答案:B。

73.下列各项中,既治咽喉病,又治热病的是

A. 手、足阳明经穴 　　　　　　B. 手、足少阳经穴

C. 手、足太阳经穴 　　　　　　D. 手、足太阴经穴

解析:本题的考点是两经相同主治。可参照经脉循行所过脏腑组织器官歌诀。"大肺下齿口挟鼻""胃眼口齿鼻喉乳",大肠经在歌诀中没有明确经过咽喉部,但其经脉循行过颈,可以治疗咽喉病,如少商穴刺血,治疗咽喉肿痛。手足阳明经多气多血,泻之可以治疗热证。答案:A。

74.属于足太阳膀胱经的腧穴是

A. 光明 　　　　　B. 飞扬 　　　　　C. 下巨虚 　　　　　D. 侠溪

解析:本题的考点是腧穴归经。答案:B。

75.下列各项中,属于远部选穴的是

A. 治疗胃痛取梁丘 　　　　　　B. 治疗中风取风池

C. 治疗头痛取角孙 　　　　　　D. 治疗高热取曲池

解析:本题的考点是腧穴治疗原则。中风取风池,头痛取角孙,为近部选穴;高热取曲池,属于辨证选穴。答案:A。

注:凡治疗全身性疾病选穴皆为辨证选穴。

76.三阴交、合谷穴均可治疗的病症是

A. 齿痛、鼻衄　　　　　　　　　　　B. 发热、头痛

C. 经闭、滞产　　　　　　　　　　　D. 遗精、阳痿

解析:本题的考点是三阴交、合谷穴的临床应用。补合谷、泻三阴交可治疗经闭、滞产,见合谷穴解析。答案:C。

77. 针灸治疗晕厥,应主选

A. 任脉及手少阴经穴　　　　　　　　B. 督脉及足太阳经穴

C. 任脉及足阳明经穴　　　　　　　　D. 督脉及手厥阴经穴

解析:本题的考点是经脉的主治概要。督脉是唯一一条直接进入大脑的经脉,手厥阴心包代心受邪,心主神明,故督脉及手厥阴经穴可以治疗晕厥。答案:D。

78. 下列各组腧穴中,属于足厥阴肝经起、止穴的是

A. 隐白、大包　　　　　　　　　　　B. 关冲、丝竹空

C. 大敦、期门　　　　　　　　　　　D. 少泽、听宫

解析:本题的考点是经脉腧穴,请记忆《针灸大成》中腧穴歌诀。答案:C。

79. 下列各项中,属于原络配穴法的是

A. 大陵配内关　　B. 合谷配太渊　　C. 太白配丰隆　　D. 腕骨配神门

解析:本题的考点是原络配穴法。原络配穴法有两个要点:①先病者为主,取其原穴;后病者为客,取其络穴。②必须是相表里的两条经脉。答案:C。

80. 患者胃脘胀痛,嗳腐吞酸,不思饮食,舌苔厚腻,脉滑。治疗选用的主穴除中脘、足三里外,还应选择

A. 胃俞　　　　　B. 太冲　　　　　C. 脾俞　　　　　D. 内关

解析:本题的考点是主穴的选穴。题干中的题眼为"嗳腐吞酸,不思饮食",这是饮食伤胃的特征性临床表现。内关穴可理气宽胸、行气止痛,又通阴维脉,"阴维为病苦心痛"。答案:D。

B 型题

A. 内关　　　　　B. 后溪　　　　　C. 照海　　　　　D. 外关

113. 与阴维脉相通的腧穴是

114. 与阴跷脉相通的腧穴是

解析:本题的考点是八脉交会穴,请记忆八脉交会穴歌诀。答案:A、C。

A. 手太阴肺经　　　　　　　　B. 足太阴脾经

C. 手太阳小肠经　　　　　　　D. 足太阳膀胱经

115. 鱼际穴所属的经脉是

116. 天柱穴所属的经脉是

解析:本题的考点是腧穴归经。答案:A、D。

A. 秩边、委中　　B. 百会、率谷　　C. 肩髃、外关　　D. 风门、膈俞

117. 宜用毫针平刺的腧穴是

118. 宜用毫针斜刺的腧穴是

解析:本题的考点是针刺角度。平刺是 0°～15°,斜刺是 45°。皮下组织较少的部位平刺;前胸、后背覆盖肺组织的部位,针刺不宜直刺与深刺;脊柱两侧的腧穴需向脊柱中线方向斜刺。答案:B、D。

A. 足三里、脾俞　　B. 行间、子宫　　C. 肾俞、太溪　　D. 期门、太冲

119. 患者月经紊乱,经色紫暗,胸胁乳房胀痛,脉弦。治疗除主穴外,宜配用

120. 患者月经紊乱,量少色淡,腰酸痛,耳鸣,脉沉。治疗除主穴外,宜配用

解析:本题的考点是配穴的选择。119 题中的题眼"经色紫暗"为瘀,"胸胁乳房胀痛,脉弦"定位在肝,性质为气滞血瘀。期门、太冲是疏肝解郁的对穴。120 题中的题眼为"量少色淡,腰酸痛,耳鸣,脉沉"定位在肾,性质为虚证。肾俞、太溪为补肾之要穴。选项 A,足三里、脾俞为治疗脾胃虚弱的要穴;选项 B,行间是肝经的荥穴,荥穴主身热。答案:D、C。

X 型题

173. 一般不用于治疗耳鸣耳聋的腧穴有

A. 外关　　　　B. 列缺　　　　C. 内庭　　　　D. 太溪

解析:本题的考点为耳鸣耳聋的主穴的选择。耳鸣耳聋与少阳经及肝、胆、肾

的关系比较密切。实证多因外感风邪或肝胆郁火,循经上扰清窍。虚证多由肾精亏虚,耳窍失养造成。A 选项外关是三焦经的络穴,少阳经"从耳后入耳中,出走耳前",可治疗耳鸣耳聋。B 选项列缺为肺经的络穴。C 选项内庭为胃经的荥穴,以泄胃热为主。D 选项太溪可以滋阴补肾,可治疗耳鸣耳聋。答案:BC。

174.下列腧穴中,不属于十四经穴的有

A. 胃脘下俞　　　B. 膈俞　　　　C. 太阳　　　　D. 太溪

解析:本题的考点为腧穴归经。胃脘下俞、太阳为经外奇穴。答案:AC。

175.下列各项中,遵循"菀陈则除之"治疗原则的有

A. 取水沟穴用毫针雀啄法治疗中风

B. 在局部用三棱针点刺放液治疗腱鞘囊肿

C. 取阿是穴用皮肤针重叩治疗斑秃

D. 在痛处用皮肤针重叩治疗带状疱疹后遗神经痛

解析:本题的考点为对"菀陈则除之"的理解。"菀陈则除之"指的是络脉瘀阻不通引起的病证,宜采用三棱针点刺出血,达到活血化瘀的目的。

"菀陈则除之"包括刺血及刺液。

刺血:由闪挫扭伤、丹毒等引起的肌肤红肿热痛、青紫肿胀。(不包括井穴、十宣穴点刺泻热)

刺液:腱鞘囊肿、小儿疳证的点刺放液治疗。

A 选项属于毫针泻法。皮肤针重叩出血属"菀陈则除之"。答案:BCD。

176.属于拔罐吸附方法的有

A. 抽气法　　　B. 水罐法　　　　C. 贴棉法　　　　D. 闪火法

解析:本题的考点为拔罐吸附方法。吸附方法:火吸法、水吸法、抽气吸法。其中,火吸法具体有闪火法、投火法、滴酒法和贴棉法四种。答题时,要注意从属关系。答案:ABCD。

177.下列腧穴中,位于肘横纹下 9 寸的是

A. 通里　　　　B. 外关　　　　C. 偏历　　　　D. 间使

解析:本题的考点为腧穴定位。答案:CD。

178. 既是募穴,又是交会穴的有

A. 大椎　　　　　B. 膻中　　　　　C. 关元　　　　　D. 中极

解析:本题的考点为募穴及交会穴的具体内容。选项中 B、C、D 皆为募穴,可以排除 A 选项。A 选项大椎为手足三条阳经与督脉的交会穴。关元、中极为任脉与足三阴经在腹部的交会穴。答案:CD。

179. 下列各项中,不用于确定下肢足三阳经穴纵向距离的骨度有

A. 耻骨联合上缘到股骨内上髁上缘　　　　B. 胫骨内侧髁下方至内踝尖

C. 臀沟至腘横纹　　　　　　　　　　　　D. 股骨大转子至腘横纹

解析:本题的考点为骨度分寸。A、B 选项位于大腿内侧,为定位足三阴经纵向距离的骨度分寸;C、D 选项为定位下肢足三阳经纵向距离的骨度分寸。答案:AB。

180. 下列五输穴中,五行属土且为合穴的是

A. 太冲　　　　　B. 曲池　　　　　C. 阳陵泉　　　　　D. 太溪

解析:本题的考点为五输穴的五行属性。"阴井木,阳井金",选项中五行属土且为合穴的只能是阳经合穴。A 选项太冲为肝经的原穴,D 选项太溪为肾经的原穴。只有 B、C 选项为阳经的合穴。答案:BC。

2015 年针灸学试题

A 型题

72. 下列属于"虚则补之"针灸治疗原则的是

A. 陷下则灸之　　　　　　　　B. 菀陈则除之

C. 邪盛则虚之　　　　　　　　D. 不盛不虚以经取之

解析:本题的考点为针灸治疗原则。A 选项陷下则灸之,属于虚则补之的范畴;B 选项菀陈则除之,属于实则泻之的范畴;C 选项邪盛则虚之,即实则泻之。答案:A。

73. 不属于足少阴肾经腧穴主治病症的是

A. 前阴病　　　　B. 咽喉病　　　　C. 后阴病　　　　D. 足跟痛

解析:本题的考点为经脉循行所过的脏腑组织器官及主治概要。请背诵前文总结的歌诀,"肾脊喉舌心肝肺",且经脉循行过前阴、足跟。后阴病为足太阳膀胱经经别所主。答案:C。

74.命门穴旁开 3 寸的腧穴是

A. 肾俞　　　　　B. 腰阳关　　　　C. 秩边　　　　　D. 志室

解析:本题的考点为腧穴的定位。答案:D。

75.治疗胃病,依据原络配穴法应选用的腧穴是

A. 冲阳、公孙　　B. 章门、内关　　C. 丰隆、太白　　D. 脾俞、中脘

解析:本题的考点是原络配穴法。原络配穴法有两个要点,缺一不可:①先病者为主,取其原穴;后病者为客,取其络穴。②必须是相表里的两条经脉。冲阳为胃经原穴,公孙为脾经络穴。B、D 选项不符合题意。C 选项,丰隆为胃经络穴,太白为脾经原穴,顺序颠倒。答案:A。

76.阳经郄穴多用于治疗

A. 腑病　　　　　B. 脏病　　　　　C. 血证　　　　　D. 痛证

解析:本题的考点是郄穴的临床应用。"阴主血,阳主痛",阴经的郄穴治疗血证,阳经的郄穴治疗痛证。答案:D。

77.下列腧穴中,既属于原穴,又属于输穴的是

A. 合谷　　　　　B. 太白　　　　　C. 外关　　　　　D. 足临泣

解析:本题的考点是阴经的输穴又是它的原穴。A、C、D 皆为阳经腧穴。答案:B。

78.针刺治疗腹痛的主穴是

A. 中脘、天枢、足三里、三阴交　　　　B. 中脘、足三里、内关、章门

C. 内关、天枢、足三里、内庭　　　　　D. 中脘、章门、足三里、支沟

解析:本题的考点为腹痛主穴的选择。六腑有疾首选下合穴,次选募穴。A 选

项,足三里为胃的下合穴,中脘为胃的募穴,天枢为大肠的募穴,三阴交调节肝、脾、肾,腹部为肝、脾、肾三条经脉循行所过的部位,故本题选 A。B 选项中章门为脏之会;C 选项中内庭可以治疗胃热,内关穴理气宽胸,不符合题意;D 选项中支沟为治疗便秘的经验穴。答案:A。

79. 患者心悸时作,头晕少寐,遗精盗汗,舌红少苔,脉细数。治疗除主穴外,还应选配

　　A. 肾俞、太溪　　　B. 肝俞、太冲　　　C. 心俞、太渊　　　D. 脾俞、太白

　　解析:本题的考点为心悸的配穴。题干中患者"遗精"则肾精亏虚,"盗汗"为阴虚,"舌红少苔,脉细数"为肾阴虚有热,故本证型是阴虚火旺,治以"壮水之主,以制阳光"。选项 A,太溪穴为肾经原穴,既滋阴又补阳,以滋阴为主,肾俞穴为肾的背俞穴,故本选项符合题意。B 选项,太冲为肝的原穴,肝俞为肝的背俞穴,不符合题意。C 选项,太渊为肺经的原穴,心俞为心的背俞穴,不符合题意。D 选项,太白为脾经的原穴,脾俞为脾的背俞穴,不符合题意。答案:A。

80. 下列各项中,不宜毫针深刺的是

　　A. 体形肥胖　　　B. 秋冬季节　　　C. 热证、新病　　　D. 肢体部的腧穴

　　解析:本题的考点为针刺的深度。选项中形体肥胖、秋冬季节、肢体部的腧穴皆可深刺,而热证、新病宜浅刺。答案:C。

B 型题

　　A. 中极、次髎、三阴交　　　　　　　　B. 肾俞、太溪、三阴交

　　C. 关元、足三里、三阴交　　　　　　　D. 带脉、中极、三阴交

113. 针灸治疗痛经实证,宜选用

114. 针灸治疗痛经虚证,宜选用

　　解析:本题的考点为痛经主穴的选择。A 选项,中极、次髎、三阴交都为痛经的经验穴,可以作为治疗实证来运用。B 选项,肾俞、三阴交、太溪都可滋阴补肾,符合痛经的虚证。C 选项,足三里、关元、三阴交符合痛经虚证的治疗。在 B 和 C 选项中,关元又属于局部治疗,因此以 C 选项更符合痛经虚证的治疗。在解题过程中,如两项皆符合题意,一定要选择腧穴离病变部位近的选项。D 选项中,带脉为

治疗带下的经验效穴,不符合题意。答案:A、C。

　　A. 耳聋取听宫　　　　　　　　　　B. 腰背痛取委中

　　C. 痰多取丰隆　　　　　　　　　　D. 失眠取心俞

　　115. 属于近部取穴的是

　　116. 属于远部取穴的是

　　解析:本题的考点为选穴原则。耳聋取听宫属近部选穴法,腰背痛取委中属远部选穴法,痰多取丰隆属辨证选穴法,失眠取心俞属对症选穴法。答案:A、B。

　　A. 行间、侠溪　　　B. 血海、三阴交　　　C. 中脘、丰隆　　　D. 内庭、阴陵泉

　　117. 针灸治疗脾胃湿热型蛇串疮,宜选用

　　118. 针灸治疗肝经郁热型蛇串疮,宜选用

　　解析:本题的考点为带状疱疹的配穴选择。行间、侠溪为肝胆经的荥穴,可以治疗肝经郁热型。血海、三阴交为养血活血的一组对穴,可以作为瘀血阻络型带状疱疹的配穴。中脘、丰隆为化痰之要穴。内庭、阴陵泉为治疗湿热型带状疱疹的配穴。答案:D、A。

　　A. 手少阳三焦经　　　　　　　　　B. 足少阳胆经

　　C. 手太阳小肠经　　　　　　　　　D. 足厥阴肝经

　　119. 天宗穴所属的经脉是

　　120. 大敦穴所属的经脉是

　　解析:本题的考点为腧穴的归经。答案:C、D。

　　X 型题

　　175. 位于锁骨中线上的腧穴是

　　A. 期门　　　　　　B. 章门　　　　　　C. 日月　　　　　　D. 天枢

　　解析:本题的考点为腧穴的定位。答案:AC。

　　176. 属于表里经配穴法的是

　　A. 治疗感冒取列缺、合谷　　　　　　B. 治疗胃痛取足三里、公孙

C. 治疗心悸取内关、神门　　　　　　D. 治疗牙痛取合谷、内庭

解析：本题的考点为腧穴的定位及归经。选项 A，列缺属肺经，合谷属大肠经，为表里经配穴法。选项 B，足三里属胃经，公孙属脾经，属于表里经配穴法。选项 C，内关属心包经，神门属心经，不符合题意。D 选项，合谷属大肠经，内庭属胃经，属于同名经配穴法，不符合题意。答案：AB。

177. 属于腧穴远治作用的是

A. 翳风治疗耳聋　　　　　　　　　　B. 劳宫治疗口疮

C. 养老治疗目疾　　　　　　　　　　D. 太渊治疗无脉症

解析：本题的考点是腧穴主治特点，实为腧穴的定位。A、D 选项为局部治疗，属近治作用。答案：BC。

178. 针灸治疗操作方法不正确的是

A. 治疗中风，取水沟穴，用雀啄法，以眼球湿润为度

B. 治疗腰部刺痛，取阿是穴，采用刺络拔罐法

C. 治疗急性面瘫，取颊车、地仓，给予强刺激

D. 治疗目赤肿痛，取太阳、耳尖，采用三棱针散刺

解析：本题的考点为针灸治疗的操作方法。治疗急性面瘫，取颊车、地仓，不能给予强刺激，或针刺健侧。治疗目赤肿痛，取太阳、耳尖，采用三棱针点刺。答案：CD。

179. 下列五输穴中，五行属水且为合穴的是

A. 尺泽　　　　　　B. 足三里　　　　　　C. 阴陵泉　　　　　　D. 曲池

解析：本题的考点为五输穴的五行属性。五输穴五行属水且为合穴的，只能是阴经合穴。故排除足三里、曲池穴，它们是阳经的腧穴。尺泽为肺经的合穴，五行属水。阴陵泉为脾经的合穴，五行属水。答案：AC。

180. 不用于确定下肢足三阴经穴纵向距离的骨度是

A. 臀沟至腘横纹　　　　　　　　　　B. 腘横纹至外踝尖

C. 耻骨联合上缘至股骨内上髁上缘　　D. 股骨大转子至腘横纹

解析:本题的考点为骨度分寸法。臀沟至腘横纹、腘横纹至外踝尖、股骨大转子至腘横纹皆为确定下肢足三阳经穴纵向距离的骨度分寸。答案:ABD。

2014 年针灸学试题

A 型题

72. 治疗慢性咳嗽取太渊、太白,其配穴方法是

A. 同名经配穴　　　B. 本经配穴　　　C. 前后配穴　　　D. 表里经配穴

解析:本题的考点为配穴方法。太渊属手太阴肺经原穴,太白为足太阴脾经原穴,故为同名经配穴。答案:A。

73. 位于面部,耳屏正中与下颌骨髁状突之间凹陷中的穴位是

A. 角孙　　　B. 听宫　　　C. 下关　　　D. 颊车

解析:本题的考点为腧穴定位。答案:B。

74. 下列各项中,不属于阴陵泉穴主治病症的是

A. 膝痛　　　B. 水肿　　　C. 黄疸　　　D. 盗汗

解析:本题的考点为腧穴的主治概要。这一类题目首先要知道腧穴的归经,从脏腑的生理功能和病理变化来反推。选项 A 为局部治疗。又阴陵泉为脾经的合穴,脾主运化,包括运化水液和水谷精微,如运化水液功能异常,水湿内停,溢于肌肤则为水肿。水湿内停,郁而化热,湿热熏蒸,则发为黄疸。答案:D。

75. 一侧头痛反复发作,常伴恶心、呕吐者,治疗宜取

A. 足少阳、手足太阳经穴　　　　　B. 足厥阴、手足太阳经穴

C. 足少阳、手足阳明经穴　　　　　D. 足厥阴、手足少阳经穴

解析:本题的考点为主穴经脉的选择。头部一侧为少阳经所过的部位,故排除 B 选项,恶心、呕吐为阳明经所主,故 C 选项符合题意。答案:C。

76. 三棱针散刺法常用于治疗的病症是

A. 局部顽癣　　　B. 昏厥　　　C. 发热　　　D. 急性吐泻

解析:本题的考点为三棱针的刺法。昏厥(井穴、十宣穴)、发热(大椎穴)皆为

点刺法,急性吐泻可刺络尺泽穴。答案:A。

77. 根据骨度分寸定位法,相距为 3 寸的两穴是

    A. 风府与大椎   B. 神庭与头维   C. 大陵与间使   D. 太溪与复溜

    解析:本题的考点为腧穴的定位。选项 A,大椎与后发际的距离为 3 寸,后发际直上至枕骨下,枕骨下为风府穴的定位,风府与大椎相距 6 寸。神庭与头维之间的距离为 4.5 寸。大陵与间使的距离为 3 寸,太溪与复溜的距离为 2 寸。(见骨度分寸讲解)答案:C。

78. 下列各项中,与崩漏相关的主要经脉是

    A. 任脉、带脉   B. 带脉、督脉   C. 任脉、冲脉   D. 督脉、冲脉

    解析:本题的考点为经脉的主治概要。任脉主胞宫,冲脉为血海。答案:C。

B 型题

    A. 太溪   B. 复溜   C. 涌泉   D. 照海

113. 足少阴肾经的经穴是

114. 足少阴肾经的输穴是

    解析:本题的考点为五输穴。答案:B、A。

    A. 俯卧位   B. 仰靠坐位   C. 仰卧位   D. 侧伏坐位

115. 针刺双侧大包、阳陵泉、太冲穴,宜选的体位是

116. 针刺一侧听宫、天柱、风池穴,宜选的体位是

    解析:本题的考点为针刺体位,其实为腧穴定位。答案:C、D。

    A. 气海、脾俞   B. 太冲、胃俞   C. 梁门、天枢   D. 三阴交、太溪

117. 治疗胃脘胀满疼痛,嗳腐吞酸,舌苔厚腻,宜取的腧穴是

118. 治疗胃脘灼热隐痛,咽干口燥,舌红少津,宜取的腧穴是

    解析:本题的考点为配穴的选择。

    117 题,“嗳腐吞酸,舌苔厚腻”为饮食伤胃的特征性表现,饮食伤胃首选梁门、天枢。梁门可和胃降逆,消食化滞;天枢能通肠导滞。

118题,"灼热隐痛,咽干口燥,舌红少津"为胃阴虚的特征性表现,三阴交、太溪皆可滋阴。气海、脾俞可用于脾气虚弱的治疗。太冲、胃俞可用于肝气犯胃的治疗。

答案:C、D。

A. 手少阳三焦经   B. 手少阴心经

C. 足厥阴肝经   D. 足太阴脾经

119. 少海、通里穴所属的经脉是

120. 角孙、肩髎穴所属的经脉是

解析:本题的考点为腧穴归经。答案:B、A。

X 型题

173. 用于确定头部经穴横向距离的骨度分寸有

A. 两乳突之间   B. 前发际至眉心

C. 后发际至大椎   D. 两头维穴之间

解析:本题的考点为骨度定位。前发际至眉心、后发际至大椎,为头部经穴纵向距离的骨度分寸。答案:AD。

174. 常用治疗心病的腧穴有

A. 期门 B. 神门 C. 内关 D. 厥阴俞

解析:本题的考点为对特定穴的理解。期门是肝的募穴,可疏肝解郁。神门是心经的原穴。内关是心包经的络穴,厥阴俞是心包的背俞穴,心包可代心受邪,临床上心包经腧穴对心脏疾病的治疗,优于心经腧穴。答案:BCD。

175. 下列腧穴中,位于瞳孔垂直线上的有

A. 头临泣 B. 承泣 C. 迎香 D. 地仓

解析:本题的考点为腧穴的定位。答案:ABD。

176. 阳陵泉穴的主治病症有

A. 黄疸、呕吐   B. 腹胀、水肿

C. 下肢痿、痹   D. 小儿急、慢惊风

解析:本题的考点为腧穴主治。①要对腧穴进行归经,往脏腑靠;②要了解脏腑的生理功能及病理变化;③要掌握腧穴的特性;④掌握腧穴定位;⑤掌握经脉循行的路线。

阳陵泉为胆经合穴,又为筋之会。故 A、D 符合题意,C 选项为局部治疗。腹胀、水肿一般为脾肾功能异常的表现。答案:ACD。

177. 下列腧穴中,属于手太阳小肠经的有

A. 少冲   B. 少泽   C. 颧髎   D. 颊车

解析:本题的考点为腧穴的归经。答案:BC。

178. 下列腧穴中,既属于八脉交会穴又属于输穴的有

A. 太渊   B. 太溪   C. 后溪   D. 申脉

解析:本题的考点为特定穴的相关知识。属于八脉交会穴的有后溪、申脉,这两穴只有后溪为输穴。答案:C。

179. 手太阳经、手少阳经穴均能治疗的有

A. 鼻病   B. 目病   C. 牙病   D. 耳病

解析:本题的考点为腧穴分经主治及经脉循行所过的脏腑组织器官。参见相关歌诀"小心鼻咽眼耳胃""三焦包耳锐眦牵"。答案:BD。

180. 下列各项中,属于对症选穴的有

A. 治疗牙痛取内庭   B. 治疗腰痛取腰痛点

C. 治疗发热取大椎   D. 治疗落枕取外劳宫

解析:本题的考点为选穴原则。治疗牙痛取内庭,为胃火牙痛,属辨证选穴;C选项发热为全身性疾病,应为辨证选穴。答案:BD。

2013 年针灸学试题

A 型题

72. 治疗癃闭取关元、膀胱俞,其配穴方法是

A.表里经配穴　　　B.上下配穴　　　　C.前后配穴　　　　D.同名经配穴

解析:本题的考点为配穴方法,实则是腧穴归经及定位。答案:C。

73.位于第8胸椎棘突下,后正中线旁开1.5寸的腧穴是

A.肝俞　　　　　　B.胆俞　　　　　　C.膀胱俞　　　　　D.胃脘下俞

解析:本题的考点为腧穴定位。答案:D。

74.下列各项中,不属于悬钟穴主治病患的是

A.下肢痿痹　　　B.腹胀痛　　　　C.颈项强痛　　　　D.痴呆

解析:本题要求考生全面掌握腧穴的相关知识。悬钟为胆经腧穴,又为髓之会。位于外踝高点上3寸,腓骨前缘。故下肢痿痹为近治作用;颈项强痛为远治作用;因其为髓之会,可治痴呆。脾经腧穴可用于腹胀痛的治疗。答案:B。

75.患者晨起突发颈项强痛,痛引肩臂活动受限,治疗除阿是穴、外劳宫外,可选用

A.内关、肩髃　　　B.中渚、肩髎　　　　C.后溪、肩井　　　　D.偏历、肩髃

解析:本题的考点为按经脉配穴。"颈项强痛,痛引肩臂活动受限"为督脉及少阳经病变,后溪通督脉,肩井是少阳经腧穴。这一类题,与教材内容不同,需根据题意,灵活选择。

本题首先要排除的是 A 选项,内关穴理气宽胸,为心包经腧穴,与本题不相符。B 选项,中渚、肩髎为手少阳经腧穴,无督脉病变的治疗,不符合题意。D 选项,偏历、肩髃是手阳明经腧穴,不符合题意。答案:C。

76.下列关于无瘢痕灸的叙述中,不正确的是

A.选用较小的艾炷

B.施灸前先在所灸腧穴部位涂以少量大蒜汁

C.每个艾炷要待燃尽后再更换新艾炷施灸

D.适宜治疗慢性虚寒性疾病

解析:本题的考点为无瘢痕灸的操作及注意事项。C 选项应为每个艾炷不要待燃尽,患者感到微有灼痛时,即可易炷再灸。答案:C。

77. 根据骨度分寸定位法,相距为5寸的腧穴是

A. 足三里与条口 B. 神阙与关元

C. 悬钟与光明 D. 阴陵泉与地机

解析:本题的考点为腧穴定位。足三里与条口相距5寸;神阙与关元相距3寸;悬钟与光明相距2寸;阴陵泉与地机相距3寸。答案:A。

78. 下列各组经脉中,与痄腮关系密切的是

A. 少阳、阳明经 B. 阳明、太阳经

C. 少阳、少阴经 D. 太阴、少阳经

解析:本题的考点为与痄腮相关的经脉。痄腮好发于耳垂下方及前方,为少阳、阳明经循行所过处。答案:A。

79. 下列关于提插补泻之补法操作的叙述中,错误的是

A. 先浅后深 B. 提插幅度小

C. 提插频率慢 D. 以上提用力为主

解析:本题的考点为补法手法的操作,具体见前文讲解。答案:D。

80. 根据针灸治疗原则,热性病证宜

A. 补之 B. 疾之 C. 留之 D. 除之

解析:本题的考点为针灸治疗原则。热性病证宜浅刺疾出或点刺出血,"如以手探汤"。答案:B。

B型题

A. 足临泣 B. 悬钟 C. 丘墟 D. 阳陵泉

113. 足少阳胆经的原穴是

114. 足少阳胆经的输穴是

解析:本题的考点为五输穴。请熟记五输穴歌诀。答案:C、A。

A. 仰卧位 B. 侧卧位 C. 仰靠坐位 D. 俯伏坐位

115. 针刺尺泽、中府、丰隆穴,适宜的体位是

116. 针刺天柱、天宗、风门穴,适宜的体位是

解析:本题的考点为针刺体位,实则为腧穴定位。答案:A、D。

A. 太白、内关　　　B. 心俞、胆俞　　　C. 行间、侠溪　　　D. 公孙、足三里

117. 治疗脾胃不和型不寐,除主穴外,宜配用

118. 治疗心胆气虚型不寐,除主穴外,宜配用

解析:本题的考点为配穴的选择。A 选项,太白为脾经原穴,内关为心包经络穴,与题目不相符。B 选项,心俞、胆俞为治疗心胆气虚的配穴。C 选项,行间、侠溪为治疗肝火扰心的配穴。D 选项,足三里为胃的下合穴;公孙为脾经的络穴,属脾络胃,两穴相合,治疗脾胃不和型不寐。答案:D、B。

A. 足厥阴肝经　　　B. 足太阴脾经　　　C. 足少阳胆经　　　D. 手太阴肺经

119. 隐白、地机穴所属的经脉是

120. 率谷、日月穴所属的经脉是

解析:本题的考点为腧穴归经。答案:B、C。

X 型题

173. 用于确定下肢三阴经穴纵向距离的骨度分寸有

A. 耻骨联合上缘至股骨内上髁上缘　　　B. 胫骨内侧下方至内踝尖

C. 股骨大转子至腘横纹　　　D. 腘横纹至外踝尖

解析:本题的考点为骨度分寸法。股骨大转子至腘横纹、腘横纹至外踝尖皆为确定下肢足三阳经穴纵向距离的骨度分寸。答案:AB。

174. 常用于治疗脾病的腧穴有

A. 太白　　　　　B. 章门　　　　　C. 梁门　　　　　D. 三阴交

解析:本题的考点为腧穴主治。这一类题需综合判断。①要知道腧穴的归经,往脏腑靠;②要了解脏腑的生理功能及病理变化;③要掌握腧穴的特性;④掌握腧穴定位;⑤掌握经脉循行的路线。太白为脾经原穴,可以治疗脾病;章门为脾的募穴,可以治疗脾病;梁门为胃经腧穴,可以治疗胃病,是治疗饮食伤胃的要穴;三阴

交为脾经腧穴,调节肝、脾、肾三脏。答案:ABD。

175.下列腧穴中,位于腕横纹上 3 寸水平线的有

　　A. 间使　　　　　　B. 养老　　　　　　C. 郄门　　　　　　D. 偏历

解析:本题的考点为腧穴定位。养老取穴时以手掌面向胸,尺骨茎突桡侧骨缝凹陷中取穴;郄门穴位于腕横纹上 5 寸,掌长肌肌腱与桡侧腕屈肌肌腱之间取穴。答案:AD。

176.支沟穴的主治病症有

　　A. 便秘　　　　　　B. 瘰疬　　　　　　C. 耳聋　　　　　　D. 胁痛

解析:本题的考点为腧穴主治。这一类题需综合判断。支沟穴为三焦经经穴,是治疗便秘的经验效穴。三焦经“从耳后入耳中,出走耳前”,故可治耳聋;“上出缺盆,上项,系耳后,直上出耳上角”,这一区域为颈淋巴群分布的区域,故可治疗瘰疬(现代医学多为淋巴结肿大),“入缺盆,布膻中,散络心包”,故可治疗胁痛。答案:ABCD。

177.下列腧穴中,属于阳明胃经的有

　　A. 犊鼻　　　　　　B. 丘墟　　　　　　C. 厉兑　　　　　　D. 解溪

解析:本题的考点为腧穴归经。丘墟归胆经。答案:ACD。

178.下列特定穴中,既属于八会穴又属于募穴的有

　　A. 章门　　　　　　B. 中脘　　　　　　C. 膻中　　　　　　D. 期门

解析:本题的考点为八会穴、募穴的内容。章门、中脘、膻中属八会穴,章门为脾的募穴,中脘为胃的募穴,膻中为心包的募穴。答案:ABC。

179.下列关于皮肤针的叙述中正确的有

　　A. 叩刺时要保持针尖与皮肤垂直

　　B. 重刺适用于实证,新病

　　C. 叩刺部位分循经叩刺、穴位叩刺、局部叩刺

　　D. 不可用于治疗五官疾病

解析:本题的考点为皮肤针的临床应用。皮肤针可用于治疗五官疾病,如近视、视神经萎缩都可用皮肤针叩刺。答案:ABC。

180. 下列各项中,属于远部选穴的有

A. 治疗鼻渊取阴陵泉、合谷　　　　　B. 治疗哮喘取尺泽、列缺

C. 治疗高热选曲池、大椎　　　　　　D. 治疗耳聋选中渚、太溪

解析:本题的考点为选穴原则。高热为全身性疾病,选曲池、大椎属辨证选穴。答案:ABD。

2012 年针灸学试题

A 型题

72. 治疗呕吐取足三里、公孙,其配穴方法是

A. 同名经配穴　　　B. 表里经配穴　　　C. 上下配穴　　　D. 前后配穴

解析:本题的考点为配穴方法,实际考的是腧穴定位及归经。足三里属于足阳明胃经,位于犊鼻穴下 3 寸,胫骨前嵴外 1 横指处;公孙穴属于足太阴脾经,位于第 2 跖骨基底部的前下方,赤白肉际处。答案:B。

73. 位于第 4 腰椎棘突下,后正中线旁开 1.5 寸的腧穴是

A. 心俞　　　　　B. 肾俞　　　　　C. 膀胱俞　　　　　D. 大肠俞

解析:本题的考点为腧穴定位。心俞位于第 3 胸椎棘突下,后正中线旁开 1.5寸;肾俞位于第 2 腰椎棘突下,后正中线旁开 1.5 寸;膀胱俞位于第 2 骶椎棘突下,旁开 1.5 寸,约平第 2 骶后孔。答案:D。

74. 下列各项中,不属于次髎穴主治病证的是

A. 腰骶痛　　　　　B. 痛经　　　　　C. 便秘　　　　　D. 下肢痹痛

解析:本题的考点为腧穴的主治。次髎穴位于第 2 骶后孔中,约当髂后上棘与后正中线之间,A、D 选项属近治及远治作用;选项 B,次髎穴作为痛经的经验穴。中、下髎更接近于肛门,可以治疗便秘。答案:C。

75. 患者耳鸣耳聋,伴有头胀,口苦咽干,烦躁善怒,舌红苔薄黄,脉弦。治宜选

用的腧穴是

　　A. 耳门、翳风、鱼际、合谷　　　　　B. 听宫、翳风、中渚、侠溪

　　C. 听会、翳风、外关、列缺　　　　　D. 听宫、耳门、太溪、照海

　　解析:本题的考点为耳鸣耳聋的治疗。患者症状"耳鸣耳聋""烦躁善怒,舌红苔薄黄,脉弦"定位在肝,为肝胆火旺证型。A 选项,耳门、翳风为局部治疗,鱼际为肺经荥穴以泻肺热,合谷可泻阳明经热。C 选项,听会、翳风为局部治疗,外关可以清少阳之热,但列缺不符合题意。D 选项,听宫、耳门为局部治疗,太溪、照海滋阴补肾,是治疗肾虚耳鸣耳聋的选穴。B 选项,听宫、翳风为局部治疗,中渚穴为手少阳三焦经输穴,输穴可治疗孔窍疾病,且三焦经"从耳后入耳中,出走耳前",侠溪穴为足少阳胆经荥穴,可泻肝胆之热。答案:B。

76.下列关于瘢痕灸的叙述中,错误的是

　　A. 选用较小的艾炷

　　B. 施灸前先在所灸腧穴部位涂以少量大蒜汁

　　C. 每个艾炷不必燃尽,燃剩 1/4 时即更换新炷再灸

　　D. 灸后 1 周左右,施灸部位化脓形成灸疮

　　解析:本题的考点为瘢痕灸的操作及注意事项。每个艾灸不要待燃尽,患者感到微有灼痛时,即可易炷再灸,这是无瘢痕灸的要点。答案:C。

77.根据骨度分寸定位法,相距 3 寸的两穴是

　　A. 内关与郄门　　　B. 孔最与尺泽　　　C. 神门与通里　　　D. 外关与支沟

　　解析:本题的考点为腧穴定位。孔最位于尺泽穴与太渊穴连线上,腕横纹上 7 寸处;尺泽穴在肘横纹中,肱二头肌肌腱桡侧凹陷处;孔最与尺泽相距 5 寸。神门穴位于腕横纹尺侧端,尺侧腕屈肌肌腱的桡侧凹陷处;通里穴在腕横纹上 1 寸,尺侧腕屈肌肌腱的桡侧缘;神门与通里相距 1 寸。外关穴在腕背横纹上 2 寸,尺骨与桡骨正中间;支沟穴在腕背横纹上 3 寸,尺骨与桡骨正中间;外关与支沟相距 1 寸。答案:A。

78.与瘈疭关系较密切的经脉是

　　A. 心包经、阴维脉　　　　　　　　　B. 督脉、肾经

C. 心经、阳维脉   D. 阳跷脉、阴跷脉

解析:本题的考点为经脉的主要病候。跷脉可"司眼睑之开合",开则寤,合则寐。答案:D。

79. 下列关于提插补泻之泻法操作的叙述中,错误的是

A 先深后浅   B. 提插幅度大

C. 提插频率快   D. 以下插用力为主

解析:本题的考点是提插补泻之泻法的操作。补法即针下得气后,先浅后深,重插轻提,提插幅度小,频率慢,操作时间短。以下插用力为主者为补法;提插泻法与提插补法完全相反,只记忆补法即可。答案:D。

80. 根据针灸治疗原则,寒性病证宜

A. 补之   B. 泻之   C. 留之   D. 疾之

解析:本题的考点是针灸治疗原则。寒性病证的治疗原则是深刺而久留针,以达温经散寒的目的。因寒性凝滞主收引,针刺时不易得气,应留针以候气。故"寒则留之",如"人之不欲行"。答案:C。

B 型题

A. 间使   B. 劳宫   C. 大陵   D. 内关

113. 手厥阴心包经的原穴是

114. 手厥阴心包经的荥穴是

解析:本题的考点是五输穴内容。请大家熟记五输穴歌诀。答案:C、B。

A. 侧伏坐位   B. 俯卧位   C. 侧卧位   D. 仰靠坐位

115. 针刺定喘、命门、昆仑穴,适宜的体位是

116. 针刺百会、廉泉、列缺穴,适宜的体位是

解析:本题的考点是针刺体位,实则是腧穴定位。答案:B、D。

A. 膈俞、夹脊   B. 肾俞、太溪   C. 大肠俞、志室   D. 委中、腰阳关

117. 治疗腰脊中部刺痛,触之僵硬,除阿是穴外,还应选取的腧穴是

118.治疗腰脊两侧冷痛重着,俯仰受限,除阿是穴外,还应选取的腧穴是

解析:本题的考点是腧穴的临床应用。

117题中"刺痛"为题眼,刺痛是瘀血证的特征性表现,故选择A选项,膈俞为血之会,活血化瘀第一要穴,夹脊为局部选穴。

118题中"冷痛重着"为题眼,冷痛重着是寒湿证的特征性表现,故选择D选项,腰阳关可助阳以祛寒,又为局部取穴,委中为四总穴之一。B选项中肾俞、太溪可以补肾,但以肾阴为主;C选项中志室以补肾精为主。答案:A、D。

A.足少阴肾经　　B.足太阴脾经　　C.足厥阴肝经　　D.手少阴心经

119.肓俞穴所属的经脉是

120.曲泉穴所属的经脉是

解析:本题的考点是腧穴归经。答案:A、C。

X型题

173.用于确定下肢足三阳经穴纵向距离的骨度分寸有

A.耻骨联合上缘至股骨内上髁上缘　　B.胫骨内侧髁下方至内踝尖

C.股骨大转子至腘窝横纹　　D.腘横纹至外踝尖

解析:本题的考点是骨度分寸。耻骨联合上缘至股骨内上髁上缘,胫骨内侧髁下方至内踝尖,是用于确定下肢足三阴经穴纵向距离的骨度分寸。答案:CD。

174.常用于治疗大肠腑病的腧穴有

A.天枢　　　　B.内庭　　　　C.上巨虚　　　　D.大肠俞

解析:本题的考点是腧穴的主治。天枢穴为大肠腑的募穴,上巨虚为大肠腑的下合穴,大肠俞为大肠腑的背俞穴。内庭是胃经荥穴,以泄胃热为主。答案:ACD。

注:解答此类题目,一定要往特定穴的特性上思考。

175.下列腧穴中,位于肘横纹上的有

A.小海　　　　B.血海　　　　C.曲泽　　　　D.尺泽

解析:本题的考点是腧穴的定位。血海穴:屈膝,在髌骨内上缘上2寸,当股四头肌内侧头的隆起处;小海穴:屈肘,当尺骨鹰嘴与肱骨内上髁之间凹陷处。答案:

CD。

176. 风池穴的主治病症有

A. 头颈部病症　　　　　　　　　　　B. 内风所致病症

C. 胁肋部病症　　　　　　　　　　　D. 外风所致病症

解析:本题的考点是腧穴的主治。风池穴归属足少阳胆经,它的主治为内风、外风,风寒、风热,再加上局部治疗,故 A、B、D 符合题意。足少阳胆经虽然循行经过胁肋部,但远治作用一般集中在肘膝关节以下的特定穴。答案:ABD。

177. 下列腧穴中,属于足太阴脾经的有

A. 太白　　　　　　B. 地机　　　　　　C. 公孙　　　　　　D. 蠡沟

解析:本题的考点是腧穴的归经。蠡沟穴为肝经络穴。答案:ABC。

178. 下列特定穴中,常用于治疗腑实证的有

A. 八会穴　　　　　B. 下合穴　　　　　C. 募穴　　　　　　D. 八脉交会穴

解析:本题的考点是特定穴的临床应用。六腑有疾,首选下合穴,次选募穴;"阳病行阴","阳病"即六腑有疾,"行阴"即选取腹募穴进行治疗,募穴偏于泻。答案:BC。

179. 下列关于拔罐法的叙述中,正确的有

A. 闪罐法用于治疗局部皮肤麻木　　　B. 刺络拔罐法适用于乳痈急性期

C. 留针拔罐法常用于背腰部腧穴　　　D. 走罐法常用于肌肉丰厚的部位

解析:本题的考点是拔罐方法。选项 C,留针拔罐法常用于腰部腧穴,因留针拔罐法需在肌肉丰厚处,且多为直刺,背部腧穴多为斜刺,故不符合题意。

闪罐法:将罐拔住后,立即起下,如此反复多次,直至皮肤潮红、充血,或以瘀血为度。多用于局部皮肤麻木、疼痛或功能减退等疾患。

刺血拔罐:在应拔部位的皮肤消毒后,用三棱针点刺出血,或用皮肤针叩刺后,再将火罐吸拔于点刺的部位,使之出血,以加强刺血治疗的作用,多用于治疗丹毒、扭伤、乳痈等。

留针拔罐:在针刺留针时,将罐拔在以针为中心的部位上 5～10 分钟,待皮

肤红润、充血或瘀血时,将罐起下,然后将针起出。此法能起到针罐配合的作用。

走罐法:拔罐时先在所拔部位的皮肤或罐口上涂一层凡士林等润滑剂,再将罐拔住。然后,医者用右手握住罐子,向上、下或左、右需要拔的部位,往返推动,至所拔部位的皮肤红润、充血,甚或瘀血时,将罐起下。此法适宜于面积较大、肌肉丰厚部位,如脊背、腰臀、大腿等部位。

答案:ABD。

180.下列选项中,属于辨证选穴的有

A. 肾虚腰痛选委中、大肠俞　　　　B. 肾阴不足选肾俞、太溪

C. 中气不足选百会、气海　　　　D. 胃火牙痛选合谷、内庭

解析:本题的考点是选穴原则。肾虚腰痛选委中、大肠俞为远部选穴法与近部选穴法相结合。答案:BCD。

主要参考和引用书目

［1］中医经典编委会. 黄帝内经［M］. 福州：福建科学技术出版社，2018.

［2］梁繁荣，王华. 针灸学［M］. 北京：中国中医药出版社，2021.

［3］杨继洲. 针灸大成［M］. 北京：人民卫生出版社，2017.

后　记

　　这本书终于出版了，我也算了结了一个心愿。2015年10月，因工作调动，我从安徽中医药大学第二附属医院来到了安徽中医药大学。当时有两个选择，一是从事行政工作，二是到教学一线任专职教师，我毫不犹豫地选择了后者。在伤寒教研室与针灸学教研室之间，我又选择了后者。

　　我出生在江苏南通的乡村，自小目睹了缺医少药的农村生活，也见证了针灸简、验、廉、便的神奇之处。机缘所至，我执弟子礼拜一位中医为师，学习中医的基础知识。我自上学起，就行医于乡梓，立志献身于中医事业。毫不夸张地讲，我取得今天这一点小的成绩，都是在师父的指导下，在乡亲们的支持下练出来的，在这里由衷地道一声"谢谢"！我选择针灸学教研室，把自己的兴趣爱好与终身职业紧密地联系在一起。我曾就读于安徽医科大学临床医学专业，获得西医执业医师资格后，又考取了临床医学的硕士研究生。在心内科工作期间，我发现很多疾病并不是单一的现代医学能够治疗的，又于2008年考取了安徽中医药大学针灸推拿专业的硕士研究生，毕业后取得中医执业医师资格，并以第一名的成绩留在附院工作至2015年10月。

　　十几年前，我就有写一本关于针灸著作的想法，但当时觉得自己的理论与临床水平还不足以支撑这个愿望。经过这么多年的临床与教学的实践，通过对传统医籍的梳理和对实践工作中经验的总结，现在终于写成此书，奉献给读者。

　　《针灸证道——袁卫华教学与临床辑要》一书的出版，增强了我的信心和勇气。今后我将在传统中医学的道路上继续勤加探索，穷源溯流，博采众家，总结经验，争取再创作《伤寒证道》《方剂证道》《中药证道》等几本书。

甲辰年春月　卫华识于淝上隐雨轩